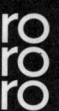

ro
ro
ro

Zu diesem Buch

Ca. 25 Prozent aller Kinder unter einem Jahr leiden heute an Allergiekrankheiten, etwa die Hälfte davon an Neurodermitis. Tendenz: rasant steigend. Betroffene Kinder sind vielfach erst wenige Wochen alt. Die verzweifelten Eltern laufen jahrelang von Arzt zu Facharzt, von Klinik zu Spezialklinik, von Heilpraktiker zu Homöopath zu Psychotherapeut – ohne Erfolg. Überall nur Vermutungen, Psychologisierungen, zufällige Einzelbefunde, gescheiterte Therapieversuche. Ein riesiger Markt auch für Geschäftemacher, die den ratsuchenden Patienten ein wahres Vermögen für Salben, Pillen, Öle und Badezusätze bis hin zu Klinikaufenthalten aus der Tasche ziehen.

Dieses Buch ist nichts von alledem. Zum erstenmal stellt sich hier ein stimmiges Konzept der Neurodermitis zur Diskussion: Der langgesuchte Schlüssel zu dieser Krankheit liegt einerseits im menschlichen Immunsystem, andererseits in unserem modernen Lebensstil. In einer Teufelsspirale schaukeln sich die sensitiven Ausgangsbedingungen eines biologischen Systems unmerklich zum immunologischen Chaos auf. Die entzündete Haut ist dabei nur ein Symptom. Wie dieses Chaos bei immer mehr Menschen zustande kommt, wie die heutigen Lebensbedingungen zu allergischen Erkrankungen führen und wie man dem begegnen kann, das ist ein Thema von immenser, auch politischer und gesellschaftlicher Tragweite.

Ingo Busche

Neurodermitis: Chaos im Immunsystem

Ursachen, Vorbeugung, Therapie

Rowohlt Taschenbuch Verlag

Herausgegeben von Bernd Gottwald

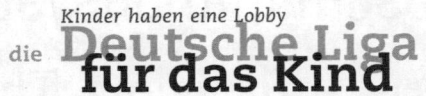

Kinder haben eine Lobby

die **Deutsche Liga**
für das Kind

Partner von *rororo* Mit *Kindern* leben

Veröffentlicht im Rowohlt
Taschenbuch Verlag GmbH,
Reinbek bei Hamburg, Mai 1999
Copyright © 1996 by Patmos Verlag, Düsseldorf
Umschlaggestaltung
Büro Hamburg, Susanne Reizlein
(Foto: Tony Stone Images, Spike Walker)
Gesamtherstellung Clausen & Bosse, Leck
Printed in Germany
ISBN 3 499 60422 1

Inhalt

Kratzen, bis es blutet

Eine nicht alltägliche Krankengeschichte

Sie freuten sich, wie sich alle Eltern normalerweise auf ihr Kind freuen. Es war ihnen egal, ob Junge oder Mädchen, Hauptsache gesund. »Ist auch alles dran?« ist wohl eine Frage, die sich alle Mütter und Väter stellen, wenn ihr Kind den beschwerlichen Weg der Geburt überstanden hat. Mit etwas Bangen erwarteten sie die erlösende Nachricht von der Hebamme oder einem Arzt. Es war ein Mädchen, und es war alles dran. Glücklich hielten Frau und Herr N. abwechselnd das kleine, rosige, noch etwas schrumpelige Neugeborene in ihren Armen. Ihr Wunsch war in Erfüllung gegangen. Sie hatten ein rundum gesundes Töchterchen, dessen erste Schreie wie Musik in den Ohren der Eltern klangen. Corinna, so sollte die Tochter heißen, hatte offensichtlich kräftige Lungen.

In den nächsten Wochen konzentrierten die Eltern alle Aufmerksamkeit und Sorge auf das Wohlbefinden und Gedeihen ihres Kindes. Ärzte und Hebamme hatten wiederholt bestätigt: Das Mädchen ist von Kopf bis Fuß gesund. Weder im Nabelschnurblut noch bei späteren Untersuchungen fand sich ein Hinweis auf eine mögliche Gesundheitsstörung. Doch die Mutter blieb skeptisch. Denn obwohl die Eltern selbst völlig gesund sind, war in beiden Familien eine gewisse Neigung zu Ekzemen und Hautkrankheiten bekannt. Ein Onkel mütterlicherseits litt unter einer ausgeprägten Schuppenflechte, und auch ein Bruder ihres Mannes hatte häufig Probleme mit seiner Haut, die niemand so richtig klären konnte. Die Mutter wollte ihr Kind deshalb auf jeden Fall stillen, und auch ihr Frauenarzt hatte angesichts dieser Umstände geraten, dem Kind in den ersten sechs Monaten ausschließlich die Brust zu geben.

7

Um bestimmt nichts verkehrt zu machen, war sie zur Entbindung in die nächste Universitätsklinik gegangen. Dort, so glaubte sie, sei sie besonders gut aufgehoben. Daher war sie etwas überrascht, als die Schwestern der Klinik ihr Kind mit einem Fläschchen »zwischenfütterten«. Auf ihren etwas ungehaltenen Einwand beruhigte man sie, das Fläschchen sei erforderlich und ganz im Sinne des Säuglings.

Das Stillen hingegen blieb problematisch. Die Mutter hatte in der Tat nicht sehr viel Milch, und sie fragte sich, ob sie das dem Zwischenfüttern zu verdanken hatte oder ob umgekehrt das Fläschchen nötig war, weil ihre Brust nicht genug Milch produzierte. Sie selbst konnte die Frage nicht beantworten, und sowohl die Hebamme als auch der Stationsarzt ließen sich erst gar nicht auf die Problematik ein.

»Kann ich selbst noch etwas tun?« hatte sie den Frauen- und Kinderarzt bei der Entlassung aus der Klinik gefragt. »Soll ich bei der Ernährung auf etwas achten?« Das sei nicht nötig, hatten beide geantwortet.

Doch die wohlgemeinten Versicherungen und Beruhigungen erwiesen sich schon bald als trügerisch. In der vierten Lebenswoche traten erste Flecken im Gesicht auf, die aber von selbst verschwanden, und außerdem litt das Baby unter einem heftigen Ausschlag im Windelbereich. Der ganze Po war wund. Der Kinderarzt beruhigte die unerfahrene Mutter, die sogenannte Windeldermatitis sei ein häufiges, aber harmloses Leiden, das keine Bedeutung habe und mit Salben und Pasten gut zu behandeln sei. Die Haut besserte sich trotz der Salben jedoch nur langsam.

Zunächst unerklärlich für die Eltern, wurden außerdem die Nächte mit Corinna immer anstrengender. Corinna schlief von Nacht zu Nacht unruhiger, fing im Schlaf an zu weinen und zu schreien und war oft nicht zu beruhigen. Sie schien Schmerzen zu haben, aber der Kinderarzt konnte nichts finden. Auch am Tage wurde sie weinerlich, quengelig und schrie plötzlich nach dem Stillen, manchmal sogar an der Brust. Also wieder Besuch beim Kinderarzt, der nichts finden konnte und die Mutter erneut beruhigte: »Das sind Drei-Monatskoliken. Die verschwinden von selbst. Kein Grund zur Sorge.«

Langsam veränderte sich jedoch die Haut. Sie wurde trockener, und das Gesicht, das nie sehr rosig ausgesehen hatte, wurde noch blasser, unter den Augen bildeten sich Schatten. Eisenmangel und Blutarmut konnten durch einen Labortest ausgeschlossen werden. Der Kinderarzt mußte auch dieses Mal die Mutter besänftigen.

»Ich komme mir schon ganz komisch vor«, sagte sie eines Abends zu ihrem Mann. »Immer wenn ich mit Corinna beim Kinderarzt war, sagt der, da wäre nichts, und ich solle mir nicht unnötig Sorgen machen. Als ob ich mir das alles nur einbilden würde. Ich spüre doch, daß mit dem Kind eine Veränderung vorgeht. Sie ist ängstlicher, unruhiger. Irgendwas stimmt nicht mehr mit ihr. Der Kinderarzt nimmt mich nicht für voll, glaube ich. Ich bin doch nicht verrückt!«

Nun beschwichtigte sie auch ihr Mann: »Der Kinderarzt wird schon wissen, was er sagt. Beim ersten Kind sind vielleicht viele Mütter etwas überängstlich.«

Nur wenige Nächte später wurden die Eltern wieder durch das jämmerliche Geschrei des Kindes geweckt. Die Mutter entdeckte als erste die roten Flecken im Gesicht, hinter den Ohren und am Hals, die sich über Nacht zusehends vergrößerten. Als sie am nächsten Tag Corinna dem Kinderarzt zeigte, griff der Ausschlag schon auf die Hände und Knie über. Die Haut schien an manchen Stellen wie verbrannt, Bläschen traten auf und näßten. Jede Berührung tat dem Kind offensichtlich weh. Es war ängstlich, unruhig und schrie beim geringsten Kontakt.

»Was ist denn das?« fragte die Mutter erschrocken den Kinderarzt. »Was hat mein Kind? Ist das etwa Neurodermitis?«

»Sieht so aus«, antwortete dieser.

Die Mutter verkniff sich die Frage, ob Corinna das etwa schon längere Zeit im Körper hatte. »Und was kann ich dagegen tun?« fragte sie statt dessen.

»Es gibt leider kein Patentmittel dagegen.« Die Antwort des Kinderarztes klang desillusionierend in den Ohren der Mutter, die das wimmernde Kind in den Armen hielt.

»Aber es muß doch etwas dagegen geben«, insistierte sie ungläubig, fast flehentlich. »Hm, ja, es gibt schon etwas, das wirkt«, reagierte der Kinderarzt leicht gedehnt, die Reaktion der Mutter voraussehend. »Mit einer Cortison-Salbe können wir die Haut schnell bessern.«

»Um Gottes willen! Müssen wir denn gleich mit so scharfen Geschützen schießen?« Mit dieser Lösung war sie ganz und gar nicht einverstanden.

»Gut, dann versuchen wir es auf die sanfte Weise! Aber Sie brauchen etwas Geduld dabei.« Das klang schon viel angenehmer und schien ihr nicht gar so hoffnungslos.

Doch die Mutter ahnte nicht, was in den nächsten Wochen, Monaten und Jahren auf sie zukommen sollte. Nach einer anfänglichen Verbesserung und einer geschenkten Verschnaufpause, wie sie es formulierte, verschlechterte sich Corinnas Haut dramatisch. Allen Salben und Umschlägen zum Trotz gab es bald keine Hautfalte mehr, die keine offene Wunde war. Bald schien die ganze Haut krank zu sein, das Kind ein Häufchen Elend, die Eltern niedergeschmettert. Es war, als ob sich ein Feuer immer weiterfressen würde. Der Kinderarzt schlug entweder eine Krankenhauseinweisung oder eine Cortison-Behandlung vor.

»Aber im Krankenhaus bekommt sie ja auch nichts anderes als Cortison. Dann machen wir das schon lieber selbst«, willigte die Mutter resigniert ein. Denn die Nächte wurden für die Eltern zur Hölle und für das Kind zur Qual. Mutter und Vater wachten abwechselnd am Kinderbett. Wenn das Köpfchen naßgeschwitzt war, kam der gefürchtete Moment. Corinna fing an zu schreien, schlug mit dem Kopf um sich, und nichts auf der Welt konnte sie beruhigen. Die Eltern wechselten die Verbände, kühlten die Haut, mal schaukelten sie ihr weinendes Kind, mal trugen sie es umher und oft versuchten sie ihr Glück mit einem Lied. Doch es gab immer nur kurze Verschnaufpausen mit leisem Gewimmer, bis das Kind wieder anfing zu schreien.

Unter der Cortison-Therapie besserte sich die Haut erwartungsgemäß schnell, die Eltern konnten erst einmal aufatmen, alle holten den versäumten Schlaf nach. Corinna schlief völlig erschöpft wie eine Tote und wachte höchstens zum Stillen auf. Doch unverändert weinte sie nach fast jedem Stillen, als täte ihr etwas weh. Und kaum wurde die Cortison-Salbe abgesetzt, da begann das Drama von neuem. Corinna hatte inzwischen das Kratzen gelernt und hörte nicht auf, bis die Haut blutete. »Als würde sie sich dadurch von etwas reinigen«, dachte die Mutter manchmal beim Anblick des Schlachtfeldes. Auch Corinna wurde dann ruhiger und schlief sogar erschöpft ein. Doch die Tage und Nächte raubten der Mutter die letzten Kräfte.

Später erzählte sie: »Ich war oft völlig geschafft, habe dann nur noch mechanisch funktioniert. Wenn man mich abends gefragt hätte, ob ich etwas gegessen habe, hätte ich das nicht beantworten können. Ich bin immer mit dem ständig schreienden Kind herumgewandert, manchmal wie traumwandlerisch. Nachts hat sie uns oft jede Stunde geweckt, wenn wir nicht sowieso an ihrem Bettchen Wache gehalten haben. Dann mußte ich manchmal eine ganze Stunde mit ihr auf dem Arm herumwandern. Stundenlang mußten wir sie streicheln und kratzen, um den Juckreiz zu lindern. Auch tagsüber schlief sie kaum. Wenn ich Glück hatte, hat sie mittags eine Stunde geschlafen.«

Kein Zweifel: Auch wenn die Väter, wie in unserem Fall, die Mutter nach Kräften unterstützen, die Hauptlast tragen die Mütter. »Da lassen wir Federn, das kann man sich kaum vorstellen«, lautet der Kommentar einer anderen Mutter. Vielen Müttern, die nach außen beherrscht und gefaßt erscheinen, kommen die Tränen, wenn das Gespräch in diese Bereiche vordringt.

Während die meisten Experten vor allem die »Erziehungsfehler« der Mütter in dieser schwierigen Situation beklagen und »therapieren« – jedenfalls scheinen einige das als Therapie anzusehen – werden ihre Leiden kaum je zum Gegenstand der Reflexion.

Eine Mutter erzählt: »Ich war nach den ohne Pause durchwachten Nächten wie durch den Wolf gedreht. Man ist so erschöpft, daß das eigene Verhalten durch den Verstand nicht mehr zu steuern ist. Dann kommt es automatisch zur Ungeduld an falscher Stelle, und man gibt zu schnell gereizt wieder zurück, wenn das Kind sich quengelig verhält und unleidlich wird. Das Kind leidet dann wiederum unter der Ungeduld der Mutter, wird noch verquerer und verkehrter, bis das Ganze fast nicht mehr zu entwirren ist.« Diese Aussage führt uns vor Augen, welche Disziplin und Selbstaufgabe den Müttern in dieser Situation abverlangt wird. Der Umgang mit neurodermitiskranken Kindern wird für jede Mutter zu einer Gratwanderung. Es wird wohl kaum jemanden geben, der hier keine Fehler macht.

Doch nicht genug damit. Frau N. quälte sich obendrein, wie viele andere Mütter auch, mit Selbstzweifeln und Vorwürfen. »Habe ich etwas verkehrt gemacht? Was muß ich ändern? Was kann ich ändern? Hätte ich die Krankheit verhindern können? Aber wie? Vielleicht habe ich mich falsch ernährt?« Doch sie fand nichts Auffälliges darin. Sie hatte lediglich mehr Milch getrunken, viel mehr als vor der Schwangerschaft. Eigentlich mochte sie keine Milch, sie fühlte sich nicht wohl danach. Trotzdem hatte sie auch mehr Milchprodukte gegessen, weil Ärzte und auch viele Zeitschriften das empfehlen wegen des höheren Calcium-Bedarfs während der Schwangerschaft. Außerdem soll es auch sonst der Gesundheit dienen, also kann es kein Fehler sein. Sie kam zu keinem Schluß, außer dem festen Vorsatz, ihrer Tochter um jeden Preis zu helfen.

Es begann ein jahrelanger Kampf gegen die Krankheit, aber auch, wie ihr schien, gegen Ärzte und andere Therapeuten, falsche Therapien, Resignation und eigene Schwächen. Es war ein ständiges Auf und Ab zwischen Hoffnung und Niederlage, Verzweiflung und Ratlosigkeit, Greifen nach und Festhalten an jedem Strohhalm, Geduldsproben und Resignation. Doch auch in der tiefsten Verzweiflung schöpfte sie immer wieder neue Kraft aus dem Schmerz, der sie überkam, wenn sie ihr Kind leiden sah. Die Leiden der Kinder, die Qualen des ständig wiederkehrenden Juckreizes, sind nur schwer in Worte zu fassen und eigentlich nur für den nachvollziehbar, der das selbst am eigenem Leib gespürt hat. Es ist etwas Gemeines, Unerbittliches, Unerträgliches daran. Die Haut läßt keine Ruhe, bis Blut fließt. Dann erst scheint sie sich zufrieden zu geben. Immer wieder kam der Mutter die Vorstellung, daß Corinnas Haut sich dadurch reinigte oder befreite. Aber wovon?

Eines Tages erzählte ihr Schwiegervater zur Überraschung aller Anwesenden, er erinnere sich, wie er als kleines Kind mit den Armen an den Bettpfosten angebunden worden sei, damit er sich nicht mehr kratzen konnte, wenn die Haut juckte. »Aha, daher hat Corinna das also«, dachte Frau N., und laut sagte sie: »Wie furchtbar, das müssen ja Höllenqualen sein, wenn man sich nicht kratzen kann, obwohl es juckt. Das ist ja eine Foltermethode!« Sie konnte sich nicht vorstellen, wie jemand auf eine derart barbarische Idee kommen konnte, und war bei dem Gedanken an ihr eigenes Kind entsetzt. Da versuchte sie es doch lieber immer wieder mit neuen Salben, Cremes und Ölbädern, obwohl sie auch die Erfahrung machte, daß die Haut sich dadurch gelegentlich verschlechtern konnte. Die Schmierprozeduren linderten jedoch meist die Symptome, mehr aber auch nicht.

Der Kinderarzt bestand bei einem neuen Schub auf einer Cortison-Behandlung. »Das würde ich auch bei meinem eigenen Kind tun!«

»Aber gibt es denn gar keine andere Möglichkeit, den Kindern zu helfen?« fragte die Mutter beharrlich. »Danach wird es doch nur schlimmer.«

»Das sieht nur so aus«, entgegnete der Kinderarzt trocken. »Jedenfalls kenne ich keine andere Lösung, und es gibt auch keine.«

»Illusionen sind nicht gestattet«, dachte die Mutter im stillen. Sie wechselte den Arzt und versuchte ihr Glück bei einem ihr empfohlenen Kinderarzt, der mit klassischer Homöopathie Erfolge haben sollte. Dieser schimpfte zunächst auf das Cortison und verteufelte es so sehr, daß sie ein schlechtes Gewissen bekam, ihr wehrloses Kind damit traktiert zu haben. Als nächstes verlangte er Geduld von der Mutter und fing an, das Kind mit sogenannten Hochpotenzen zu behandeln, damit »die Immunabwehr wieder gestärkt wird, weil diese durch das Cortison völlig durcheinandergebracht worden ist.«

»So richtig will mir das nicht einleuchten«, sagte sie abends mit grüblerischer Miene zu ihrem Mann. »Corinna war doch schon krank, *bevor* sie mit Cortison behandelt wurde. Die Immunabwehr muß also schon vorher durcheinander gewesen sein, sonst wäre sie doch gar nicht erst krank geworden.«

»Du hast mehr Verstand, als ich gedacht habe«, frozzelte ihr Mann, und zum ersten Mal seit langer Zeit lachten sie wieder zusammen.

Die Ernährung rückte nun als Problem in den Vordergrund. Die Mutter hatte inzwischen ganz abgestillt. Sie versuchte es mit hypoallergener Babynahrung, doch ohne Erfolg. Der Homöopath verbot alle säurehaltigen Nahrungsmittel wie Äpfel, Zitronen und Orangen, außerdem Milch und Hühnereiweiß. Corinna sollte nach Möglichkeit alles frisch und roh essen. Zunächst schien die Umstellung Erfolg zu haben. Die Haut besserte sich, und die Nächte wurden ruhiger. Doch dann traten unerklärliche Fieberzustände auf. Corinna weinte oft jämmerlich, ihr Bauch war sichtbar aufgetrieben, und die Gase entwichen hörbar zu aller Erleichterung.

Ab Oktober verschlechterte sich die Haut wieder rapide. »Auch im letzten Jahr fing es im Oktober langsam an«, erinnerte sich Frau N. Hände und Unterarme waren offen bis zu den Ellbogen, ebenfalls das Gesicht, besonders um die Augen herum, wo Corinna sich besonders heftig rieb, wenn sie weinte, außerdem Hals, Knie und der Bereich oberhalb der Hüften. Wieder mahnte der Homöopath zu Geduld. Aber die hatten sie nun schon lange genug aufgebracht. »Geduld bedeutet Leiden und Qualen für mein Kind«, dachte die Mutter bei sich.

Sie ging zu einem Heilpraktiker, erneut einer Empfehlung folgend. Dieser testete mit Hilfe der Kinesiologie die Nahrungsmittel und fand heraus, daß Corinna Weizen, Soja, Zucker, Nüsse, Milch, Ei und Fisch nicht vertrug. Daraufhin ließ die Mutter all diese Nahrungsmittel weg, aber die Haut besserte sich nicht wesentlich. Dann tippte der Heilpraktiker auf Pilze im Darm, die nun mit viel Obst und Gemüse verjagt werden sollten. Zucker verbot er besonders streng in jeder Form. Gleichzeitig müsse der Darm durch eine Symbiose-Lenkung gestärkt werden. Das klang verheißungsvoll, allerdings hatte der Homöopath ja auch vorgegeben, Corinnas Abwehr zu stärken.

Die Zweifel der Mutter wurden schon bald bestätigt. Denn jetzt wurde auch das Essen für Corinna zur Qual. Sie verweigerte nach kurzer Zeit das Dauerbombardement mit Obst, Salaten und Gemüse, die ihr die Mutter weisungsgemäß vorsetzte, oder war nur mit großer Mühe und Überredungskunst zu kleinen Happen zu bewegen. Nachts schwitzte sie noch mehr als sonst, was sich zu richtigen Schweißausbrüchen steigern konnte. Sie kratzte sich dann wie wild, bis es blutete. »Sie kommt in die Wechseljahre«, scherzte der Vater, etwas zu sarkastisch für die Gefühle der Mutter. Gleichzeitig waren Hände und Füße des Kindes oft leichenkalt. Der Stuhl wurde durchfällig, während sie früher nur gelegentlich Durchfall hatte. Manche Nahrungsstücke kamen unverdaut wieder ans Tageslicht. Auch litt sie an Bauchkrämpfen, oft anfallartig.

»So ähnlich muß die Hölle sein«, dachte die Mutter oft. Anfassen durfte sie Corinna kaum wegen der offenen Haut. Aber wie soll man ein Kleinkind trösten, streicheln, schaukeln, ohne es anzufassen? Die Mutter veränderte Corinnas Ernährung auf eigene Faust. »Rohkost mag anderen Kindern helfen, aber für mein Kind ist sie Gift«, stellte sie fest. Da ihr Corinnas übermäßiger Durst aufgefallen war, gab sie ihr zunächst nur Flüssigkeit. »Das einzige, was sie mag und verträgt, scheint frisches Wasser zu sein«, erzählte sie ihrem Mann. »Sie säuft wie ein Loch«, kommentierte der den Durst seines Töchterchens etwas drastisch. Doch Haut und Befinden besserten sich erstaunlich prompt. Die Mutter stand vor einem Rätsel. »Aber ich kann sie doch nicht nur mit Wasser füttern!«

Im November erkältete sich Corinna. Sie bekam einen Schnupfen, der gar nicht mehr weggehen wollte, was auch immer die Mutter mit ihr anstellte. Umschläge, Brustwickel, Dampfinhalation unter Corinnas Protest, Tee, Säfte, Vitamin C, Echinacin-Tropfen und vieles mehr, aber nichts half. Als Frau N. die Vitaminzufuhr durch besonders reichhaltige Säfte zu steigern versuchte, reagierte die Haut mit einem Anfall von Nesselsucht in Begleitung von heftigstem Juckreiz, und sie kehrte in Panik zum Wasser zurück.

»Komisch«, sinnierte sie über ihren Beobachtungen, »giftig können die Säfte doch wirklich nicht sein. Es ist, als ob sich der Körper gegen ein Zuviel zur Wehr setzen muß. Vielleicht überlasten wir den Organismus mit den vielen guten Dingen, die wir ihm permanent zuführen«, und sie dachte wieder an die viele Milch, die zu trinken sie sich guten Glaubens gezwungen hatte.

Corinnas Schnupfen schien sich auszuweiten. Besonders morgens waren die Augen verquollen, und dicker gelber Schnodder lief ihr aus der Nase. Die Mutter hatte zwar inzwischen Angst vor Ärzten, vor Medikamenten, vor allen guten Ratschlägen, eigentlich vor allem, was heilen sollte. Sie traute nichts und niemandem mehr, hatte sie doch immer wieder die gleiche Erfahrung gemacht: Wenig half, aber oft verschlechterte sich der Zustand unter einer gutgemeinten Therapie.

Schließlich suchte sie mit Corinna doch einen HNO-Arzt auf, der ohne viel Herumreden Penicillin verordnete. Die Haut schien, wie die Mutter befürchtet hatte, das Antibiotikum, das den Schnupfen nicht heilte, ausgesprochen übel zu nehmen. Sie fing wieder richtig an, zu blühen und zu glühen. Auch die Windeldermatitis machte sich wieder heftig bemerkbar. In ihrer Verzweiflung suchte die Mutter als letzten Strohhalm einen Hautarzt auf. »Ohne Cortison ist hier nichts zu machen«, konstatierte er lapidar. »Sie bringen ihr Kind in Lebensgefahr«, warf er der verängstigten Mutter ohne große Emotionen an den Kopf. »Seien Sie doch froh, daß es das Cortison gibt!« Das klang etwas versöhnlicher. Was blieb ihr anders übrig, als einzuwilligen?

An diesem Abend jedoch konnte sie ihre Tränen nicht verbergen. Das ganze Elend, die schiere Verzweiflung überkamen sie, und sie heulte schon los, als ihr Mann sie nur fragend ansah. »Der eine Arzt verteufelt das Cortison, der andere hält es für lebensnotwendig«, klagte sie ratlos, aber mit Bitterkeit in der Stimme. »Was soll ich denn machen? Ich weiß nicht mehr weiter. Ich sitze zwischen zwei Ufern und fühle mich verschaukelt.«

Ihr Mann riet zu einem Versuch: »Warte doch erst einmal ab, was passiert, statt dich schon vorher in Panik zu stürzen. Wenn es der Haut besser geht und sonst keine Nebenwirkungen auftreten, kann das Cortison doch gar nicht so schlimm sein, auch wenn es die Neurodermitis nicht heilen kann. Aber heilen kann ja offensichtlich niemand diese Krankheit zur Zeit.« Seine Argumentation war schlicht und einleuchtend.

»Aber wenn ich die Beipackzettel lese …«, verteidigte die Mutter ihre Ängste.

Ihr Mann unterbrach sie: »Das ist doch das Werk von Schreibtischtätern. Stell dir vor, ein Zimmermann würde beim Kauf

einer Kreissäge statt einer Bedienungsanleitung einen Beipackzettel mit allen ›Nebenwirkungen‹ bekommen, die Kreissägen
in allen Ländern dieser Erde bis heute angerichtet haben, unabhängig davon, wie ihre Anwender damit umgegangen sind, wie
erfahren sie waren, welches Holz sie damit bearbeitet haben
und so weiter.«

»Aber das ist doch etwas ganz anderes. Ein Medikament ist
doch keine Kreissäge«, protestierte seine Frau.

»Eine Kreissäge ist sicher viel gefährlicher als eine Cortison-
Salbe. Unterschiede gibt es natürlich. Aber vielleicht haben
doch beide etwas gemeinsam. Geht man behutsam damit um,
richten beide keinen Schaden an, so hat es jedenfalls mein
Hausarzt mir früher erklärt. Er hat mich überzeugt.« Er lachte.

»Warum lachst du mich aus?« fragte sie verunsichert.

»Früher haben die Leute drei Jahre Cortison geschmiert, weil
es so wirksam und so schön einfach war, und du hast heute
schon vor drei Tagen Angst.«

»Hast du das auch von Deinem Hausarzt?« Jetzt lachte auch sie
erleichtert.

Sie gab sich geschlagen. Doch sie suchte noch zwei weitere
Hautärzte auf. Schließlich ging sie mit Corinna sogar in eine
Hautklinik. Sie wollte es nun wissen, ein für alle Mal, ob es
wirklich keine andere Lösung gab. Dort wurden viele Untersuchungen mit Corinna gemacht, auch Allergietests auf der Haut
und im Blut. Aber man fand nichts. »Am Ende wollen Sie mir
einreden, daß Corinna gesund ist und ich mir das alles nur ein-
gebildet habe?« fragte sie den Oberarzt.

»So würde ich das nicht sagen. Die Haut ist sicher krank, aber
wir kennen leider nicht die genauen Ursachen. Es gibt fast
immer mehrere Ursachen, die wir aber schlecht fassen können.«

So kam schließlich überall die gleiche magere Kost für die Mutter heraus: »Damit müssen Sie leben. Irgendwann kann es von
selbst besser werden oder gar verschwinden, vor allem in der

Pubertät.« Doch dieser Wechsel auf die Zukunft war ihr zu unsicher, eine zu lange Durststrecke. Auf Anraten eines Hautarztes suchte sie auch noch einen Nervenarzt auf, obwohl sie ihren Mann und sich selbst für Menschen hielt, die mit beiden Beinen fest im Leben standen.

Der Nervenarzt befragte sie nach ihrer Kindheit, nach ihrem Leben vor der Ehe, nach Problemen in ihrem Leben, nach der Beziehung zu ihrem Mann und dem Kind und vielem mehr. Doch sie verstand nicht, was das mit der Haut ihres Kindes zu tun haben sollte, auch wenn der Nervenarzt betonte, daß die Haut das Fenster zur Seele sei. Corinna war doch ihrer beider Wunschkind. Sicher hatten sie, und vielleicht hatte gerade sie als Mutter Fehler gemacht, wie wohl alle Mütter und Eltern irgendwelche Fehler machen. Da wäre sie ja auch für jeden Rat und Hinweis dankbar. »Aber warum soll das gerade die Haut *meines* Kindes krank machen?« fragte sie sich immer wieder. Doch auf diese Frage bekam sie keine Antwort.

Dieses Rätseln darüber machte sie noch konfuser. Denn nun fing sie an, nach möglichen Ursachen in ihrem Leben, in ihrer Seele, in ihrem Denken, in ihrer Ehe und den möglichen Folgen auf ihr Verhalten im Umgang mit ihrem kranken Kind zu suchen. »Das läuft ja darauf hinaus«, sagte sie ziemlich deprimiert zu ihrem Mann, »daß ich die Schuld an dem ganzen Drama trage.«

»Ach Quatsch!« antwortete er unwirsch. »Wenn die Ärzte nicht weiterwissen, ist immer die Seele schuld, und die Mütter bekommen den schwarzen Peter zugeschoben.«

»Du meinst, das läuft so primitiv ab?« fragte sie ungläubig.

»Es sieht jedenfalls so aus.« Seine Schlußfolgerungen hatten immer etwas Bodenständiges, entwaffnend Klares an sich.

Mit der Zeit spürte sie selbst, daß sie sich auf diese Weise einen zweiten Kriegsschauplatz zugelegt hatte. Aber einer alleine, die Krankheit ihres Kindes, forderte sie bereits total. Einen zweiten würde sie auf Dauer nicht verkraften. Sie merkte, wie sie bereits jetzt Corinna gegenüber verkrampfter wurde, je mehr sie ihr Verhalten kontrollierte. »Hab ich es richtig gemacht? Habe ich etwas Falsches gesagt?« Das machte sie verrückt. So würde sie schließlich in der Psychiatrie landen, und die Nervenärzte sähen ihre Vermutungen auch noch bestätigt.

Diese »Hinterhältigkeit«, wie sie es nannte, machte sie wütend und weckte ihren Kampfgeist. Sie erinnerte sich nun ihrerseits ihres alten Hausarztes, der stets so etwas wie Mitgefühl und Verständnis für seine Patienten übrig gehabt hatte. Die Experten, so schien es ihr, vermittelten höchstens »kalte Wahrheiten«, wenn es denn überhaupt Wahrheiten waren und nicht nur irgendwelche Hypothesen oder Theorien. Sie weinte sich bei ihrem Hausarzt aus, der von Neurodermitis nichts verstand, ihr aber dennoch manches erklärte, zurechtrückte, einige gute Ratschläge gab und vor allem das Gefühl, sie zu verstehen. Das richtete sie auf, und sie ging mit neuem Mut heim zu ihrem Kind.

Abends suchte sie Trost und Verständnis bei ihrem Mann. Alle Probleme immer nur alleine auf sich zu nehmen, das ging über ihre Kräfte. »Der Nervenarzt sagt, die Haut sei der Spiegel der Seele. Aber warum sind dann auch Corinnas Magen, Darm und Nase krank, eigentlich der ganze Körper? Warum fiebert sie ohne ersichtlichen Grund? Warum schwitzt sie? Warum friert sie an Händen und Füßen? Warum ist sie oft nur ein Bündel Elend und Schlappheit, an manchen Tagen aber ein Bündel Lebensfreude? Da ist doch mehr krank als die Haut – oder überhaupt etwas ganz anderes!«

»Vielleicht weiß der Nervenarzt das nicht einmal. Er sieht doch nur die Haut und sonst nichts. Hat er nach dem anderen gefragt? Nein! Hast du ihm die anderen Beschwerden geschildert? Nein!«

»Du hast völlig recht!« Es fiel ihr wie Schuppen von den Augen. »Dazu hatte ich gar keine Zeit bei den vielen Fragen. Danach hat mich übrigens überhaupt noch niemand gefragt.

Eigentlich muß ich sagen, hat sich keiner so richtig für das Kind interessiert. Ich war meistens schon nach wenigen Minuten mit einem Rezept in der Hand wieder vor der Tür, allein mit dem Kind und seiner Krankheit. Nur der Homöopath hat sich viel mehr Zeit genommen. Aber der hat fast nur nach dem Seelischen gefragt. Und der Heilpraktiker! Der hat wenigstens nach Magen, Darm und Verdauung gefragt.«

Beide sahen sich einen Moment schweigend an. »Und die Hautärzte«, fuhr sie nachdenklich fort, »die wissen das auch nicht. Bei denen ging es immer am schnellsten. Ein Blick auf die Haut, und schon hatte ich das Rezept mit der Cortison-Salbe in der Hand. Das dauerte nur Sekunden. Die können das ja gar nicht wissen; sie beschäftigen sich ja nur mit der Haut.«

»Und der Kinderarzt?« fragte der Vater, neugierig geworden. »Der hat Corinna doch auch mit den anderen Beschwerden gesehen. Hat der auch nichts gesagt?«

»Der Kinderarzt hat alles miterlebt, aber er hat nie erkennen lassen, daß er zwischen Corinnas verschiedenen Beschwerden eine Beziehung gesehen oder vermutet hat. Ich hatte immer den Eindruck, daß er neue oder andere Beschwerden immer auch als etwas Neues und Anderes gesehen hat. Mal war die Haut krank, mal der Bauch, mal die Nase. Das sind immer andere Organe, es werden andere Ursachen vermutet, und dann neue Schubladen aufgezogen mit einer neuen Aufschrift. Das nennen sie Diagnose.«

»Dann hat unsere kleine Corinna in ihrem kurzen Leben ja schon viele Schubladen gesammelt«, sagte der Vater und lachte. Doch plötzlich wurde er ganz ernst. »Weißt du eigentlich, was das bedeutet?« fragte er seine Frau und fuhr fort, ohne eine Antwort abzuwarten: »Das würde bedeuten, daß die verschiedenen Experten, vom Kinderarzt über Homöopath und Hautarzt bis zum Nervenarzt gar nicht wissen, was sie eigentlich behandeln.«

Seine Frau sah ihn sprachlos an. Für einen Moment suchte sie nach Worten. »Das wäre ja fürchterlich.« Sie war richtig erschrocken.

Es fiel ihm nicht schwer, ihre Gedanken zu erraten. »Ich glaube, daß die Ärzte mit dieser Krankheit überfordert sind. Wir erwarten in unserer Naivität, daß sie alles durchschauen und bei jedem Problem eine Antwort parat haben. Das ist offensichtlich ein Irrtum, auch unserer. Es spricht nur niemand darüber.«

»Das wäre der Grund, warum keiner richtig helfen kann. Keine Therapie hat letztlich gewirkt. Und das wäre auch eine Erklärung, warum mir niemand meine immer wieder gestellten Fragen beantworten konnte. »Was ist eigentlich eine Neurodermitis? Was steckt dahinter? Wodurch entsteht sie? Die verschiedenen Antworten, die ich bekommen habe, waren genauso widersprüchlich wie die Therapie. Man konnte sich für eine entscheiden und dann daran glauben. Aber ich habe immer gespürt: das ist nur Glaube, aber kein Wissen.«

Ihr Mann nickte und ergänzte: »Was ich auch nicht verstehe: Warum nimmt die Neurodermitis ständig zu? Wo man hinschaut, wenn man erst einmal Augen dafür hat, sieht man Kinder mit Ekzemen. Nicht alle so schlimm wie bei Corinna, aber eben doch Neurodermitis. War die Haut früher kein Spiegel der Seele? Oder ging es den Seelen der Kinder früher soviel besser?« Sie fanden keine Antworten auf ihre Fragen, waren aber von jetzt an überzeugt, daß sie die Behandlung ihres kranken Kindes selbst in die Hand nehmen müßten. Sie verzichteten ganz auf ärztliche Hilfe, holten sich höchstens in großen Abständen ein Rezept für eine Cortison-Salbe. »Denn ganz ohne Feuerlöscher lebt es sich gefährlich«, unkte der Vater.

Im übrigen experimentierten sie auf eigene Faust. Sie hatten immer wieder gelesen und von anderen Kindern gehört, daß Diät bei Neurodermitis helfen soll, verschafften sich daher viele Bücher über Neurodermitis und Diät, Allergie und Diät, Trennkost, Entgiftung, Ausleitung, versuchten es mit Akupunktur, Bioresonanz und Allergielöschung. Doch sie wurden höchstens mit vorübergehenden Linderungen belohnt, die sie und Corinna dankbar genossen. Sie stellten das Haus auf den Kopf, schafften alles ab, was ihnen verdächtig vorkam: Blumen, Teppichfußboden, Daunendecken, schweren Herzens sogar die Katze. Sie sorgten für frische Luft, weil Corinnas Haut immer so trocken war, und stellten wegen angeblicher Wasseradern die Betten um. Sie ließen das Haus auf ihre Kosten nach Giften absuchen und kauften wegen Formaldehyd-Verdachts zwei neue Schränke. Doch der große Therapieerfolg, von dem sie immer wieder gehört und gelesen hatten, blieb aus.

Corinna war inzwischen zweieinhalb Jahre alt geworden und, wenn es die Haut zuließ, ein fröhliches und gutgelauntes Kind wie alle Kinder unter normalen Umständen. Dann schien ihre Seele zu gesunden und die ganzen Qualen und Leiden ihres kurzen Lebens mit einem Schlag vergessen zu haben. Dennoch konnte die Mutter manche Unterschiede zu anderen Kindern nicht übersehen: Corinna war schüchterner, behutsamer im Umgang mit anderen Kindern, auch manchmal etwas ängstlicher als die gesunden Kinder und kehrte schneller zur Mutter zurück, wenn sie sich einmal davongewagt hatte.

Die Schwiegermutter meinte, sie sei zu sensibel. »Vielleicht habt ihr sie doch etwas zu sehr verwöhnt.« Der vorwurfsvolle Unterton war nicht zu überhören.

»Alle wissen es besser als ich. Immer, wenn ein Kind krank wird, ist der Übeltäter schnell gefunden: die Mutter.« Es fiel ihr schwer, ihren Zorn zu verbergen.

Nur wenn Corinna mit der Mutter allein war, tobte sie wie eine Wilde, ohne Rücksicht auf ihre Haut. »Es ist, als ob die Welt eine Bedrohung für sie oder für ihre Haut wäre. Sie muß spüren, daß diese nicht stark genug ist, sie vor der Welt zu schützen. Daher klammert sie sich immer wieder an mich.« Der Mutter wurde manches klarer. »Aber warum ist diese verflixte Haut denn so durchlässig und schwach?« Auf diese Frage fand sie keine Antwort.

23

Im Sommer war Corinna auffallend müde. Bei Anstrengung bekam sie oft einen roten Kopf, schwitzte sehr schnell, was der Haut gar nicht bekam, und war so anhänglich wie in den schlimmsten Zeiten. »Merkwürdig«, sagte die Mutter, »warum bekommen ihr Wärme und Sonne nicht? Da ist doch gar nichts, was krank machen könnte?«

»Wer weiß?« antwortete ihr Mann philosophisch. »Unsere Augen sehen eben nicht alles!«

»Nun fang du auch noch mit der Seele an!« antwortete sie lachend. »Das ist doch sonst nicht deine Art!«

Im Herbst nahmen die Erkältungen wieder zu, Corinnas Nase wurde gar nicht mehr frei. Frau N. dachte mit Schrecken an die Möglichkeit von Polypen, denn das würde bedeuten, »doch wieder zum Doktor! Das ist aber auch verflixt mit dir«, schimpfte sie scherzhaft mit Corinna. Da riet ihr jemand, die Ferien mit dem Kind an der Nordsee zu verbringen.

»Auf diese Idee hätten wir längst selber kommen können.« Diesen Vorwurf richtete sie mehr gegen sich selbst als gegen ihren Mann. »Das ist sicher ein Versäumnis! Was habe ich wohl sonst noch alles versäumt?«

Nach den vielen verschiedenen Erlebnissen und Erfahrungen schien es ihr unmöglich, eine Antwort auf diese Frage zu finden. Die Ekzeme der Haut, die vielen anderen Störungen und Mißempfindungen oder Krankheiten, die sie bei Corinna beobachtet hatte, kamen ihr wie das Wollknäuel aus dem Nähkasten ihrer Großmutter vor, das sie als kleines Kind eines Tages zum Spielen entdeckt hatte. Sie hatte es hin und her gerollt, bis schließlich ein ganz anderes Knäuel entstanden war, das niemand mehr entwirren konnte, zu ihrer großen Verwunderung auch die Großmutter nicht, die doch soviel Geduld besaß.

Dennoch quälte sie sich immer wieder mit der gleichen Frage, die sie bis in den Schlaf verfolgte, auch wenn ihr Mann sich alle Mühe gab, ihr die Gewissensbisse auszureden: »Was habe ich falsch gemacht?«

Hat sie etwas falsch gemacht? Oder macht die Natur hier etwas verkehrt? Oder wem sonst könnte man die Schuld anhängen? Etwa der Seele? Macht sie den Körper krank? Oder gibt es vielleicht noch ein Viertes oder Fünftes?

Das vorliegende Buch wird auf diese Fragen eine Antwort geben. Wie in einem Kriminalroman wollen wir uns die Auflösung des Rätsels um Corinnas Krankheit allerdings für den Schluß aufbewahren.

Der Eisberg und seine Spitze

Die etwas andere Sicht der Neurodermitis

Die eindrucksvolle Geschichte der kleinen Corinna, deren Leben wie das vieler Kinder in unserer überzivilisierten Gesellschaft mit anhaltendem Leiden beginnt, bietet viele interessante Aspekte: medizinische, psychologische, soziale, ideologische und philosophische. Die Neurodermitis fordert uns geradezu heraus, über den engen medizinischen Horizont von Haut, Ekzem und Juckreiz hinauszuschauen, ja, sie zwingt eigentlich jeden Therapeuten dazu.

Einen augenfälligen Aspekt, quasi ein Paradoxon der Neurodermitis, möchte ich zunächst herausstellen: Wir haben es mit einer Krankheit zu tun, die jeder, auch der Laie, sehen, fühlen und erkennen kann, deren Ursachen und Hintergründe aber versteckt sind und sich daher unseren Sinnen entziehen. Sie entwickelt sich im Verborgenen, während wir vor allem das oberflächliche Resultat, die Krankheit der Haut registrieren. Es ist wie beim Eisberg und seiner Spitze: Letztere narrt unsere Sinne, wenn ein erfahrener Kapitän nicht rechtzeitig sein Echolot benutzt. Doch die Tiefe eines Eisberges auszuloten ist vergleichsweise ein Kinderspiel gegen die Aufgabe, die unsichtbaren Ursachen einer Krankheit zu ergründen.

Ist es verwunderlich, daß die sichtbare Spitze des Eisbergs Neurodermitis ins Zentrum aller Aktivitäten rückt? Die Patienten wie die Mütter wollen verständlicherweise den fürchterlichen Juckreiz loswerden, und die Hautexperten konzentrieren sich vornehmlich auf die Behandlung der Hautveränderungen an der Oberfläche. So ergänzt man sich gegenseitig. Die pharmazeutische Industrie jeglicher Couleur mit ihren vielen verschiedenen Salben, Cremes und Ölen trägt das Ihre dazu bei. Jeder normale Patient erwartet, daß die Ärzte als Experten für Gesundheit und Krankheit bei Bedarf, zum Beispiel wenn Kinder Qualen leiden, doch gefälligst eine Lösung parat haben, genau wie ein Automechaniker wissen muß, wann die Zündkerzen gewechselt werden müssen und in welchem Regal die richtigen liegen.

Es sind nur wenige, die sich statt dessen die Frage stellen: Warum wird mein Kind krank? Warum muß es leiden? Oder gar: Warum müssen seit zwanzig Jahren immer mehr Kinder in unserer Gesellschaft leiden? Die Zahl der Ekzemkrankheiten im frühen Kindesalter, also der Störungen an der Grenzfläche Haut, nimmt seit Jahren in bedrohlichem Umfang zu. Dies kann nur an den Veränderungen unserer Lebensweise liegen. Es zwingen sich daher die Fragen auf: Was steckt dahinter? Machen wir etwas falsch? Was könnten wir ändern?

Das aber fragt sich zu Beginn der Erkrankung fast niemand, möchte ich behaupten. Erst im Verlauf der »Karriere«, wenn die »Behandlung der Eisbergspitze« keinen Erfolg bringt, sehen sich die meisten gezwungen weiterzudenken. Das gilt in ähnlicher Weise auch für Medizin und Wissenschaft selbst, die sich viele Jahre bei den Symptomen aufgehalten haben und noch immer dabei verweilen.

Auch Frau N. verrät uns diese Einstellung, wenn sie teils fordernd, teils flehentlich, zum Kinderarzt sagt: »Aber irgend etwas muß es doch geben!« Das übt auf jeden Arzt einen extremen Druck aus. Er sitzt in der Falle, hat er doch außer Cortison nichts Wirksames in der Hand gegen die Krankheit und ihre Ursachen, die er ja nicht einmal kennt. Greift er jedoch wie der Automechaniker ins Regal, um die Mutter mit einer Cortison-Salbe auszustatten, ist er bald die längste Zeit der Hausarzt des Kindes gewesen.

Das erste ›Opfer‹ in der Geschichte ist daher auch der Kinderarzt, dem die Mutter allerdings noch weitere Fehler ankreiden kann. Er hat ohne Zweifel den Ausbruch der Neurodermitis zu spät erkannt. Das geschah erst in dem Augenblick, als die Krankheit bereits einen Zipfel ihres Schleiers lüftete und die Ekzeme für alle sichtbar wurden. Der Eisberg durchbrach die Oberfläche und zeigte seine Spitze. In dem Moment konnte die Mutter die Diagnose selbst zuerst stellen; sie brachte sie mit in die Praxis des Kinderarztes.

Das Verhalten des Kinderarztes folgte dem Motto: »Ich sehe nichts, ich finde nichts, also kann da auch nichts sein, und wenn doch, dann ist es harmlos.« Damit verhält er sich völlig ›normal‹; das ist sozusagen Standard der modernen Medizin, die sich fast ausschließlich auf ihre imposanten technischen Möglichkeiten verläßt, mit deren Hilfe sie scheinbar alles Krankhafte und Krankmachende sichtbar machen zu können glaubt, was mit bloßem Auge nicht zu erkennen ist. Verhält sich eine Krankheit wie die Neurodermitis bockig, widerspenstig und gibt keine Ruhe mit ihren mit deprimierender Hartnäckigkeit und ohne erkennbare Ursache wiederkehrenden Unpäßlichkeiten, dann kann es, glaubt man den Experten, nur an der Psyche der Mutter liegen: entweder ist sie überängstlich und bildet sich das alles nur ein, oder irgendwelche tieferen seelischen Störungen machen die Haut des Kindes krank.

Seht ihr den Mond dort stehen?

Der Dichter eines sehr bekannten deutschen Volksliedes mag die Ärzte trösten und den Patienten etwas Nachdenklichkeit schenken. Als habe er geahnt, daß die Menschen trotz aller Wunder von Technik und Wissenschaft immer nur einen Teil der Natur durchschauen würden, hat er die Schwäche unserer Sinne und logischen Fähigkeiten in liebenswerter Weise schon vor vielen Jahren erkannt und in Verse gekleidet:

Seht ihr den Mond dort stehen?
Er ist nur halb zu sehen
Und ist doch rund und schön!
So sind wohl manche Sachen,
Die wir getrost belachen,
Weil unsre Augen sie nicht sehn.
(Matthias Claudius, 1778)

Ob Matthias Claudius wohl bewußt war, wie sehr seine dichterische Metapher über den Mond auf viele Vorgänge in der Natur zutrifft, unter anderem auch auf die Krankheiten der Menschen? Sicher hat er das geahnt, vielleicht sogar mehr als wir modernen hektischen Erdenbürger von heute, denen es an Zeit und Fähigkeit zu tieferer Betrachtung und Versenkung mangelt. Obwohl sich unser Wissen seit der Zeit des Dichters explosionsartig vermehrt hat, bleibt das Grundproblem unverändert: Wir wissen und erkennen immer nur einen begrenzten Ausschnitt eines Naturvorganges.

Doch der Dichter belächelt unsere Unwissenheit und Naivität nicht nur. Er sagt uns auch: Es gibt sie, diese andere unsichtbare Hälfte. Der Mond wandert von selbst weiter, und wir brauchen bloß zu warten, bis er uns wieder vollmondig anlacht. Bei einer Krankheit wie der Neurodermitis macht sich die unsichtbare Hälfte leider nicht von selbst sichtbar, dennoch muß es auch zu ihr einen Zugang geben. Denn nichts in der Natur geschieht zufällig oder willkürlich. Für alles existieren Gründe und Ursachen. Wir müssen uns nur auf die mühsame Suche danach begeben.

Wenn uns die Technik dabei nicht weiterhilft, was dann? Hier sollten wir uns daran erinnern, daß die Medizin ursprünglich eine *soziale Wissenschaft* war, angewiesen vor allem auf die Informationen durch die Menschen selbst. Hier sind an erster Stelle das Erleben und die Beobachtungen der Betroffenen und Beteiligten zu nennen. Nur sie selbst liefern uns die Mosaiksteine, die vielen kleinen unscheinbaren Erlebnisse, Erkenntnisse und Eindrücke, die sie mit ihren Sinnen wahrnehmen können. Ohne deren Erfahrungen, also nur durch »objektives« wissenschaftliches Forschen und Messen allein, wird ein »Gesamtergebnis« niemals entstehen können. Solange die moderne Medizin die Beobachtungen der Menschen als »subjektiv« verlacht und verächtlich vom Tisch fegt, oder aber, wie es immer häufiger geschieht, die aus ihrer Sicht unerklärbaren körperlichen Leiden der Seele in die Schuhe schiebt, solange ist kein Ende des Leidens in Sicht.

Andererseits reichen die individuellen Erfahrungen der Menschen allein auch nicht aus; sie können das Bild aus vielen losen Mosaiksteinen nicht zusammenhalten. Es fehlen ein Untergrund und der Kitt, um sie darauf zu verankern. Dieses Fundament wiederum liefert die Wissenschaft, hier vor allem die Erkenntnisse der wissenschaftlichen Grundlagenforschung aus Allergologie und Immunologie. Auch hierbei handelt es sich um Vorgänge, die sich vor unseren Sinnen verbergen und die erst seit Ende des letzten Jahrhunderts von vielen genialen Köpfen Stück für Stück ans Tageslicht befördert worden sind.

Doch auch hinter diesen genialen Erkenntnissen verbergen sich wiederum andere unsichtbare »Kräfte«, die wir nur ahnen oder auf die wir aus bio-logischen Gründen schließen, die wir aber nicht mehr sichtbar machen können. Damit möchte ich deutlich machen, daß verschiedene Ebenen miteinander verwoben sind und daß die Krankheitsprozesse, die wir zur Klärung verfolgen müssen, sich in ständig wechselnden Ebenen abspielen. Der Kitt, der alles zusammenhalten kann, sind Denken und Logik, also unser Verstand. Denn nur dieser ist in der Lage, sich auf ständig wechselnden Ebenen zu bewegen. Müssen wir dabei gegen den Zeitgeist andenken, gehört auch etwas Mut dazu.

Neurodermitis und die 3-D-Bilder

Das alles klingt zunächst sehr theoretisch und ist für jemanden, der sich nicht in dieser Form mit den Problemen der Neurodermitis auseinandersetzt, nur schwer nachzuvollziehen. Ich möchte deshalb diesen eher theoretischen Hintergrund zunächst an einem heute fast allen bekannten Beispiel erläutern. Dazu machen wir eine Exkursion in ein Gebiet, das mit Krankheiten wenig zu tun hat. Ich meine die 3-D-Fotografie bzw. das Phänomen der 3-D-Bilder.

Was haben Zivilisationskrankheiten mit *3-D-Bildern* zu tun? Fast jeder kennt inzwischen die sogenannten *Autostereogramme*. Das sind *dreidimensionale* Abbildungen auf *zweidimensionalen* (Buch-)Seiten, besser bekannt unter dem Begriff *3-D-Bilder*. Die Faszination, die von den dreidimensionalen Illusionsbildern ausgeht, beruht auf der Verbindung von Sichtbarem und Verborgenem, das durch eine bestimmte Technik des Betrachtens unseren Sinnen zugänglich wird. Von den 3-D-Bildern wissen wir, daß ein Ausschnitt des Bildes im Vordergrund meist klar umrissen sichtbar ist. Wir erkennen diesen Teil des Bildes sofort. Der Hintergrund besteht dagegen aus sich wiederholenden Mustern, die mehr oder weniger konturlos erscheinen. Hinter ihnen sind in einer dritten Dimension unsichtbare Bilder verborgen, die nur mit Hilfe einer speziellen Methodik des Sehens entdeckt werden können. Denn die Darstellung und Wahrnehmung von Bildern der dritten Dimension auf einer zweidimensionalen Fläche sind unseren Sinnen normalerweise nicht möglich. Dazu müssen wir besondere Fähigkeiten entwickeln und trainieren, die als *magisches Sehen* bezeichnet werden. Die Magie besteht darin, sich gleichzeitig auf den verschiedenen Ebenen orientieren zu können.

Auch die Neurodermitis können wir als eine Art *magisches Puzzle* betrachten, für das die Verbindung von Sichtbarem und Verborgenem charakteristisch ist. Der Zugang zu dieser Krankheit entzieht sich unseren Sinnen ebenfalls aufgrund der Vielschichtigkeit der beteiligten Phänomene. Im Vordergrund deutlich erkennbar und klar umrissen springen die Symptome der Haut ins Auge. Um sie zu identifizieren, muß man kein Experte sein. Die Neurodermitiker tragen ihr Stigma für jeden sichtbar zur Schau. Zu dieser Dimension haben daher alle Zugang, Laien wie Experten. Viele von ihnen fühlen sich bemüßigt, diese vordergründigen Symptome nach einer oberflächlich einleuchtenden Theorie zu deuten und danach zu »behandeln«. Nach langjähriger Beobachtung drängt sich der Eindruck auf, daß die wenigsten der vielen verschiedenen Heiler wissen, was sie da eigentlich behandeln. Innerhalb von zehn Jahren hat sich so ein zivilisationstypisches Paradoxon herausgebildet: Je mehr Leute sich um die Neurodermitis und die Neurodermitiker bemühen, desto mehr wird das *Wesen* der Neurodermitis zugeschüttet. Sie verkommt dabei immer mehr zum Geschäft; denn die Not der Betroffenen eröffnet einen lukrativen Markt für viele.

Der Schein trügt. Ihr eigentliches Wesen verbirgt die Neurodermitis vor unseren Blicken. Suchen wir nach den Ursachen dieser Krankheit, also nach ihrem Hintergrund, dann gelangen wir wie bei den 3-D-Bildern in eine Dimension ohne klare Konturen. An der Entstehung der Neurodermitis scheinen viele Faktoren beteiligt zu sein, deren Bedeutung im einzelnen jedoch unklar bleibt. Man hat lange Jahre vergeblich nach der »Causa«, nach *der* Ursache, gesucht und spricht heute von einer »multifaktoriellen Genese« der Neurodermitis. Es sollen also viele Ursachen beteiligt sein. Hier werden die Vererbung, die frühkindliche Ernährung und Allergenexposition, Umweltfaktoren wie Luftschadstoffe und das Rauchen der Eltern sowie psychogene Faktoren genannt.

Je nach Weltanschauung werden die einzelnen Faktoren unterschiedlich gewichtet. Heilpraktiker und andere alternative Therapeuten halten die Neurodermitis meist für eine Nahrungsmittelallergie; orthodoxe Mediziner messen der Ernährung hingegen nur eine geringe Bedeutung bei. Hier gelangen wir unversehens auf die Ebene gesellschaftsspezifischer Lebensbedingungen. Sie entscheiden, womit unser Körper in Berührung kommt, ob Dinge dabei sind, die er nicht verträgt, gegen die er sich eventuell wehren muß, und letztlich, ob er krank wird und woran. Dazu gehören alle Bereiche unseres Lebens. Die Ernährung ist nur einer davon.

Hier warten die Patienten vergeblich auf eindeutige Erklärungen von Medizin und Wissenschaft, auch wenn sie sie noch so dringend fordern. Denn die Wirklichkeit, die wir alle gemeinsam leben, erweist sich als nicht faßbar, und ihre Auswirkungen auf den Organismus lassen sich durch keine Technik sichtbar machen, und sei sie noch so raffiniert. Die Folgen unseres gemeinsamen Tuns verschwimmen zu konturlosen, vielfältigen Mustern wie der Hintergrund eines 3-D-Bildes. Woher soll Corinnas Kinderarzt wissen, was ihr kleiner unerfahrener Körper auf dieser Welt nicht verträgt? Keiner kann das auf Anhieb wissen. Das ist betrüblich für die Patienten und die professionellen Heiler, die für das magische Puzzle der Neurodermitis nicht geschult sind. So werkelt manche »Ganzheitstherapie« ohne genaue Kenntnis der Ursachen oberflächlicher an den Symptomen vorbei als eine biedere, aber ehrliche Behandlung der Haut nach traditioneller dermatologischer Konvention. Die Erfolge sind naturgemäß auf beiden Seiten bescheiden.

Über welchen Mechanismus können, so müssen wir uns fragen, Ernährung, Allergene, Schadstoffe oder psychogene Belastungen ein bestimmtes Organ wie die Haut krank machen? Wenn wir das herausfinden wollen, müssen wir uns auf eine komplizierte Entdeckungsreise begeben. Auf direktem Weg über eine Schädigung der Haut selbst ist das höchstens für die Schadstoffe vorstellbar. Doch dann wäre zu klären, warum nicht alle Menschen davon betroffen werden. Denn Gifte schädigen jeden Körper, keiner wird verschont. Danach dürfte es höchstens geringfügige Unterschiede zwischen den Menschen geben, die in einer bestimmten Region leben.

Es liegt nahe, daß die Schädigung der Haut vermittelt über ein anderes Medium ausgelöst wird. Das hat immer wieder zu verschiedenen Spekulationen geführt. So halten viele Dermatologen und Heilpraktiker noch heute die Neurodermitis für eine »endogene« Störung des Stoffwechsels. Unterstützt werden sie in dieser Annahme von der pharmazeutischen Industrie, die entsprechende Produkte wie das Nachtkerzensamenöl verkaufen möchte. Andere stellen sich vor, daß Pilzinfektionen des Körpers zu den entzündlichen Veränderungen der Haut führen sollen. Eine weitere These geht von Störungen der Darmflora aus usw. Mit anderen Worten: Man sucht nach Erklärungen, die mit unseren geläufigen Vorstellungen von Krankheitsentstehung übereinstimmen.

In Wirklichkeit ist dieses andere Medium das unseren Sinnen völlig verborgene *Immunsystem*. Das Wort kennt zwar heute fast jeder, aber eine genauere Vorstellung von seiner Struktur und seinen Funktionen haben nur wenige.

Immunologisches Wahrnehmungsvermögen – das magische Auge des Arztes

Gibt es einen Zugang zu dieser versteckten Dimension unseres Körpers? Wir benötigen dazu nicht nur ein besonderes Wissen, sondern auch eine besondere Denkweise. Wie der Betrachter von 3-D-Bildern eine besondere Methode des Sehens lernen muß, um in die 3-D-Tiefen eintauchen zu können, so müssen wir ein spezielles Denken lernen, um von dem vordergründigen Bild der Hautveränderungen zu den unsichtbaren Vorgängen zu gelangen, die sich bei der Auseinandersetzung des Immunsystems mit seiner jeweiligen Umwelt abspielen. Oder, in der Sprache der 3-D-Bilder ausgedrückt: Wir müssen das gewohnte eindimensionale lineare Denken gegen eine beschwerliche drei- oder mehrdimensionale Logik eintauschen.

Das klingt kompliziert, und das ist es auch. Denn die oberflächlichen Symptome der Haut sind mit dem gesellschaftlichen Hintergrund des modernen Lebensstils und den unsichtbaren immunologischen Reaktionen in der Tiefe viel komplexer verzahnt als die 3-D-Ebenen, die mit etwas Übung leicht auseinanderzuhalten sind. Zwar soll es Menschen geben, die keine Fähigkeit zur optischen Tiefenwahrnehmung besitzen. Doch im allgemeinen ist das magische Sehen eine leichte Übung gegen die »immunologische Tiefenwahrnehmung«. Zu sehr sind unsere Sinne auf das Vordergründige, das Eindimensionale fixiert, das sie auf Anhieb erkennen können. Dementsprechend orientiert sich die Alltagslogik vorwiegend an den Oberflächenphänomenen, die der Wahrnehmung zugänglich sind.

Noch erstaunlicher ist, wie sehr sich der Teil der medizinischen Wissenschaften, der sich mit den alltäglichen Krankheiten beschäftigt, an der äußeren Realität orientiert, also an dem Sichtbaren oder dem technisch sichtbar Gemachten und an den augenscheinlich beobachtbaren Zusammenhängen. Die Logik des Sichtbaren scheitert jedoch bereits an der Frage, ob das, was wir mit Hilfe der Technik finden, auch das ist, was wir suchen, oder mit anderen Worten: Ist das Gefundene die Ursache oder die Folge einer Krankheit? Ist der niedrige Blutdruck Ursache oder die Folge einer krankhaften Störung im Körper? Sind die Bakterien, die wir im Rachen eines Patienten finden, die Ursache oder die Folge der Entzündung?

Fragen in dieser Form werden praktisch nicht gestellt, weil die »objektive Technik« sie in der Regel nicht beantworten kann. Wir tun einfach so, als sei das Sichtbare oder im Labor Gefundene mit der Ursache identisch. Dieses Problem ist von enormer Reichweite. Auch bei der Neurodermitis müßten wir uns fragen: »Sind die sichtbaren Ausschläge der Haut wirklich die Ursache, das eigentlich Krankhafte der Neurodermitis – oder vielleicht nur Ausdruck einer tieferliegenden Störung? Behandeln wir mit den ganzen teuren Bädern, Bestrahlungen, Salben und Umschlägen die Krankheit oder nur ein Symptom?« Die Geschichte der kleinen Corinna führt uns eindrücklich vor Augen, daß es offensichtlich viele verschiedene Symptome gibt, die doch irgendwie zusammengehören, so daß uns die Fixierung auf *ein* Symptom oder auf *ein* Organ in die Irre führen muß. Das immunologische Wahrnehmungsvermögen als ›magisches Auge‹ der Ärzte könnte uns dagegen die Augen öffnen. Doch da nach vorherrschender analytischer Methodik nur das oberflächlich Beobachtbare und daher Meßbare, Zählbare und Berechenbare für die Wissenschaft als *objektiv* gilt, kann die Medizin auch keinen Zugang zu den hintergründigen Vorgängen und Zusammenhängen der Neurodermitis finden. Denn die sind den Sinnen nun mal nicht zugänglich und daher auch nicht meßbar. So versperren sich die Wissenschaftler den Zugang zu den Wurzeln der Krankheit selbst.

Um die Krankheit zu verstehen, müssen wir unsere Aufmerksamkeit von der Hautoberfläche in eine andere Tiefe lenken. Auch das »immunologische Wahrnehmungsvermögen« läßt sich schulen. Doch wie alles, was wir lernen müssen, Zeit braucht, so läßt sich auch mit einem Schnelldurchgang durch dieses Buch die Bedeutung vieler zunächst einfach und selbstverständlich klingender Feststellungen nicht erfassen. Die Erfahrung im jahrelangen Umgang mit vielen Betroffenen hat gezeigt, daß der Wunsch nach dem simplen Ratgeber mit den schnellen Patentlösungen so verbreitet ist wie der bequeme Griff zur Tablette. Daher haben beide Hochkonjunktur, aber gesünder werden die Menschen dadurch offensichtlich nicht.

Die Schulung des »immunologischen Wahrnehmungsvermögens« ist eine große Herausforderung, ein Schritt in unsere eigene unbekannte Wirklichkeit. Bei dieser Reise kann jeder seine Sinne schärfen für die eigene Lebensweise, für die Gesellschaft, in der wir leben, und für die Zivilisation, die unseren

Lebensstil prägt. Wenn die Menschheit überleben will, muß sie lernen, ihr Tun unter dem Aspekt langfristiger Folgen für die Gesundheit von Mensch und Natur zu betrachten. Für den Menschen spielt hier das Immunsystem die herausragende Rolle. Ohne sein Mitwirken machen wir keinen einzigen Schritt in unserem Leben. Diese Dimension ahnen wir nicht einmal. Doch jede Mißachtung wird mit unerbittlicher Konsequenz bestraft. Die rasante Ausbreitung der Neurodermitis ist ein nicht zu übersehendes Warnsignal. Es lohnt daher die Mühe, durch die vordergründigen Erscheinungen der Haut, die den Blick verstellen, in die komplexe Welt immunologischer Phänomene einzudringen. Die Verzahnung der verschiedenen Dimensionen – der Haut im Vordergrund, der Gesellschaft im Hintergrund und des Immunsystems im ›Untergrund‹ – ergibt ein faszinierendes Labyrinth aus in- und umeinander verschlungenen Interaktionen und Reaktionsfolgen im Körper. Das Resultat sind die diversen ›unklaren‹ Beschwerden, unter denen immer mehr Menschen leiden. Sie sind Signale des Immunsystems, dessen Sprache verschlüsselt ist und für uns bis heute ein Buch mit vielen Siegeln darstellt. Wir verstehen seine Sprache nicht, hören seine Signale nicht und begreifen daher seine Hilferufe nicht.

Wie keine andere Zivilisationskrankheit scheint gerade die Neurodermitis ihr Geheimnis bewahren zu wollen. Wir können daraus das erste Paradoxon ableiten, das ich bereits an den Anfang des ersten Kapitels gestellt habe (s. S. 27): *Bei der Krankheit, die für alle nach außen unverborgen in Erscheinung tritt, blüht fast alles im Verborgenen.*

Das ist keine leichte Kost, aber die Neurodermitis ist auch kein einfacher Beinbruch, der mit etwas Gips wieder ganz von selbst verheilt. Wer aber erst einmal sein ›magisches Auge‹ für die immunologische Wirklichkeit geschärft hat, erwirbt die Gewißheit, daß es hinter allen Dingen, die wir sehen, noch mehr zu entdecken gibt.

Die Symptome der Neurodermitis:
Äußere und innere Realität einer Krankheit

In den Überlegungen von Corinnas Mutter klang bereits die Frage an: Was ist eigentlich krank bei der Neurodermitis? Mit ihren Grübeleien bohrte sie an einer entscheidenden Stelle: Ist die Neurodermitis eine Krankheit der Haut?

Blättern wir die Lehrbücher der Hautheilkunde oder für den Laien geschriebene Ratgeber durch, finden wir vorwiegend oder sogar ausschließlich Symptome der Haut, die akademisch in sogenannte Hauptmerkmale und Nebenkriterien eingeteilt werden. Ordnung muß sein. Da sich die Natur jedoch wenig um unsere Ordnungsprinzipien schert, findet die Wissenschaft noch eine dritte Kategorie, eine sogenannte Minimalvariante der Neurodermitis, also kleinere Veränderungen an einzelnen Stellen wie Ohren, Finger oder Mundwinkel. Die Ausprägung der Hautveränderungen variiert jedoch fast beliebig von Patient zu Patient. Jeder hat seine eigene Neurodermitis; die Systematisierungsversuche nach äußerlichen Beschreibungen bringen daher keinen Erkenntnisgewinn.

Das dominierende Symptom der Neurodermitis ist der oft quälende, ja unerträgliche Juckreiz, der durch Wärme verstärkt und durch Kälte gelindert wird. Massiver Juckreiz treibt die Kinder zu Kratzorgien, bis die Haut zerstört ist und Blut fließt. Oft läßt der unbeherrschbare Juckzwang erst dann nach. Erwachsene Patienten bestätigen die Qual des Juckreizes: »Juckreiz ist schwerer zu ertragen als Schmerzen«, so die Formulierung eines erwachsenen Neurodermitikers. Wie starke chronische Schmerzen, so stellt auch der quälende Juckreiz eine schwere seelische Belastung für jeden Menschen dar. Darüber hinaus neigt die durch Kratzen zerstörte Haut, sofern sie nicht behandelt wird, zu Superinfektionen, die nun ihrerseits Juckreiz, Kratzen und damit die Krankheit unterhalten, indem sie eine mögliche spontane Abheilung verhindern. Sie erfordern daher unsere besondere Aufmerksamkeit, da sich leicht ein Teufelskreis zwischen der Krankheit der Haut und ihren Superinfektionen hin zur Chronifizierung entwickeln kann.

Obwohl nichts als Symptom, wird der Juckreiz von Ärzten, Psychologen oder auch Eltern »gezielt« behandelt. Das reicht vom barbarischen Anbinden der Kinder mit den Armen an Bettpfosten über Antihistaminika, Kratzklötzchen bis zu psychologischen Methoden, die »Juckgespenster«[1] zu vertreiben. Sicher hat auch die symptomatische Behandlung des Juckreizes in manchen Fällen ihre Berechtigung, vor allem, um Superinfektionen zu verhindern. Auch wissen betroffene Eltern, wie schwer es ist, die Geräusche zu ertragen, die entstehen, wenn sich ein Kind nachts – oft unbewußt im Schlaf – kratzt.

Dennoch sollten wir uns immer der Tatsache bewußt bleiben: Der Juckreiz ist lediglich ein Symptom. Wir behandeln damit nicht die Krankheit und müßten uns stets an erster Stelle fragen: »Wofür ist der Juckreiz ein Symptom? Was bezweckt der Körper damit?«

Mit dieser Frage stoßen wir die Tür zu einer unsichtbaren Dimension auf, in der scheinbar ausschließlich psychologische Erklärungen existieren. Immer, wenn nach dem Sinn eines Symptoms gefragt wird, scheint fast jeder einen psychologischen Hinterhalt zu wittern. Besonders die ›symbol-psychologischen‹ Interpretationen laden in eine Welt der Scheinpsychologie ein. Ich möchte stellvertretend nur eine junge Neurodermitikerin zitieren: »Der körperliche Juckreiz zeigt, daß mich auf der psychischen Ebene etwas juckt und reizt.« Auch die Experten der Seele haben die Tendenz, dieser nur Böses zu unterstellen. Ein Beispiel: »Autoaggressive Tendenzen, wie exzessives Kratzen, als Haßreaktion auf die kranke Haut müssen abgebaut werden«.[2]

Bleiben wir doch mit den Füßen auf der Erde und fragen wir uns, ob das wirklich der bio-logische Sinn körperlicher Beschwerden sein kann. Schauen wir uns dazu einige allergische

Symptome und ihren bio-logischen Sinn an, indem wir Antwort auf die Fragen suchen: »Was bezweckt der Körper damit? Was will er damit erreichen?« Dazu sollten Sie sich einige auf den Seiten 67–68 beschriebene Symptome ansehen. Auch der jedem einleuchtende pragmatische Sinn – also das, was sich die Natur dabei ›gedacht‹ hat – wird dort erläutert.

Das zweite Hauptsymptom kann ebenfalls jeder erkennen, ist es doch sicht- und fühlbar. Je nach Lebensalter und Dauer der Neurodermitis imponieren typische Veränderungen der Hautoberfläche mit Rötung, Schuppung, Bläschen, Krusten, Nässen, Knötchen und Hautverdickungen und andere, die alle Ausdruck einer Entzündung der Haut sind, die als *Ekzem* bezeichnet wird. Im frühen Säuglingsalter wird der Ausschlag oft ›Milchschorf‹ genannt, weil die weißen krustigen Schuppen auf Kopf- und Gesichtshaut wie angetrocknete Milch aussehen.

Das dritte Symptom, die trockene Haut, wird eher als Nebenkriterium gewertet, geht aber praktisch immer mit der chronischen Ekzemkrankheit einher und weist deutlich auf eine allergisch-immunologische Störung hin. So kann man viele Atopiker schon am Händedruck erkennen. Die trockene Haut ist danach nicht, wie meistens dargestellt, ein Schwachpunkt an sich, der ihre größere Empfindlichkeit zur Folge hat, sondern sie ist Ausdruck einer Auseinandersetzung zwischen dem Immunsystem und seiner Umwelt an der Grenzfläche Haut, die zu den verschiedenen hier beschriebenen Symptomen führt.

Manche sogenannten Nebenkriterien sind versteckter Natur. Dazu gehören Befunde im Blut wie die eventuell erhöhten IgE-Werte, der Nachweis sonstiger allergischer Besonderheiten, zum Beispiel Unverträglichkeitsreaktionen auf Nahrungsmittel oder bei Kontakt mit Nickel, Wolle und ähnlichem, Juckreiz beim Schwitzen und Augenerkrankungen.

Diese akademischen Auflistungen, meistens in Tabellenform, sind unbefriedigend; sie können kein Bild von der Krankheit vermitteln. Vor allem die nicht oder schlecht faßbaren, aber außerordentlich charakteristischen Eigenschaften der Neurodermitis fallen darin unter den Tisch. Da ist das Wechselhafte, Unberechenbare, Heimtückische dieser Krankheit, die ganz plötzlich aus vollem Wohlbefinden heraus unerbittlich zuschlagen kann. Das wirkt stark deprimierend auf Betroffene wie Beteiligte. Es kann die Menschen zur Verzweiflung treiben.

Dann sind es wieder subtile Feinsymptome, eher ein Fühlen oder Ahnen der Mutter, daß erneut Gefahr im Verzug ist und sich ein weiterer Schub ankündigt, was in dieser Phase kein Außenstehender, auch kein Experte, registriert. Aber auch die häufige Kraftlosigkeit, eine totale Schwäche, als sei jede Zelle ihrer Kraft beraubt, deprimieren. »Kein Wunder, daß sie so schwach ist«, dachte Corinnas Mutter oft. »Sie ißt ja fast nichts.« Und in der Tat gehören ein sehr empfindliches Magen-Darm-System und Appetitlosigkeit oft dazu. Daraus resultieren wiederum Gedeih- und Entwicklungsstörungen.

Die Unruhe, der leichte Schlaf (»sie hört die Flöhe husten«), gepaart mit motorischer Rastlosigkeit und ängstlicher Anhänglichkeit, machen den Müttern häufig das Leben schwer. »Es ist, als ob Corinna in einem Metallkäfig stünde, an den jemand eine elektrische Leitung legt, so hippelig ist sie oft«, klagte die Mutter dem Nervenarzt. Und über ihre extreme Anhänglichkeit: »Ich kann praktisch keinen Schritt alleine tun, immer hängt sie sich an meine Beine und klammert sich fest. Nicht einmal aufs Klo kann ich allein gehen.« Doch der sah darin nur Symptome für Mißstimmungen in der Beziehung zwischen Mutter und Kind oder zwischen Mutter, Vater und Kind.

»Doch kann sie davon denn auch Fieber bekommen? Schwitzt sie deswegen im Bett oder bei anderen Gelegenheiten ohne jede Anstrengung?« Das hatte sie leider vergessen zu fragen, und das wurmte sie. »Warum schwitzt mein Kind ohne Grund? Und dann friert es wieder an Händen und Füßen, lauter undurchschaubare, versteckte Symptome.«

Statt der akademischen Einteilung in Haupt- und Nebenkriterien möchte ich eine Orientierung an der Logik der 3-D-Fotografie vorschlagen: Die Oberflächensymptome der Haut sind nicht zu übersehen. Andere unsichtbare Phänomene lassen sich nur mit Hilfe der Technik sichtbar machen, zum Beispiel die Blutbefunde der Allergologen. Dahinter aber gibt es noch die subtilen Auffälligkeiten, die nur die Mutter registriert, wie das gestörte Allgemeinbefinden und die teils krassen Schwankungen des Allgemeinzustandes, die Quengeligkeit, der Appetitmangel und die Kraftlosigkeit, das häufige Schwitzen, unerklärliche Fieberanflüge oder Temperaturerhöhungen, die Unberechenbarkeit, das scheinbar Willkürliche und Deprimierende der Krankheit.

Doch es gibt, im Gegensatz zu den 3-D-Bildern, noch eine *vierte Dimension*. Das sind die Vorgänge, die unsichtbar sind und die wir auch mit technischen Mitteln nicht darstellen können. Hier handelt es sich einmal um psychische Phänomene und zum anderen um immunologische Vorgänge in unserem Körper, die wir nur ahnen, aber nicht sichtbar machen können. Zunächst werden wir uns im folgenden Kapitel sowohl mit den sichtbar als auch mit den nicht sichtbar zu machenden Vorgängen im Immunsystem beschäftigen. Der Beziehung zwischen Körper und Seele ist in diesem Buch ein eigenes Kapitel gewidmet.

Sein oder Nichtsein

Das Immunsystem – die Armee des Körpers

Dies ist ein schwieriges Kapitel, sowohl für die Leser als auch für den Autor. Für die Schwierigkeiten gibt es zwei Gründe: Auf der einen Seite macht es uns das Immunsystem nicht leicht. Seine Vielfalt, die größtenteils versteckten, teils widersprüchlichen Reaktionen und Symptome sind verwirrend, nur schwer zu ordnen und schon gar nicht zu systematisieren. Das hat uns die Krankengeschichte der kleinen Corinna bereits deutlich vor Augen geführt.

Auf der anderen Seite brauchen und erwarten wir gerade das, wenn wir etwas verstehen wollen: eine klare Ordnung und überschaubare Systematik, die uns das Gefühl geben, die Zusammenhänge zu durchschauen. Wie aber soll man ein Netzwerk von komplexen, ineinander verschachtelten Prozessen, die sich gleichzeitig in verschiedenen Dimensionen und größtenteils unsichtbar abspielen, einfach und überschaubar – mit einem Wort: verständlich – darstellen?

Mechanische und biologische Systeme

Auch Corinnas Mutter ist unbeirrt auf der Suche nach einem Schlüssel zum Schloß der Komplexität. Endlich hat sie einen Arzt gefunden, der ihr die Zusammenhänge zu erklären versucht. Belauschen wir die beiden in seinem Sprechzimmer. Der Arzt, Dr. D., überlegt lange, sucht offensichtlich nach einem Einstieg für das Gespräch:

Dr. D.: »Beginnen wir ganz weit weg von der Haut und

der Neurodermitis. Stellen Sie sich zwei einfache Situationen vor:

– *Wenn* ein Autobesitzer fünf Liter Benzin in den Tank seines Wagens schüttet, *dann* kann er ziemlich genau vorausberechnen, wie weit sein Auto damit fahren wird. Die Beziehung ist einfach und überschaubar.
– Die Pollenallergikerin Frau H. weiß seit langem: *Wenn* die Birkenpollen fliegen, *dann* geht es ihr nicht gut. Sie kann voraussagen, wann sie ihren Heuschnupfen bekommt. Die Beziehung scheint genauso einfach und überschaubar zu sein.

Auf den ersten Blick ähneln sich die beiden Beispiele. In Wirklichkeit jedoch sind sie grundsätzlich verschieden. Das erleben viele Pollenallergiker am eigenen Leib, denn in manchen Jahren geht es ihnen gut, *obwohl* ›ihre‹ krankmachenden Pollen fliegen. Diese Beziehung ist – wie praktisch alles in der Natur – nicht berechen- und voraussagbar. Das unterscheidet *mechanische* von *biologischen Systemen.* Die ersteren funktionieren nach bestimmten Regeln und Gesetzen kalkulier- und daher durchschaubar. Die biologischen Systeme scheinen sich dagegen einen Dreck um unsere Logik zu kümmern. Sie verhalten sich nach außen willkürlich, undurchschaubar.

So kann von einem Symptom niemals mit Sicherheit auf eine bestimmte Ursache geschlossen werden, was wir im täglichen Leben aber fast alle ständig praktizieren. Klagt beispielsweise ein Mensch über Schwindel, folgern die meisten: ›Aha, also leidet er an Kreislaufstörungen.‹ Alle Zuhörer werden die Logik verstehen. Sie hat nur den Schönheitsfehler, daß sie selten stimmt.

Genauso verführerisch und häufig wird bei zwei sicht- beziehungsweise wahrnehmbaren Symptomen geschlossen, daß das eine Symptom das andere bewirkt. Zur Erläuterung nur drei Standardbeispiele aus dem medizinischen Alltag: Hohes Fieber wird für die gleichzeitige körperliche Schwäche verantwortlich gemacht. Ein seelisches Tief läßt scheinbar das Hautekzem aufblühen, und niedriger Blutdruck macht angeblich ›Kreislaufbeschwerden‹ wie Schwindel, Schwäche und ähnliches. Die gesamte Alltagslogik ist voll von ähnlichen kausalen Verknüpfungen. Davon profitieren die Ärzte, wenn eine unwirksame Therapie zufällig in die Regenerationsphase des Organismus fällt. Umgekehrt werden sie nicht selten ungerechterweise von den Patienten ›bestraft‹, wenn sich eine Krankheit *trotz* ärztlicher Therapie verschlechtert, gleichwohl nicht *wegen* der verordneten Medikamente. Auch die meisten Volksweisheiten schöpfen ihr Wissen ebenfalls aus dieser Quelle, zum Beispiel: ›Die Haut ist der Spiegel der Seele.‹

Die bio-logische Wirklichkeit sieht dagegen völlig anders aus: Die äußerlich wahrnehmbaren Symptome bedingen sich nicht gegenseitig, sondern haben eine gemeinsame unsichtbare Ursache. So entstehen beim Kampf des Körpers mit vielen Viren gleichzeitig Fieber *und* körperliche Schwäche; der Krieg des Organismus gegen Allergene verschlechtert das Ekzem *und* macht schwach; eine Erkrankung des Körpers aus den verschiedensten Gründen kann zu einem niedrigen Blutdruck *und* Kreislaufstörungen führen.

Die drei Beispiele verdeutlichen, wie verführerisch einfach sich die oberflächliche Logik anbietet. Man braucht nicht lange zu fragen: Was steckt dahinter? Sie zeigen aber auch, wie gefährlich einfache kausale Zuordnungen nach dem Augenschein sind und daß sich die Beziehungen fast immer auf verschiedenen Ebenen abspielen, von denen mindestens eine in der Regel unsichtbar ist.

Aus dem gleichen Grund mag ein guter Wetterdienst vielleicht den Pollenflug mit einiger Treffsicherheit voraussagen, aber nicht die damit eventuell verknüpften Beschwerden der Pollenallergiker. Fragen wir unsere Pollenallergikerin Frau H., warum sie trotz Pollen manchmal keinen Schnupfen bekommt, während ihr ein andermal die Nase trieft, dann wird sie die Frage nicht beantworten können. Sucht sie trotzdem nach einer

Antwort, dann hätte diese vor achtzig oder hundert Jahren vielleicht gelautet: ›Weil es der Herrgott so will.‹ Und welche Antwort würden Sie, Frau N., heute erwarten?«

Frau N.: »Ich kann mir schon denken, was Sie meinen. Die Leute werden sagen: ›Das kommt vom Streß; das ist seelisch‹.«

Dr. D.: »Sie erleben es auch wohl so.«

Frau N.: »Ich fühle mich selbst ein wenig durch Ihre Worte angegriffen. Ist es nicht verständlich, daß wir nach der Einfachheit in der Komplexität suchen?«

Dr. D.: »Ohne Frage. Aber wer mehr wissen möchte, muß sich davon lösen. Die Suche führt uns zum Immunsystem. Dort müssen wir nach Wegen für eine bio-logische Lösung suchen. Nähern wir uns diesem zunächst über die Haut.«

Die Haut – Schutzbarriere des Körpers

Dr. D.: »Die Haut ist ein besonderes Organ. Sie ist ein Scheideorgan des Menschen zwischen innen und außen. Einerseits muß sie den Körper gegen eine ihn gefährdende Umwelt schützen. Je dichter und robuster sie ist, desto besser kann sie dieser lebensnotwendigen Aufgabe nachkommen. Eine robuste, intakte Haut funktioniert wie ein neuer Ölmantel für den Organismus; an ihr prallt alles ab.

Gleichzeitig aber hat sie genauso wichtige Funktionen in der Entgiftung und im Stoffaustausch des Körpers mit seiner Umwelt und muß daher prinzipiell auch durchlässig sein. So dicht wie ein Ölmantel darf sie also wiederum nicht sein.

Damit die Haut diesen sich teils widersprechenden Aufgaben optimal gewachsen ist, verfügt sie über spezielle hochdifferenzierte Transport- und Abwehrsysteme. Über eine Fläche von rund zwei Quardratmetern ist die Haut ihrer jeweiligen Umwelt auf Gedeih und Verderb ausgeliefert. Denn selbst unter normalen Lebensbedingungen ist sie als Grenzfläche und

damit Schutzbarriere für den Körper einem Dauerbombardement verschiedenster Reize ausgesetzt.

Versuchen Sie sich einmal vorzustellen, was die Haut alles über
sich ergehen lassen muß: Neben den mechanischen Belastungen
wie Druck, Reibung, Stoß und Stichen muß sie auch physikali-
sche und chemische Reize aushalten, also Wärme, Kälte, Strah-
len, Reizstoffe, Gase, Seife, Kosmetika, Salben und vieles mehr.
Eine weitere Gefährdung geht von Krankheitserregern wie
Viren, Bakterien, Pilzen und anderen aus.

Eine ganz andere Art der Bedrohung verursachen die sogenannten *Antigene*, die sich in der Luft, aber auch in allen anderen Stoffen befinden können, mit denen die Haut in Berührung
kommt. Sie können außerdem von innen über die Blutbahnen
an die Zellen der Haut gelangen. Die Antigene, die zu einer Allergie führen, sind in der Regel harmlose natürliche Substanzen
und passen von daher in keine der sonstigen Stoffgruppen, die
den Körper normalerweise gefährden, und damit auch in kein
geläufiges Denkklischee.«

Frau N.: »Sie wollen damit sagen, daß wir uns nicht vorstellen
können, daß harmlose Dinge den Körper krank machen?«

Dr. D.: »Zumindest haben wir damit große Schwierigkeiten,
bzw. ist uns das gar nicht bekannt. Unser Organismus reagiert
sehr differenziert auf die verschiedenen Antigene. Mal entsteht
aus der Begegnung eine Immunität, also ein Schutz, mal eine
Allergie, also eine Krankheit. Im ersten Fall bezeichnet die Wissenschaft die Substanz als *Immunogen*, im zweiten als *Allergen*.

Bereits die Aufzählung der verschiedenen Belastungen, denen die
Haut Paroli bieten muß, macht klar, daß sie über außerordentlich potente Reparatur- und Schutzmechanismen verfügen muß.
Darüber hinaus können sich die einzelnen Gefährdungen auch
noch beliebig mischen und miteinander kombinieren. So kann
eine mechanische oder chemisch-toxische Schädigung der Haut
den Eintritt von beziehungsweise die Besiedlung mit Krankheitserregern, aber auch das Eindringen von Antigenen fördern.

Wegen der unterschiedlichsten Gefährdungen ist es biologisch sinnvoll, daß die Natur verschiedene Abwehrriegel in der Grenzfläche gestaffelt hat. So dient die äußerste Hornschicht als Barriere vorwiegend dem mechanisch-physikalisch-chemischen Schutz. Eine intakte Hornhaut ist den normalen Alltagsbelastungen im allgemeinen gewachsen. Ich hatte das eingangs bereits als neuen ›Ölmantel‹ bezeichnet. Wird sie jedoch ›porös‹, und sei es auch nur durch den Alterungsprozeß, muß das Immunsystem einspringen und seinen ›Besitzer‹ verteidigen. Dazu ist es, bildlich gesprochen, dicht gestaffelt in der zweiten Verteidigungslinie postiert. Immer dann, wenn irgendein potentieller Feind die Grenzlinie, aus welchen Gründen auch immer, überschreitet oder sich ihr immer wieder in scheinbar bedrohlicher Weise nähert, muß das Immunsystem eingreifen und den Organismus, seinen Wirt, verteidigen. Es wird versuchen, den Eindringling mit seiner Waffe zu vernichten; diese Waffe ist die Entzündung, die uns in diesem Buch auf Schritt und Tritt begleiten wird.

An dieser Stelle müssen wir uns einer Eigenart des Immunsystems bewußt werden. Es gewährt möglichen ›Eindringlingen‹ auf den Grenzflächen Haut und Schleimhaut gar keinen Einlaß, sondern registriert die meisten Allergene bereits im Vorfeld durch spezielle Zellen, die als ›Spähtrupps‹ in den unteren Schichten der Hornhaut postiert sind. Der Kampf gegen potentielle Feinde kann so bereits außerhalb des Körpers beginnen. Sind sie nämlich erst einmal in ihn eingedrungen, befindet er sich bereits in Lebensgefahr. Dann hat das Immunsystem schlechte Karten. Es ist daher strategisch viel sinnvoller, eventuelle Gegner bereits vorher abzufangen. Das Wort ›Eindringling‹ ist daher in diesem Zusammenhang nicht ganz korrekt. Leider existiert in unserem Sprachgebrauch für diese Art von Feinden, die für unser Immunsystem zur Bedrohung werden, ohne bereits in den Organismus eingedrungen zu sein, kein Begriff. Statt des Wortes ›Eindringling‹ wäre deshalb eine Wortschöpfung angebracht. Ich schlage das Wort *Bedrohling* vor. Bei dem Begriff kann man sich gut vorstellen, daß von dem Allergen zwar eine Gefahr ausgeht, die aber nicht auf einer Invasion in den Körper beruht.

Um die komplexe Beziehung zwischen unserem Organismus und seiner Umwelt richtig verstehen zu können, müssen wir uns zunächst intensiv mit dem Immunsystem beschäftigen. Wer das Wesen der Neurodermitis ergründen möchte, muß die oft schwer durchschaubaren Funktionsweisen des Immunsystems verstehen lernen. Denn dort liegt der Schlüssel zur Antwort auf die Frage: Was ist krank bei der Neurodermitis, und wie muß eine effektive Therapie aussehen?«

Frau N.: »Mir dämmert allmählich, worauf Sie hinauswollen. Unser Körper ist mit seiner Umwelt unentwirrbar verbunden, ›durchwachsen‹ könnte man sagen, und alle Nahtstellen überwacht das Immunsystem mit Argusaugen in ständiger Kampfbereitschaft.«

Das Immunsystem – ein unbekanntes Wesen

Dr. D.: »Wenden wir uns dem Immunsystem direkt zu. Es ist das wichtigste System oder Organ des Körpers zur Verteidigung gegen die unaufhörliche Bedrohung durch seine Umwelt. Bedroht wird er an erster Stelle durch die mikrobiellen Erreger, umfassend und grundsätzlich jedoch durch alle körperfremden Substanzen und Strukturen.

Bei der Beschäftigung mit dem Immunsystem stoßen wir allerdings auf besondere Schwierigkeiten. Es fehlt uns bis heute das Verständnis für viele immunologische Vorgänge in unserem Körper, vor allem für die Verzahnung des Immunsystems mit der Umwelt, da die komplexen Beziehungen zwischen beiden unsichtbar bleiben. Den Blick in diese unsichtbare vierte Dimension und deren Bio-Logik haben wir bisher nicht gelernt, was bereits ausführlich beschrieben wurde.

Es gibt ein Grundproblem, und das beginnt schon mit der Vorstellung des Immunsystems als Organ. Die Lunge erleben wir direkt spürbar als Organ, wenn wir atmen. Wir können die Atmung sogar willentlich beeinflussen. Das Herz können wir zwar nicht gezielt steuern, dennoch spüren wir es auch direkt, meist in Form von Herzklopfen, zum Beispiel nach Anstrengung oder Aufregung. Auch den Magen spüren wir hin und wieder, meistens unangenehm in Form von Völlegefühl, Hunger, Schmerzen, Kneifen. Selbst so ein verstecktes System wie die ›Nerven‹ erleben wir bewußt, etwa in Form von Nervosität, Unruhe, Aufregung, Angst.

Doch das Immunsystem? Was ist das? Wo steckt das? Was tut es? Woraus besteht es? Wir haben kaum eine Vorstellung von diesem ›Organ‹ oder höchstens eine vage. Es ist weder fühlbar noch sichtbar noch hörbar. Es hat keine Grenzen. Es ist in seiner Gesamtheit auch mit Hilfe raffiniertester Technik nicht darstellbar, abgesehen von einzelnen Zellen und isolierten Vorgängen, die lediglich Mosaiksteine in einem komplizierten immunologischen Puzzle sind. Es ist weder meßbar noch wägbar und kaum vorstellbar.

Und dennoch existiert es, das wissen wir genau. Vor allem spüren wir es, wenn es uns krank macht. Wir erleben es also lediglich indirekt als Folge von Krankheit und Leiden. Wir wissen, es hat etwas mit ›Abwehr‹ und ›Abwehrkräften‹ zu tun. Und wenn ein Mensch wiederholt oder gar chronisch krank wird, geht er davon aus, daß sein Abwehrsystem ›geschwächt‹ ist, beispielsweise durch die Gifte der Zivilisation, oder daß dem Immunsystem etwas fehlt, zum Beispiel Vitamine und Mineralstoffe.

Fressen und gefressen werden – die Kreisläufe der Natur

Die grundsätzliche Aufgabe des Immunsystems ist es – das können wir uns leicht denken –, den Menschen gegen die *natürliche* Umwelt zu schützen und notfalls zu verteidigen. Denn in den Anfängen der Menschheit gab es nichts anderes als die natürliche Umgebung. Die entsprechenden Fähigkeiten wie die bereits erwähnte Entzündung hat das Immunsystem im Laufe von Jahrmillionen der Menschwerdung unter den unterschiedlichsten Lebensbedingungen gelernt und es dabei zu einer erstaunlichen Perfektion gebracht. Gleichgültig, ob der Mensch in Erdhöhlen, Hütten, Bambus- oder Fellzelten, kaminlosen Lehmhäusern oder ohne Dach auf der bloßen Erde hauste, ob er als Nomade sein Leben fristete, vom ewigen Eis oder brennender Sonne bedroht war, er hat alle Unbilden der Natur mit Hilfe seines Immunsystems überstanden. Selbst Seuchenzüge wie Cholera, Pest und Pocken, die dem Menschen des Mittelalters wie eine ›apokalyptische Bedrohung‹ erscheinen mußten, konnten die Menschheit nicht ausrotten. Dank eines mächtigen Abwehrsystems überlebten immer genügend Individuen, um sich weiter vermehren zu können.

Um ständig neues Leben geben und entstehen lassen zu können, muß die Natur gleichzeitig auch dafür sorgen, daß schwaches Leben vergeht, damit der Kreislauf an keiner Stelle ins Stocken gerät. In der gesamten belebten Natur herrscht das Prinzip ›fressen und gefressen werden‹. Die größeren Organismen fressen zwar in der Regel die kleinen, andererseits sind sie selbst ständig von Parasiten und Mikroben bedroht, die unentwegt am Kreislauf des Werdens und Vergehens in der Natur beteiligt sind. Deren Existenz, die unsere Existenz bedroht, hat also einen tieferen Sinn und ist notwendiger Bestandteil der Natur.

Es ist erst wenige Jahrzehnte her, und doch können wir es uns bei den heutigen, für jeden selbstverständlichen hygienischen Verhältnissen schon nicht mehr vorstellen, wie die Menschen von Mikroben und Parasiten heimgesucht wurden, die in und auf Flöhen, Läusen, Milben, Zecken, Ratten, Mäusen, Hühnern, Enten, Tauben, Schweinen, Hunden, Kühen und ähnlichen Hausgenossen lebten und von dort ständig als Krankheitserreger auf die Menschen übertragen wurden. Denn sie teilten – wie heute noch viele Menschen in den armen Ländern – Haus, Hof, Stall und Bett mit allen und allem, ohne zu ahnen, welche gesundheitlichen Folgen daraus entstehen könnten. So nagten permanent Heerscharen der verschiedensten Erreger am Rock des Immunsystems, gegen die es den Organismus im Fall einer Infektion verteidigen mußte. Wer in diesem ständigen Kampf überleben wollte, mußte daher ständig auf der Hut und nach allen Seiten verteidigungsbereit sein. Ein Organismus hatte folglich nur dann eine solide Überlebenschance gegen die vielen Geister des Kreislaufs von Entstehen und Vergehen, wenn er in der Lage war, ein effektives Abwehrsystem aufzubauen, und nur solange dieses Abwehrsystem voll funktionstüchtig war.

Die höheren Lebewesen, vor allem die Säugetiere, haben daher im Verlauf ihrer Entwicklung spezielle, hochkomplizierte Abwehrsysteme entwickelt, um sich erfolgreich gegen die stets um sie herumwabernden feindlichen Heere zu schützen, die in den Organismus eindrangen oder ihm bedrohlich nahe kamen. Nur in der permanenten Auseinandersetzung mit Würmern und zahllosen anderen Parasiten, Mikroben, Bazillen und Bakterien, Pilzen, Viren und anderen Keimen konnte sich das heutige Abwehrsystem des Menschen bilden, entwickeln und perfektionieren, das Wunderwerk des *antizipatorischen Immunsystems*[3], das in der Lage ist, sich aufgrund jahrmillionenalter Erfahrungen vorausschauend und vorwegnehmend gegen viele Aggressoren des Umfeldes zu präparieren, um dauerhaft gegen sie gefeit, also immun zu sein.«

Frau N.: »Soll das heißen, daß das Immunsystem schon bei unserer Geburt weiß, gegen welche Feinde es uns im Laufe des Lebens verteidigen muß?«

Dr. D.: »So ähnlich müssen wir uns das vorstellen. Bei der Geburt ist das ›Gedächtnis‹ unseres Immunsystems bereits mit

54

den Erinnerungen der Abwehrsysteme unserer Vorfahren ausgestattet, so daß es deren im Laufe von Millionen Jahren gesammelte Informationen über Freund und Feind im täglichen Leben sofort nutzen kann. Nur dadurch ist es auf Anhieb in der Lage, die Feinde, die in der Umwelt auf uns warten, von harmlosen oder gar nützlichen Bestandteilen zu unterscheiden. Diese Unterscheidung ist lebensnotwendig und wird uns noch intensiv beschäftigen. Darüber hinaus ist das Immunsystem von Anfang an mit der Fähigkeit ausgestattet, eine große Zahl verschiedener Antikörper (Eiweiße) im voraus zu produzieren, ähnlich wie eine Handschuhfabrik Handschuhe in allen möglichen Größen herstellt, ohne die späteren Kunden genau zu kennen. Sind von jeder Größe genügend Handschuhe da, steht für jeden Kunden sofort ein passendes Paar zur Verfügung. Es muß nicht erst zeitraubend als Einzelanfertigung in Auftrag gegeben werden.«

Das Immunsystem – ein perfekter Polizeistaat

Dr. D.: »Während wir unsere Aufmerksamkeit auf die vielen gefährlichen Mikroben fixieren, übersehen wir leicht eine andere, vielleicht sogar schwierigere Aufgabe des Immunsystems. Sie besteht in der perfekten und totalen Kontrolle der unendlich vielen Fremdstoffe aus der jeweiligen Umwelt, die nach unserem Verständnis harmlos oder sogar lebensnotwendig sind. Man denke nur an die unzähligen Bestandteile der Luft, mit denen unser Körper unentwegt über Haut und Schleimhäute in Berührung kommt. Das gleiche gilt für die zahllosen Substanzen, die in unserer Nahrung enthalten sind. Alle diese Stoffe sind für unseren Organismus fremd und könnten sich als Bedrohung für unser Immunsystem entpuppen. Daher muß es wie ein Polizeistaat alle Begegnungen kontrollieren und notieren, selbst mit guten alten Bekannten aus grauer

Vorzeit. Diese Vorstellung wirkt auf die meisten Normalbürger zwar befremdlich, ist aber, biologisch gesehen, gar nicht so abwegig. Einem Immunologen erscheint sie als etwas ganz Normales. So können wir in *Faszination Immunologie*[4] lesen: ›Alles, was wir essen, einatmen, anfassen oder auf dem Leibe tragen, könnte demnach unserem Immunsystem Anlaß sein zu reagieren.‹

Wir ahnen die umfassenden Kontrollen unseres Immunsystems nicht, da sie normalerweise reibungslos ablaufen. Man kennt sich und hat sich vermutlich im Verlauf der Evolution angefreundet oder wenigstens Bekanntschaft geschlossen. Denn augenscheinlich vertragen die meisten Menschen die zahllosen Inhaltsstoffe der Luft und der Nahrungsmittel. Die Immunsysteme besitzen offenbar eine angeborene *Toleranz* gegenüber den geläufigen Bestandteilen unseres Lebens. Außerdem gibt es wirksame Sicherheitsvorkehrungen, die im Normalfall das unkontrollierte Auslösen von Immunreaktionen verhindern.

Das bedeutet, daß unser Immunsystem einen differenzierten Umgang mit unendlich vielen Fremdstoffen unserer Umwelt, also auch mit den harmlosen Bestandteilen aus Nahrungsmitteln, aufgrund von Erfahrung phylogenetisch gelernt und in seinem uralten Gedächtnis gespeichert hat. Daher können wir täglich viele verschiedene Substanzen ohne Probleme zu uns nehmen. Ein gesunder Mensch kann sich auf das Gedächtnis seines Immunsystems und dessen Sicherheitsorgane verlassen. Sie gewähren den harmlosen, oft sogar lebensnotwendigen Strukturen unbehelligten Durchlaß und weisen nur echte Feinde zurück. Im Falle einer Allergie trifft dies leider nicht mehr zu.

Immer häufiger reagieren die Immunsysteme unserer Tage auf immer mehr Dinge überempfindlich, die unsere Großeltern noch problemlos vertragen haben. Selbst die etwas ältere Elterngeneration unserer Tage hat gelegentlich kein Verständnis für die Beschwerden ihrer Kinder und deren Kinder und ist damit überfordert. ›Meine Mutter‹, erzählt eine junge Frau bitter, ›sagt immer, ich sei nicht ihre Tochter, weil sie sich nicht erklären kann, warum ich ständig krank bin. In ihrer Kindheit habe es das nicht gegeben. Das klingt so vorwurfsvoll in meinen Ohren, als ob ich etwas falsch machen würde und selbst Schuld daran hätte‹.«

Frau N.: »Das kann ich nur bestätigen. Wie oft bin ich schief angesehen worden, wenn der Ausschlag Corinnas Gesicht entstellte. Und immer wieder habe ich mir die Frage gestellt: Warum ist das so?«

Dr. D.: »Ja, warum ist das so? Versagt hier das Altgedächtnis unseres Immunsystems? Kann es nicht mithalten mit den rasanten Veränderungen unseres Lebens in diesem Jahrhundert? Nimmt daher die Toleranz gegenüber den natürlichen Stoffen in unserem Leben ab? Und warum? Sind es die Gifte der Zivilisation, die den Immunsystemen immer mehr zusetzen und sie vielleicht schädigen? Dafür muß es auf jeden Fall Gründe geben, die wir herausfinden und verstehen lernen müssen.

Die folgenden Abschnitte sollen uns den Schlüssel zu diesem Geheimnis des Immunsystems liefern. Doch bevor wir eine Antwort auf diese Fragen geben können, müssen wir noch einige verschlungene Pfade des Immunsystems ausfindig machen.«

Die Freiheit der biologischen Systeme

Dr. D.: »Um die ungeheuer vielen verschiedenen und ständig wechselnden Aufgaben ohne Schaden für den Organismus bewältigen zu können, muß das Immunsystem über eine enorme *Anpassungsfähigkeit* verfügen. Diese wiederum setzt eine grenzenlose *Freiheit* und *Vielfalt* seiner Reaktionsmöglichkeiten voraus. Warum das so ist, läßt sich leichter an sichtbaren biologischen Systemen beobachten, zum Beispiel den Flüssen. (Flüsse und ihre Eigenschaften als offene biologische Systeme werden auf Seite 104 genauer beschrieben.)

Freiheit und Vielfalt sehen bei einem Immunsystem natürlich ganz anders aus als bei einem Fluß. Sie ergeben sich aus den unendlich vielen verschiedenen Aufgaben und Abwehrleistungen, wie sie oben skizziert sind. Auf jede Veränderung der Umwelt mit ständig wechselnden Belastungen und Gefährdungen muß das Immunsystem eine geeignete Antwort parat haben. Seine Flexibilität, Elastizität und Plastizität sind daher unvorstellbar groß.

Ein Vergleich: Wenn ein Zigarettenautomat, der auf deutsche Markstücke eingestellt ist, auch auf französische Francmünzen reagieren soll, muß ihn ein Techniker mühsam neu justieren. Sicher können die Ingenieure von heute einen Automaten von vornherein auf mehrere Münzen programmieren. Doch unser Immunsystem wird jede ›Münze‹, der es auf der Erde begegnet, sofort erkennen, kontrollieren und entscheiden, ob es sie akzeptiert oder als gefährlich einstufen und bekämpfen muß. Gleichzeitig weiß es aus uralter Erfahrung, daß sich so mancher zunächst harmlose Kommensale unversehens zu einem Todfeind mausern kann. Beispiele dafür sind Viren, Bakterien und Pilze, die von trügerischer Koexistenz in tödliche Bedrohung umschlagen können. Auch dafür muß es gewappnet sein.«

Frau N.: »Davon habe ich noch nie gehört. Wie schafft es das denn?«

Dr. D.: »In der Tat werden an unsere Immunsysteme ganz besondere Anforderungen gestellt; sie verfügen daher auch über spezielle Eigenschaften und Fähigkeiten. Einige davon sollten wir uns besonders vor Augen führen. Immunreaktionen und –prozesse zeichnen sich dadurch aus, daß

– es sich um *dynamische* und nicht um statische Prozesse handelt, um Prozesse also, die immer im Fluß sind und keinen Anfang und kein Ende haben, von Geburt und Tod abgesehen;

– an jedem Vorgang undurchschaubar viele Komponenten beteiligt sind, die selbst wiederum mit unzähligen anderen Faktoren auf verschiedenen Ebenen kommunizieren. Dafür wurde der Begriff *Vernetzung* geprägt, der aber nur oberflächlich die dynamischen Verknüpfungsmöglichkeiten wiedergibt, also nur auf einer Ebene;

– sich ständig unsichtbare *Rückkoppelungen* zwischen den beteiligten Komponenten und Reaktionsabläufen abspielen; das heißt, daß das Ergebnis einer Reaktion auf die Komponenten an ihrem Anfang zurückwirken kann, die sich dadurch wiederum ändern, so daß die nächste Reaktion mit einem anderen Resultat endet usw. Übertragen wir das auf geläufige Allergietests, dann könnte es sogar sein, daß auch hier die Resultate von den Ausgangsbedingungen beeinflußt werden;

– folglich keine Reaktion nur in eine Richtung abläuft, zumal neben fördernden immer auch hemmende Faktoren beteiligt sind. Im Normalfall, also im gesunden Organismus, befinden sich beide in einem Gleichgewicht;

– die gleichen Symptome durch verschiedene Faktoren und Mechanismen hervorgerufen werden können. Es ist unter anderem aus diesem Grund nicht möglich, von den oberflächlichen Symptomen auf eine bestimmte Ursache rückzuschließen. Noch verwirrender werden die Zusammenhänge dadurch, daß auch nicht-immunologische Mechanismen die gleichen Überempfindlichkeitsreaktionen auslösen können wie die von der Wissenschaft als ›immunologisch‹ identifizierten. Daher spricht die Allergologie auch von *Pseudo-Allergien*, wenn Nahrungsmittel allergie-gleiche oder –ähnliche Symptome auslösen, obwohl eine Beteiligung des Immunsystems nicht nachgewiesen werden kann.«

Frau N.: »Das klingt sehr verwirrend.«

Dr. D.: »Das geht wohl allen so. Dafür sind die Vorgänge zu wenig faßbar. Daraus können wir entweder schließen, daß die

59

Natur gar keine eindeutigen Unterscheidungen kennt und die Übergänge zum Zwecke größter Flexibilität fließend sind, oder daß es viel mehr versteckte immunologische Mechanismen gibt, die die Wissenschaft noch nicht kennt. Wahrscheinlich trifft beides zu.«

Anpassungsfähigkeit – Freiheit – Vielfalt – Rückkoppelung

Dr. D.: » Diese vier Begriffe sind für das Verständnis der Neurodermitis unbedingte Voraussetzung. Sehr viele komplexe Immunmechanismen hat die Wissenschaft bereits aufgeklärt. Doch mit jeder neuen Erkenntnis wird deutlicher, daß die Vielfalt der Abwehrmechanismen unseres Körpers fast grenzenlos ist und es keine mathematische Berechenbarkeit und Gesetzmäßigkeit im Sinne mechanischer Systeme geben kann. Die subjektiven Beobachtungen und Schilderungen vieler Patienten weisen in die gleiche Richtung, wie Sie selbst an ihrer Tochter Corinna erlebt haben.«
Frau N.: »Ich hatte sehr oft das Gefühl, daß die Beobachtungen und Erfahrungen der Eltern gar nicht erwünscht sind. Je akademischer der Experte war, desto überflüssiger bin ich mir oft vorgekommen.«
Dr. D.: »Na klar. Verwurzelt in traditioneller mechanistischer Logik, geht die Wissenschaft in ihrem Denken fast immer von starren Reiz-Reaktionsbeziehungen aus, die sie auch auf biologische Systeme überträgt. So gilt es beispielsweise für Ärzte wie für Laien als unumstößliche Wahrheit, daß die ›Erkältungsviren die Grippeepidemie auslösen‹. Doch bei näherem Hinsehen entpuppt sich die Sache in dieser Form als nicht korrekt. Denn nicht alle Menschen, die mit dem Grippevirus in Berührung kommen, werden durch ihn krank. Ob jemand krank wird oder nicht, hängt außerdem von vielen anderen Faktoren ab, die wir nicht beobachten und sichtbar machen können wie die Viren

unter einem Elektronenmikroskop. Es ist letztlich der Zustand des Körpers, des Milieus, der darüber entscheidet, ob ein Grippevirus ›Erfolg hat‹ oder nicht.

Der Zustand des Körpers bzw. des Milieus ist abhängig von der Verfassung des Immunsystems, vor allem von dessen Vorgeschichte und Erfahrungen. Leben etwa viele Menschen unter sehr ähnlichen Lebensbedingungen, dann treffen die Grippeviren auf viele Immunsysteme mit einer ähnlichen Vorgeschichte. Es werden sich daher viele gleichen, so daß die Grippeepidemie in einer Großstadtbevölkerung ausbricht wie das Feuer in einem Wald, dessen Unterholz überall ausgetrocknet ist. Ein Streichholz reicht, um den ganzen Zunder zum Brennen zu bringen. Das Resultat, der Brand, ist ein Produkt aus beidem. Wie sich der Zustand des Unterholzes auf den Brand auswirkt, so beeinflußt der Zustand unseres Immunsystems die Schäden durch die Erkältungsviren. Es gibt keine linearen Beziehungen in der Natur; die Einbahnstraßen existieren nur in unserem Kopf. Wir können auch die gedankliche Gegenprobe machen: Fällt ein brennendes Streichholz in einem normalen Wald auf feuchten Grund, verpufft es.

Auch was die ›Therapie‹ angeht, gibt es keinen Unterschied zwischen dem Wald und dem Immunsystem. Wirklich effektiv wäre höchstens eine konsequente Vorbeugung. Das heißt, man müßte darüber nachdenken, warum ein ehemals gesundes Terrain bzw. Milieu zu ›Zunder‹ wird und wie es wieder verbessert werden könnte. Dieses Nachdenken wird immer dringlicher, da die gleiche Problematik für viele Zivilisationsprobleme gilt, ganz besonders auch für die Neurodermitis.«

Frau N.: »Da kann man ja geradezu ins Nachdenken kommen. Das Löschen des Waldes kommt immer zu spät, ist teuer und verursacht häufig selbst noch Schäden.«

Dr. D.: »Ja, wenn wir das auf unser Gesundheitswesen übertragen, dann kommt mir dieser Vergleich schon sehr bekannt vor. Doch es hapert oft schon an der Bereitwilligkeit, über solche

Zusammenhänge überhaupt nachzudenken. Denn Nachdenken ist unbequem und mühsam. Manche Patienten reagieren ganz erbost, wenn ihnen ein Arzt das zumutet.«

Frau N. schweigt und denkt: Jeder muß mal Frust ablassen.

Dr. D.: »Krankheit ist also nicht als Produkt ›böser Mikroben‹ anzusehen, sondern entsteht wohl immer aus der Wechselbeziehung zwischen der Umwelt und dem Organismus bzw. seiner jeweiligen Verfassung. Diese wiederum resultiert aus der jeweiligen Veranlagung und den bisherigen Erfahrungen des Körpers.

Daraus ist abzuleiten, daß es keine uniforme, monokausale Beziehung zwischen dem Immunsystem und seiner Umwelt geben kann, wie wir sie von mechanischen Systemen her gewohnt sind. Die einfache lineare Kausalität zwischen Ursache und Wirkung trifft in der gesamten Natur praktisch nicht zu. Wie wir bereits für das Immunsystem festgestellt haben, handelt es sich um komplexe dynamische Prozesse, die sich daher auch in keinem Labor und mit keiner Technik abbilden lassen. Die Wissenschaft kann immer nur Modellvorstellungen von biologischen Systemen entwickeln, die aber nie die komplexe biologische Wirklichkeit beschreiben. Das gleiche gilt auch für die diagnostischen Instrumente wie zum Beispiel die Allergietests – geradezu stümperhafte Werkzeuge, verglichen mit der biologischen Komplexität.«

Frau N.: »Manchmal hatte ich den Eindruck, daß das Ergebnis eines Allergietests von Klinik zu Klinik und von Arzt zu Arzt schwankt, so sehr unterschieden sie sich voneinander.«

Dr. D.: »Andererseits sind Modelle zum schrittweisen Lernen und Begreifen komplexer natürlicher Vorgänge unbedingt erforderlich. Dazu gehören auch die Allergietests. Leider vergißt die Medizin, daß sie eine Erfindung der Menschen sind und nur das widerspiegeln können, was ihnen der jeweilige Stand der Technik erlaubt. Sie liefern uns demnach kein Abbild des komplexen immunologischen Universums, sondern lediglich begrenzte Ausschnitte aus der einfachen Laborwelt. Verwechseln wir diese kleine, geordnete, künstliche Welt mit der natürlichen, die wir ergründen möchten, dann können auch sinnvolle Modelle einer geistigen Weiterentwicklung im Wege stehen. Denn nun hindern sie uns an dem, wozu sie erfunden wurden.«

Frau N.: »Ich ahne, was Sie damit ausdrücken wollen: Wir sollten uns nicht vormachen, mit Hilfe einfacher Testinstrumente das Schloß zur Neurodermitis knacken zu können.«

Dr. D.: »Ganz recht! Wir sollten uns nichts vormachen. Unsere Instrumente liefern häufig genug verfälschende Ergebnisse oder auch nur vereinfachende Teilresultate, die die Sicht auf die Krankheit gelegentlich sogar verstellen können, statt sie zu erhellen. In Bezug auf die Neurodermitis befindet sich die Medizin zur Zeit in einer solchen Klemme. Denn obwohl inzwischen viele faszinierende immunologische Phänomene der Haut und des Körpers von der Wissenschaft entschlüsselt worden sind, konnte damit die eigentliche Frage nach den Ursachen der Neurodermitis bis heute nicht definitiv beantwortet werden. Zwar gehen die Spezialisten davon aus, daß eine ›Fehlsteuerung des Immunsystems vorliegt‹[5], doch die Frage nach den Gründen dieser Fehlsteuerung bleibt offen. Die Ursachen der Neurodermitis sind bis heute ein Buch mit sieben Siegeln. Daher wird allgemein vermutet, ›eine ganze Reihe von weiteren Besonderheiten‹ sei letztlich verantwortlich.«

Das Dilemma von Medizin und Wissenschaft

Frau N.: »Wenn ich Sie richtig verstanden habe, dann besteht das Dilemma von Medizin und Wissenschaft vor allem darin, daß sowohl das Denken und die Logik als auch die technischen Instrumente und Untersuchungsmöglichkeiten wie zum Beispiel die üblichen Allergietests linear monokausal funktionieren ...«

Dr. D.: »... und vor allem auch so eingesetzt werden. Denn es wird fast immer nach Einzelübeltätern oder sogar *dem* Übeltäter als Ursache einer Krankheit gesucht und geforscht. Wir haben dagegen festgestellt, daß eine große Zahl verschiedener Faktoren, die auf verschlungenen Pfaden miteinander interagieren, an einer chronischen Krankheit wie der Neurodermitis beteiligt sind.

Fangen wir bei dem vor uns liegenden Marsch zum Immunsystem noch einmal ganz von vorne an, nämlich bei der obersten Schicht der Haut, der Hornhautbarriere. Ist die Haut intakt wie ein neuer Ölmantel, so habe ich eingangs betont, dann prallt alles an ihr ab. Ist er dagegen porös, muß das Immunsystem in der zweiten Verteidigungslinie einspringen. Entsteht an diesen Stellen eine allergisch-entzündliche Milieustörung, kann sich die Barriere nicht mehr schließen. Diese Abhängigkeit des Immunsystems von der Grenzfläche wird uns bei der Neurodermitis auf Schritt und Tritt begleiten.«

Frau N.: »Und warum ist oder wird die Haut porös durchlässig?«

Dr. D.: »Sie ist *noch* porös, wenn wir auf die Welt kommen, denn Haut und Schleimhäute der Neugeborenen sind noch zart, verletzlich und durchlässig. Sie müssen, um sich zu schließen, wachsen und reifen. Dazu benötigen sie eine für das jeweilige Individuum immunologisch wenig oder gar nicht belastete Umgebung. Eine Erkrankung der Haut oder Schleimhaut in diesem Alter verhindert, daß diese sich schließen kann. Aus diesem Grund fahren seit Jahrzehnten viele Eltern mit ihren Kindern an die Nordsee, weil sich unter den entlastenden Bedingungen des Nordseeklimas die Grenzflächen schließen und die Immunsysteme stabilisieren können.

Da die Haut das Scheideorgan zwischen innen und außen ist, wird sie immunologisch auch von beiden Seiten geschützt und bedroht.

Daher können wir bereits an diesem Punkt feststellen: Eine einseitige Fixierung auf Nahrungsmittelallergene, die die Haut auf dem Blut- oder Lymphweg von innen erreichen, entspricht nicht der biologischen Vielfalt und ist daher irreführend.

Hat sich die Haut beim Kleinkind einmal geschlossen, kann sie dennoch zu jedem Zeitpunkt unseres Lebens wieder porös werden. Dies geschieht einerseits auf natürlichem Weg durch Alterung, kann aber andererseits auch durch übermäßige Belastung mechanisch-chemisch-physikalischer Art, ebenso durch Infektionen oder durch Antigene ausgelöst werden. Alter und Belastung ergänzen sich natürlich.«

Frau N.: »Bei alten Leuten findet man es oft ganz normal, wenn Organe krank und anfällig werden. Aber da kann man sich offensichtlich gewaltig irren; es ist gar nicht immer ›normal‹. Jetzt verstehe ich auch zum erstenmal, warum die Haut der kleinen Kinder so leiden muß. Das ist also der Grund, warum die Neurodermitis immer die Säuglinge trifft.«

Dr. D.: »Nicht immer, aber sehr häufig. Auch die Alten leiden übrigens vorwiegend unter Ekzemkrankheiten.

Bei unserem nächsten Treffen wollen wir uns dann mit den komplizierten immunologischen Folgen beschäftigen, wenn Grenzflächen durchlässig werden.«

Das Drama des Immunsystems

Erster Akt: die Sensibilisierung
Dr. D.: »Heute haben wir einen schwer verdaulichen Brocken zu bewältigen. Sind die Schutzbarrieren des Körpers durchlässig, muß er höllisch auf der Hut sein, daß nichts in ihn eindringt, was ihn zerstören könnte, und daher alles abwehren, was auch nur den Anschein erweckt, daß es ihm gefährlich werden könnte. Die bio-logische Schlußfolgerung daraus ist uns bereits bekannt: Das Immunsystem beginnt mit der Abwehr bereits im Vorfeld, statt potentielle Feinde, die wir ›Bedrohlinge‹ nennen wollen, eindringen zu lassen und dann erst

zurückzuschlagen. Für diesen Zweck verfügt das Immunsystem über eine Art Spähtrupps in der unteren Hornschicht der Haut. Wir können sie auch als ›Vorposten des Immunsystems‹ bezeichnen, die Wissenschaftler nennen sie nach ihrem Entdekker *Langerhanszellen*. Je nach Veranlagung sind diese mit ›Fangarmen‹ bewehrt, die Antigene aus der Umwelt erkennen und binden können. Sie bestehen wie viele Antikörper aus *Immunglobulin E (IgE)* und verfügen daher auch über deren Fähigkeiten, Bedrohlinge identifizieren und einfangen zu können.

Diese Immunmechanismen sind zwar von der Veranlagung abhängig und daher von Mensch zu Mensch verschieden. So besitzen im allgemeinen nur die Langerhanszellen von Neurodermitikern ›IgE-Fangarme‹ und damit die Fähigkeit, Bedrohlinge zu erkennen und dingfest zu machen. Aber diese Eigenschaft ist offensichtlich nicht angeboren, denn seit einigen Jahren bewaffnen immer mehr Immunsysteme ihre Langerhanszellen mit IgE-Rezeptoren, und die Rate der Neurodermitiskranken nimmt stetig zu. Ist diese Neigung in einer Familie besonders ausgeprägt und wird offensichtlich an die Kinder weitervererbt, spricht die Medizin von einer *atopischen* Veranlagung und von den Menschen als *Atopikern*, beides heute sehr häufig benutzte Begriffe.

Auch daraus ergibt sich als Schlußfolgerung, daß jedwede Reaktion unseres Körpers immer das Produkt eines Wechselspiels zwischen Veranlagung und Umwelt darstellt. Dieses Wechselspiel entscheidet auch darüber, *welche* Stoffe aus dem Umfeld vom Immunsystem irgendwann als Feinde angesehen und dann bekämpft werden.

Haben die Langerhanszellen in der Hornschicht der Haut Antigene in ihrer Umgebung entdeckt, nehmen sie diese gefangen, fressen und verdauen sie. Damit aber überhaupt eine Immunreaktion ausgelöst werden kann, müssen die Langerhanszellen zusätzlich mit einem speziellen ›Marker‹ gekennzeichnet werden. Jetzt erst erhalten sie die Starterlaubnis, ein

Antigenbruchstück huckepack den sogenannten *T-Lypmphozyten* zu präsentieren. Diese befinden sich in Lymphknoten in enger Nachbarschaft zur Haut. Im Gegensatz zu ihren Schwesterzellen, den B-Lymphozyten, können die T-Lymphozyten zerlegte Eindringlinge und Bedrohlinge nur dann erkennen, wenn sie ihnen in Gegenwart bestimmter körpereigener Moleküle, den ›Markern‹, von den Langerhanszellen gereicht werden. Dieser Vorgang wird in der Immunologie als *Antigenpräsentation* bezeichnet und ist eine Voraussetzung zur Aktivierung der T-Lymphozyten. Diese können sich nun weitervermehren und einen Zellklon mit spezifisch gegen das eingefangene Antigen gerichteten T-Lymphozyten bilden, um es zu vernichten. Hieran sind verschiedene lösliche Substanzen, sogenannte Mediatoren, beteiligt. Einzelheiten sollen uns hier nicht interessieren. Wichtig ist, das Prinzip zu verstehen. Die Natur hat hier, wie an vielen anderen Stellen des Immunsystems, komplexe Sicherheitsschleusen eingebaut, damit nicht jedes Eiweiß von den Immunzellen verfolgt wird. Dieses Phänomen bezeichnen Immunologen als *Antigenspezifität.* Diese spielt eine herausragende immunologische Rolle, wie wir noch sehen werden. Mit der Antigenspezifität stellt die Natur sicher, daß das Immunsystem nicht durch jeden beliebigen Reiz aktiviert werden kann. So muß unter allen Umständen verhindert werden, daß sich Immunzellen etwa auf körpereigene Eiweiße stürzen. Nur so ist die enorme Effektivität bei gleichzeitiger Stabilität gewährleistet.«

Frau N.: »Darf ich das noch einmal für mein eigenes Verständnis rekapitulieren? Ein Antigen wird also von speziellen Immunzellen eingefangen wie eine Flugente, geschlachtet, und ein Appetithappen davon wird an T-Lymphozyten in benachbarten Lymphknoten weitergereicht. Dazu müssen besondere Zusatzbedingungen erfüllt werden, bevor grünes Licht für den Vorgang aufleuchtet. Ich stelle mir dabei eine Tür zu einem streng gesicherten Waffenarsenal vor, die sich nur mit mehreren verschiedenen Schlüsseln öffnen läßt. Passen die Schlüssel aber erst einmal richtig zueinander, wird jeder Bedrohling unerbittlich vernichtet.«

Dr. D.: »Im Detail sind die Vorgänge natürlich noch wesentlich komplizierter. Es sind eine Vielzahl weiterer Zellen und ebenso diverse Botenstoffe daran beteiligt. Auch B-Lymphozyten und T-Lymphozyten interagieren miteinander. Wie die Langerhanszellen in der Haut sind die B-Lymphozyten für die Antigenpräsentation auf den Schleimhäuten zuständig. Die durch Antigenpräsentation aktivierte T-Zelle kann ihrerseits wiederum Signale an die B-Lymphozyten senden. So erhält nun, dank der Unterstützung durch die T-Zellen, auch die B-Zelle die Starterlaubnis zur Zellteilung. Daraus können sich zwei ganz verschiedene Zelltypen entwickeln. Die einen sind zur Produktion von Antikörpern fähig, die anderen übernehmen die genauso wichtige Funktion der Gedächtnisspeicherung.

Im ersten Akt des immunologischen Dramas werden also aus uns zunächst nicht bekannten Gründen Fremdstoffe zu Bedrohlingen für den Körper, von denen deshalb Spezialzellen des Immunsystems eine Art ›Fingerabdruck‹ nehmen, um sie bei erneutem Kontakt sofort wiedererkennen zu können. Es ist ein Kennzeichen von Immunreaktionen, daß sie streng spezifisch immer nur gegen bestimmte Feinde gerichtet sind. Dies ist verständlich, da die Verfolgung eines Eiweißes durch das Immunsystem weitreichende, eventuell lebenslange Konsequenzen hat.

Es ist daher bio-logisch, daß nicht ›Hinz und Kunz‹ wie zum Beispiel die oft in einem Atemzug mit Allergien genannten seelischen Belastungen, beliebige Streßfaktoren unseres Alltags oder gar Freude über die verschiedenen Schlüssel zu den gefährlichen Waffensystemen des Immunsystems verfügen können, sonst käme ein hochdifferenziertes Abwehrsystem in Windeseile völlig durcheinander. Eine effektive Abwehr bräche darunter zusammen. Daß sie das selbst unter schlimmsten seelischen Belastungen nicht tut, wissen wir spätestens seit den schrecklichen Erlebnissen und Leiden vieler Menschen im Krieg, in Konzentrationslagern oder auf der Flucht.«

Frau N.: »Wenn ich das richtig verstanden habe, bedeutet das mit anderen Worten: Ein gesundes, also stabiles Immunsystem läßt sich nicht so schnell erschüttern, vor allem nicht durch die Seele. Das klingt in meinen Ohren sehr logisch. Aber wenn ich das in meiner Selbsthilfegruppe erzähle, werden die alle ohne Ausnahme protestieren.«

Dr. D.: »Nicht nur die! Alle ›Psycho-Neuro-Immunologen‹ werden Zeter und Mordio schreien. Es ist wie die Verhöhnung eines Glaubensbekenntnisses, wenn Sie daran zweifeln, daß die Seele das Immunsystem durcheinanderbringt. Doch das nur am Rande. Die bisher geschilderten Vorgänge bewirken eine veränderte Reaktionslage der Immunmechanismen, die Ihnen als *Sensibilisierung* wohl zumindest dem Wort nach bekannt sein dürfte. Die Sensibilisierung selbst ist noch kein krankhafter Zustand, sondern lediglich eine Art ›Umstimmung‹ im Immunsystem. Sie kann bei der Infektabwehr auch zur Immunität führen. Ob dagegen aus einem Antigen ein *Allergen* wird, hängt von vielen zum Teil ungeklärten Faktoren ab. Einer der wichtigsten ist sicher, wie, wo, wie oft und in welchen Abständen Immunsystem und Antigen aufeinandertreffen. Das sind, mit anderen Worten, die Umwelt- und Lebensbedingungen eines Menschen. Ebenso wichtig dürften die Eigenschaften des Antigens selbst sein, zum Beispiel seine Größe, Zusammensetzung und Struktur wie auch sein Bekanntheitsgrad für das Immunsystem, letzteres ein kaum berücksichtigter Aspekt.

Es gibt einen dritten, ebenfalls wenig beachteten Faktor, und zwar den Zustand des Immunsystems. Dies klingt zunächst eher ungewöhnlich, gehen wir doch linear davon aus, daß Antigene die Bildung von Antikörpern im Immunsystem provozieren. Der Vorgang wird in der Regel nur in dieser einen Richtung betrachtet, wie es ja auch dem mechanischen Prinzip des Testverfahrens entspricht. Das mechanische Modell vereinfacht die Beziehung zwischen dem Immunsystem und seinem Umfeld jedoch an einer entscheidenden Stelle, indem es dessen Rückwirkung auf Antigene, Allergene, Viren und andere Faktoren quasi ausklammert.

Solche einfachen Modelle können den vielfältigen biologischen Wechselbeziehungen zwischen dem Immunsystem und seiner Umwelt nicht gerecht werden, wie bereits das Beispiel vom ›Waldbrand und den Grippeviren‹ gezeigt hat und später noch ausführlich zu diskutieren sein wird. Außerdem spielt, wie wir bereits wissen, die Veranlagung als allergen-unabhängiger Faktor bei der Reaktion des Körpers auf sein Umfeld immer eine erhebliche Rolle. Auch sie wirkt sich in umgekehrter Richtung aus. Gleichgültig, was letztlich den Ausschlag für das Umschlagen vom Antigen zum Allergen gibt, der Vorgang selbst ist immer ein Zeichen, daß sich das Immunsystem bedroht fühlt. Seine Reaktion müssen wir daher als Gegenwehr interpretieren. Die Folgen sind je nach Ort der Auseinandersetzung – Haut, Schleimhäute und Körperinneres – verschieden und dennoch im Prinzip immer gleich: die immunologische Entzündung.«

Zweiter Akt – Das Gedächtnis des Immunsystems
Dr. D.: »Ist das Immunsystem erst einmal sensibilisiert, wird nach einem erneuten Antigenkontakt der zweite Akt des immunologischen Dramas eingeläutet, in dessen Verlauf diverse Zellsysteme und Botenstoffe aktiviert werden, die den Körper in einer konzertierten Aktion lückenlos abschirmen sollen. Aus diesem komplizierten Szenario wollen wir uns nur die wichtigsten Akteure ansehen. Eine besondere Sorte immunkompetenter Zellen, nämlich die bereits erwähnten *B-Lymphozyten*, ist darauf spezialisiert, die Eindringlinge nach ihrer Erkennung oder Wiedererkennung als ›fremd‹ zu markieren. Wie bereits erwähnt, üben sie die gleiche Funktion auf den Schleimhäuten aus wie die Langerhanszellen in der Haut. Dazu produzieren sie spezifische Eiweißstoffe, die uns bereits

bekannten Immunglobuline, die vielen als *Antikörper* ein Begriff sein dürften.

In der Regel bekommen die Antigene nach Überwindung der unspezifischen äußeren Schutzbarrieren einen Antikörper als ›Haken‹ verpaßt, mit dem sie leicht abgeschleppt werden können, wenn das Immunsystem sie vernichten will. Es verfügt mit den Antikörpern und den antikörperproduzierenden Zellen über eine potente Feuerwehr, die gefährlichen Eindringlingen wie etwa Viren, Bakterien, Pilzen und Parasiten Paroli bieten kann.

Die B-Lymphozyten können sich unter bestimmten Einflüssen aber auch zu speziellen *Gedächtniszellen* weiterentwickeln, die dafür sorgen, daß keine Information verlorengeht und das Immunsystem die Begegnung mit einem potentiellen Feind so schnell nicht vergißt. Dazu speichern sie die Antigenstruktur wie einen Fingerabdruck, so daß sie ein Antigen bei erneuter Konfrontation unter Umständen noch nach Jahren wiedererkennen.

Jede neue Begegnung mit dem Antigen stellt einen Reiz für eine neue Zellteilung der Gedächtniszellen dar. So vermehren sie sich immer schneller, je häufiger sich die Kontakte wiederholen. Der biologische Sinn dieser Fähigkeit liegt auf der Hand: Kehren bestimmte Bedrohlinge immer wieder, muß das Immunsystem davon ausgehen, daß es mit einem wachsenden Heer gleichartiger Feinde zu tun hat. Entsprechend heftiger wird auch die Immunantwort mit einer sich steigernden Aufrüstung der verschiedenen Waffensysteme und -teile des Immunsystems, was zunehmende Überempfindlichkeit und wachsende Beschwerden für den Patienten bedeutet. Die sich selbst beschleunigende Teufelsspirale chronischer Allergiekrankheit in der Stierkampfarena der Zivilisation beginnt.«

Frau N.: »Soll das heißen, daß wir durch die Leistung der Gedächtniszellen sowohl gesund als auch krank werden können?«

Dr. D.: »Genau. Das immunologische Erinnerungsvermögen, das uns einerseits Gesundheit und ein langes Leben dank

Immunität gegen viele Mikroben ermöglicht, spielt andererseits eine zentrale Rolle bei allen chronisch allergischen Krankheiten des Menschen und somit bei unserem Versuch, das immunologische Drama zu verstehen. Gedächtniszellen und Antikörpern verdanken wir, daß Allergien nie zu ›löschen‹ und Krankheiten des Immunsystems wie die Neurodermitis nicht im echten Sinn des Wortes zu heilen sind, auch wenn äußerlich keine Symptome mehr sichtbar sein sollten.

Die ersten beiden Akte der Immunantwort können sich, abhängig vom Zustand des Immunsystems und der Häufigkeit der Begegnungen mit dem Antigen, unsichtbar und unbemerkt über einen längeren Zeitraum, oft über viele Jahre, ja über ein ganzes Leben erstrecken. Manchmal, wenn das ›Bombardement‹ besonders intensiv und/oder das Immunsystem sehr labil ist, dauert es auch nur wenige Wochen. Am Ende erkennt das Immunsystem potentielle Feinde schon über seine Vorposten, so daß ihm sehr früh eine heraufziehende Gefahr signalisiert wird, gegen die es dann unverzüglich die Mobilmachung einleiten kann.«

Dritter Akt – Der Krieg des Immunsystems
Dr. D.: »Im dritten Akt des immunologischen Dramas wechseln daher die Ebenen. Wir werden Zeugen und unmittelbare Teilnehmer des Geschehens. Denn nun spielen sich vor unseren Augen die Beschwerden der Kranken ab, die man mit der sichtbaren Spitze eines Eisberges vergleichen kann. Die verschiedenen Symptome, die unseren Sinnen zugänglich werden, sind lediglich die Folgen der immunologischen Entzündung, die je nach Ort, Heftigkeit, Dauer des Geschehens und Verfassung des Organismus enorm variieren, die Kranken durch ihre Vielgestaltigkeit und Unberechenbarkeit entnerven und die Ärzte in die Irre leiten können.

Auf der oberflächlichen Ebene der Symptome benötigen wir scheinbar kein »magisches Auge« mehr, doch steht sie natürlich

72

weiterhin mit den immunologischen Vorgängen in der Tiefe in Verbindung, wird aus ihnen quasi gespeist und nährt diese wiederum ihrerseits – ein wahrhaft komplexes, kaum durchschaubares Labyrinth in verschiedenen Etagen. Für ein besseres Verständnis möchte ich Ihnen nur die nötigsten heute bekannten immunologischen Fakten nahebringen.

Sind die feindlichen Allergene erst einmal an die ›IgE-Leine‹ gelegt oder auf eine andere Art und Weise ›angedockt‹, müssen sie zerstört und eliminiert werden. Dies geschieht durch einen immunologischen Entzündungsprozeß, der von vielen Autoren mit militärischen Begriffen wie *Krieg, Kampf, Scharmützel, Feldzug* oder ähnlichen Bezeichnungen beschrieben wird. Dazu benötigt das Immunsystem ›Soldaten‹ und ›Waffen‹, über die es in Form von bestimmten Kampf- und Killerzellen mit vielen speziellen Eiweißstoffen (Proteinen) als weiterer ›Munition‹ reichlich verfügt.

Eine Gruppe von Lymphozyten entwickelt sich zu *natürlichen Killer-Zellen*, die neben gefräßig gemachten T-Lymphozyten und einer Reihe von verschiedenen *Freßzellen* gefangene Eindringlinge oder potentielle Feinde auf den Grenzflächen zerstören. Zur Kommunikation zwischen den sich gegenseitig beeinflussenden Zellen produziert der Immunapparat außerdem viele hochpotente Botenstoffe, die als *Zytokinine* bezeichnet werden. Sie können sowohl verstärkend als auch hemmend in die immunologischen Auseinandersetzungen eingreifen.

Abgesehen von seinen Vorposten ist das Immunsystem, wie mehrfach erwähnt, sinnvollerweise in der zweiten Verteidigungslinie postiert, geschützt von den physiologischen Barrieren einer intakten Haut und Schleimhaut. Haben Antigene jeglicher Art den dichten Schutzschild aber erst einmal überwunden, dann spielen sich die immunologischen Scharmützel und Kriege vorwiegend an den Grenzflächen Haut und Schleimhaut ab. An diesen Kontaktstellen finden wir daher die häufigsten immunologischen Entzündungs- und Verletzungsreaktionen, die bei jedem Aufeinandertreffen dort entstehen, um vermeintliche Bedrohlinge zu vernichten und abzuschieben.«

Frau N.: »Eine Entzündung dient dem Körper also dazu, sich von Antigenen oder Allergenen zu reinigen?«

Dr. D.: »Genau das. Entzündungen sind keineswegs die Schandtaten von bösen Viren und Bakterien, sondern Abwehrmechanismen des Immunsystems. Sie haben immer die gleiche biologische Funktion, gleichgültig, ob sie der Vernichtung von Mikroben oder der Abwehr von Antigenen dienen, nämlich den Körper gegen jede Bedrohung durch seine Umwelt zu verteidigen. Daher ähneln sich äußerlich die Bilder entzündlicher Abwehrreaktionen, und die Symptome sind die gleichen, so daß wir fast nie auf bestimmte Verursacher rückschließen können, was eine gezielte Therapie außerordentlich erschwert oder gar unmöglich macht. In jedem Fall sind Entzündungen Ausdruck gezielter Abwehraktivität und nicht etwa von ›Schwäche, Mangel oder Defekt‹ und auch nicht von ›Übereifer‹ des Immunsystems, wie eine stetig wachsende Heil- und Gesundheitsindustrie im Verein mit einem riesigen Gesundheitsblätterwald Millionen Bürgern einzureden versucht, um den eigenen Markt zu stärken.«

Frau N.: »Aber ist nicht auch die Entzündung selbst ein Problem für den Körper? Er wird doch dadurch weiter geschwächt, noch mehr, als es ohnehin schon der Fall ist.«

Krieg auf eigenem Territorium

Dr. D.: »Auch das ist ein Paradoxon unseres Immunsystems, daß der Mechanismus, der der Verteidigung des Körpers dient, ihn gleichzeitig krank macht, ja, ihn sogar töten kann. Denn Entzündung bedeutet immer ›Krieg auf eigenem Territorium‹, der lebensgefährlich für den Körper werden kann, wenn die Schlacht zwischen dem Immunsystem und seinen Gegnern mit allen Mitteln geführt wird. Das ist häufig zu Beginn einer allergischen Krankheit der Fall, wenn das Immunsystem die Auseinandersetzung nach dem Alles-oder-Nichts-Prinzip führt.

Die Kriegsfolgen sind immer und überall gleich. Ob auf der Erde ein kriegerischer Brand entfacht wird oder sich auf den Grenzflächen unseres Körpers eine ›Inflammation‹ (= Entzündung, latein. = Brand) ausbreitet, immer bleibt ein geschädigtes Schlachtfeld zurück. Selbst im Fall eines Sieges ist die Folge ›verbrannte Erde‹. Das bedeutet für die Patienten: Auch wenn das Immunsystem den Kampf gewinnt, leiden sie unter den Folgen der Entzündung. Körper und Haut bleiben geschädigt auf der Strecke. Schlimmer noch: Im Falle einer Allergie verfehlt die Immunreaktion außerdem ihr Ziel, die Gegner, also die Allergene, zu vernichten, und richtet sich daher letztlich nur gegen den ›Wirt‹ selbst, also gegen den Organismus. Die Wirkung der Entzündung verpufft, da die nächste Allergenladung bereits eintrifft, bevor die alte zerstört ist. Im Gegensatz zu einer Infektion mit einer begrenzten Zahl von Gegnern, die durch eine Entzündung normalerweise verbrannt werden, so daß dann der Krieg beendet werden kann, folgt eine Allergenattacke der nächsten, weil die Quellen nicht versiegen. Oder haben Sie vielleicht beim ersten Ausschlag Ihres Kindes sofort die Katze abgeschafft, den Teppichfußboden entfernt oder wieder angefangen zu stillen? Zu Beginn einer Erkrankung laufen alle – verständlicherweise – erst einmal von Doktor zu Doktor in der Hoffnung auf schnelle bequeme Hilfe.«

Frau N.: »Sie sind vielleicht gut! Woher soll man das denn wissen? Natürlich gehe ich erst mal zum Arzt, wenn mein Kind krank ist. Aber keiner von denen hat mir gesagt, ich müßte den Teppichboden rausreißen oder andere Dinge verändern. Jeder verschreibt und verschreibt, ohne zu wissen, warum das Kind überhaupt krank ist. Wieso sollen dann ausgerechnet die Patienten darauf kommen? Zuerst hofft doch wohl jede Mutter auf Experten, die ihrem Kind helfen können. Die Enttäuschung ist groß genug. Ich mag gar nicht mehr daran denken; das tut mir heute noch weh. Sie sind der erste, der überhaupt die Frage nach dem Warum stellt. Und auch dann sind viele Eigenarten der Krankheit für Laien, die wir Mütter nun mal sind, schwer zu verstehen, zum Beispiel, daß die Entzündung der Haut, die wie ein Waldbrand über den wehrlosen Körper hinwegfegen kann, eigentlich seinem Schutz dienen soll. Das ist mit dem normalen Denken schwer zu begreifen, auch wenn es bio-logisch ist, wie Sie sagen.«

Die Bio-Logik der Symptome

Dr. D.: »Sie werden es mir vielleicht auf Anhieb nicht glauben, aber ich empfinde das eigentlich genauso. Ich denke oft, daß die Natur sich mit der Neurodermitis von ihrer ganz besonders unerbittlichen Seite zeigt, und das ausgerechnet bei den Kleinsten. Das erscheint einem irgendwie ungerecht. Ich weiß aber auch, daß diese Denkweise falsch ist. Die Immunsysteme können sich gar nicht anders verhalten. Ihre Reaktion ist weder ein krankhaftes Zuviel noch ein Zuwenig, sondern bio-logisch konsequent. Denn der Mensch in der Industriegesellschaft hat der Natur immer heftiger und umfassender den Krieg erklärt und sich dabei völlig von ihr entfernt, als wäre er kein Teil von ihr. Noch nie hat eine Gesellschaft so künstlich und unnatürlich gelebt wie wir heute. Und dennoch wundern wir uns, daß die natürlichen Systeme sich langsam, aber unerbittlich zur Wehr setzen und immer häufiger zurückschlagen, egal ob mit Allergien, AIDS oder Rinderwahnsinn. Sie reagieren damit folge-richtig auf die Wunden, die wir ihnen schlagen. Für die Opfer ist das Resultat natürlich deprimierend, besonders wenn sich die entzündliche Immunantwort dank der sich vermehrenden Gedächtniszellen eher steigert. Und das tut sie, solange Allergene anwesend sind. Allen therapeutischen Versuchen zum

Trotz nehmen die Beschwerden kontinuierlich zu oder wiederholen sich mit heimtückischen Schüben. Hört eine allergene Belastung nicht auf oder ist sie besonders heftig oder trifft sie auf einen bereits sehr empfindlichen Organismus, greift dieser letztlich zu verzweifelten Mitteln der Selbsthilfe, um sich vor den Allergenen zu schützen oder um sich von ihren Zerfallsprodukten und den Folgen des Kampfes zu befreien und zu reinigen. Abhängig vom Ort des Geschehens sind die Folgen des Krieges zwischen Immunsystem und Umwelt verschieden:

– Die *Nase* zum Beispiel spült die ungeliebten Pollen und andere dort gelandete Allergene am liebsten weg. Beim *Heuschnupfen* fließt sie daher wie ein offener Wasserhahn. Wäßriger Fließschnupfen und der Verbrauch von vielen Taschentüchern sind die Folge. Das ist der Preis für den Versuch der Schleimhaut, sich von ihren Plagegeistern zu befreien. In ähnlicher Manier antworten häufig auch die Schleimhäute der Augen; sie tränen und weinen, bis die Pollen verschwunden sind. Manchmal reagiert die Nase auch mit dem Gegenteil, wie viele Allergiker leidvoll erleben müssen: sie verstopft, gelegentlich total. Sie will die Pollen erst gar nicht hereinlassen. Auch Niesen ist ein probates mechanisches Mittel, sich von ungeliebten Gästen zu befreien. So verfügt die Nase gleich über mehrere Methoden, sich selbst zu schützen.

– Oder nehmen wir die *tieferen Atemwege:* In den Bronchien landen oft die kleineren Allergene von Hausstaubmilben, Haustieren, Schimmelpilzen und andere. Mit Hilfe einer Entzündung versuchen sie, die Fremdlinge zu verbrennen und die entstehende ›Asche‹ durch Husten hinauszubefördern. So reinigen und befreien sich die Schleimhäute der Bronchien.

– Das gleiche gilt im Prinzip auch für *Magen und Darm*: Die Nahrungsmittelallergene gelangen über die Nahrung in den Darm. Das Immunsystem in der Darmschleimhaut reagiert darauf mit einer Entzündung, um sie möglichst schnell wieder oben oder unten hinauszubefördern. Leidet also jemand unter unangenehmen Beschwerden wie Erbrechen und Durchfall, dann ist das nicht etwa ein Zeichen, daß sich seine Seele reinigen möchte, sondern der Organismus selbst befreit sich auf sehr effektive Weise kurz und bündig von den Dingen in der Nahrung, die er nicht verträgt.

– Sehr viel versteckter gilt das auch für *Kopfschmerzen* oder *Migräne* bei diversen Allergien. Sie zwingen den Leidenden zur Ruhe und zur Schonung. Er ißt nichts und atmet langsamer und daher auch weniger Allergene ein. Auf diese Weise verschafft sich der Körper ebenfalls Schutz und Schonung.

Daraus läßt sich eine sehr einfache, aber bio-logisch plausible Schlußfolgerung ziehen: In all diesen Fällen dienen die Krankheitssymptome dem Schutz, der Reinigung und Befreiung des Organismus.

Das klingt für viele Ohren offensichtlich zu einfach, zu banal und pragmatisch. Seit Sigmund Freud uns die Lehre vom Unbewußten geschenkt hat, haben sich immer mehr Schüler auf die Suche nach den versteckten Unarten der Seele gemacht, und alle werden fündig. Dabei haben wir offensichtlich den ungetrübten Blick für einfache natürliche Zusammenhänge verloren und unterstellen der Biologie die gleiche verquere Logik, die sich einige geniale Köpfe ausgedacht haben.

Mit der oben genannten Schlußfolgerung bekommen die Beschwerden einen bio-logischen Sinn, auch wenn wir unter ihnen leiden und sie am liebsten mit Hilfe von ein paar Pillen vertreiben möchten. Der Körper läßt sich das in der Regel erst dann gefallen, wenn die Reinigung abgeschlossen oder wenn die Gefahr vorbei ist. Daher sind viele Therapien in dieser Phase des Leidens nutzlos, sinnlos, teuer und teilweise sogar schädlich. Dies gilt besonders für die ›scharfen‹ chemischen Medikamente, die dem Körper der Erwartung von Anwendern und Verordnern zufolge Beschwerdefreiheit aufzwingen sollen. Von vielen Behandlungen zu diesem Zeitpunkt könnte man daher sagen, daß die Krankheit nicht wegen, sondern *trotz* der

Medikamente abgeheilt ist. Die Natur läßt sich so leicht nicht unterkriegen.

Umgekehrt werden viele Therapien in der Phase, die auf die Befreiung folgt, oft fälschlicherweise als ›wirksam‹ erlebt. In Wirklichkeit regeneriert sich auch hier die entlastete Natur von selbst. Davon profitieren vor allem die harmlosen Medikamente, da ihnen einerseits von den Patienten ein großer Zeitkredit eingeräumt wird, sie andererseits kaum Schaden anrichten können und die Preise meist relativ human sind.«

Frau N.: »Das dürfen Sie aber nicht allzu laut sagen, fürchte ich. Damit setzen Sie sich doch zwischen alle Stühle.«

Dr. D.: »Das fürchte ich auch. Große Geschäfte wären dann mit der Neurodermitis jedenfalls nicht zu machen. Aber es ist nun mal nicht zu übersehen: Die Natur wartet zwar mit vielen Tükken auf, doch könnte mit etwas Vernunft trotzdem viel Geld gespart werden, wenn die einen Therapien nicht zu früh und die anderen nicht zu spät kämen. Wir orientieren uns zu ausschließlich am oberflächlichen Schein, an den sichtbaren Symptomen, und darin unterscheiden sich die Alternativen nicht unbedingt von den Konservativen.«

Neurodermitis – der »Heuschnupfen der Haut«

Frau N.: »Und die Haut? Wovon muß sie sich befreien? Welche Allergene landen auf ihr?«

Dr. D.: »Eigentlich alle. Die einen von innen, die anderen von außen. Denn die Haut hat als Scheideorgan zwischen innen und außen die unerwünschten Gäste von beiden Seiten abzuwehren. Dazu steht ihr eigenes, uns bereits bekanntes Lymph- und Immunsystem mit seinen hautspezifischen Zellen, Botenstoffen und Abwehrmechanismen gleichzeitig in Kontakt mit den Informationszentralen der Lymph- und Immunsysteme der Schleimhäute und des Körpers, die in einem komplizierten

Regelkreis wiederum auf die Systeme der verschiedenen Organe zurückwirken.«

Frau N.: »Wie soll ich mir das vorstellen?«

Dr. D.: »Alle Posten des Immunsystems sind miteinander verbunden und stehen in wechselseitigem Austausch, so daß sie sich unentwegt gegenseitig beeinflussen. An der sensibelsten oder momentan am stärksten belasteten Stelle bricht dann die Entzündung aus. Je nach Art der Allergene und des Kontaktes entstehen daher lokale, systemische oder gemeinsame Immunreaktionen von Haut, Schleimhaut und Körper. Das ist individuell sehr verschieden und hängt von der jeweiligen Veranlagung ab. Die einen Patienten reagieren stärker auf eine äußere allergene Belastung, auf die sogenannten *Aeroallergene*, die sich auf Haut und Schleimhäuten niederlassen. Der andere Typ leidet stärker unter den Folgen der Sensibilisierung gegenüber Nahrungsmittel-Allergenen im Darm. Beide Reaktionsformen können sich wie immer dank genetischer Vielfalt beliebig mischen. Jeder Mensch bekommt eben seine eigene Nase.«

Frau N.: »Wie bitte??«

Dr. D.: »Nun ja, alle Nasen dienen natürlich demselben Zweck und sind äußerlich als solche erkennbar, haben also wesentliche Merkmale gemeinsam. Und doch sind sie alle verschieden. Das können wir sehen. Bei den Immunsystemen sind die individuellen Unterschiede dagegen nicht sichtbar. Die Reaktionsbereitschaft des gleichen Subsystems eines Individuums kann aber auch im Lauf seines Lebens erheblich variieren. So reagieren die meisten Säuglinge zunächst mit der Haut auf Allergene von innen, da die noch körperfremden Bestandteile der Nahrung zuerst die Darmschleimhaut sensibilisieren. Dort werden von bestimmten Immunzellen diverse ›Mediatoren‹ freigesetzt, die, als ›vermittelnde‹ Substanzen wie etwa das bekannte Histamin, durch heftige lokale Entzündungen die Schleimhautbarrieren so schädigen, daß es zu einer erhöhten Durchlässigkeit der Darmwände kommt. Damit wird die sensibilisierte Darmschleimhaut zur Eintrittspforte für weitere Antigene, seien es Nahrungsbestandteile, Mikroben, Parasiten, Giftstoffe oder andere Allergene. Aus dem anfänglichen ›Milchschorf‹ wird, für das ungeschulte Auge undurchschaubar und unerklärlich, eine chronisch entzündliche Krankheit der Haut, die Neurodermitis.

Die Entzündungsfolgen auf der Grenzfläche Haut kennt jeder Neurodermitiker aus leidvoller Erfahrung: Ekzeme in allen Schattierungen und Ausmaßen, deren Beschreibungen ganze Bücher füllen. Wichtiger als das Aussehen der verschiedenen Ekzemvarianten erscheint mir eine heimtückische Eigenart, die eine grundsätzliche Folge der Entzündung der Grenzflächen Haut und Schleimhaut ist. Wie die Entzündung der Darmwand verhindert, daß die Schleimhaut des Darms sich schließen und reifen kann, so verhindert auch das Ekzem, daß die Haut sich schließen kann: der ›Ölmantel‹ bleibt porös. Dadurch können immer neue Antigene zu den Zellen des Immunsystems vordringen und weitere Sensibilisierungen auslösen, so daß die Neurodermitis durch die besondere Neigung gekennzeichnet ist, ihr krankmachendes Terrain selbst zu unterhalten und sogar zu vergrößern. Das ist der wichtigste Grund für viele heimtückische Krankheitsverläufe mit ihrer ausgeprägten Neigung zu Rezidiven und zur Chronizität.

Diese Eigenart einer ›Schutzbarriere ohne Schutz‹ schafft die Voraussetzung für ein ›immunologisches Orchester mit häufig wechselnder Besetzung‹, also mit einer Vielzahl verschiedener Allergene aus Luft und Nahrung, die die chaotische Melodie einer chronischen Hautkrankheit spielen. Die Zahl der Allergene kann zwar grenzenlos sein, aber es gibt für alle Patienten nur *einen* krankmachenden Mechanismus. Im Gegensatz zur offiziellen Lehrmeinung sind also die Ursachen der Neurodermitis gar nicht ›multifaktoriell‹. Der einzige ursächliche Faktor ist der sich selbst unterhaltende Krieg zwischen dem Immunsystem und seiner Umwelt.

Dank wechselnder Kontakte mit unterschiedlichen Bedrohlingen kann sich das Bild der Neurodermitis von Kleinkindern des öfteren wandeln, vor allem, wenn der Darm langsam reift und die allergene Belastung des zur Schleimhaut gehörigen Lymphsystems nachläßt. Dies geschieht auf mehreren Wegen. Einmal läßt die reifende Schleimhaut immer weniger der hochallergenen großen Eiweißmoleküle passieren. Gleichzeitig werden durch die wachsende Bakterienflora Nahrungsbestandteile weiter abgebaut und zerkleinert, so daß manche Eiweiße, vor allem auch die der Milch, ihre allergene Potenz verlieren können, und nicht zuletzt hat das reifende Immunsystem selbst die Fähigkeit, die Immunantwort zu dämpfen. Irgendwann kann es aufatmen und die Haut auch. Hat sie genügend Zeit, ›dicht zu wachsen‹, bevor sich das Immunsystem an neuen Allergenen sensibilisiert hat, dann heilt die Neurodermitis in manchen Fällen sogar scheinbar aus.

Welcher Darm und welches Immunsystem durch Reifung entlastet werden, ist allerdings eine Frage der Veranlagung. Denn bei anderen Kindern führt die ›Reifung‹ durch den wiederholten Kontakt mit den Aeroallergenen des täglichen Umfeldes zu fortschreitender Sensibilisierung des Immunsystems über die Haut und die Schleimhäute der Atemwege, eventuell ergänzt durch eine ebenfalls zunehmende Sensibilisierung des Immunapparates des Darms. Die Abwehrreaktionen des Immunsystems gegen Allergene hören nicht auf. Die Neurodermitis wird in diesem Fall chronisch.

Unter allergisch-immunologischen Gesichtspunkten unterscheidet sich die Haut prinzipiell nicht von den Schleimhäuten. Die Entzündungen der Haut, die Ekzeme mit ihren diversen Symptomen, dienen ebenfalls ausschließlich dem Schutz, der Reinigung und Befreiung des Organismus. Über den Juckreiz der Haut wird der Kranke zum Kratzen gezwungen. Das Kratzen entspräche folglich dem reinigenden Fließschnupfen der Pollenallergiker. Auch die Haut versucht mit aller Kraft und um jeden Preis, ihre Peiniger loszuwerden. Daher hört die Marter des Juckreizes bei vielen erst auf, wenn Blut fließt oder wenn sie die Körperstellen in kaltes Wasser tauchen, wie Sie es bei Corinna selbst erlebt haben.

Danach wäre die Neurodermitis nichts anderes als die vielleicht etwas kompliziertere Form eines *Heuschnupfens der Haut*.«

Frau N.: »Die vielen Kombinationsmöglichkeiten kann ja kein Mensch durchschauen. Aber es leuchtet ein. Doch wo bleibt dann die den Neurodermitikern überall unterstellte ›abnorme psychische Konstellation‹ mit ›Störung der Mutter-Kind-Beziehung‹ und anderen angeblichen psychischen Abnormitäten?«

Die Halluzinationen des Immunsystems

Dr. D.: »Nicht nur den Neurodermitikern werden Abnormitäten unterstellt, auch ihrem Immunsystem. Es gibt eine Reihe immunologischer Phänomene, deren Sinn uns bei oberflächlicher Betrachtung unverständlich bleiben muß. Aus ihrer Existenz allein können wir leider nicht auf eine bestimmte Ursache schließen. Das fördert natürlich Phantasie und Spekulation im Umgang mit immunologischen Problemen. Sie werden in der Regel aus dem Blickwinkel neuzeitlicher Logik und modernen Krankheitsverständnisses betrachtet. Unsere ›logischen‹ Kategorien wie ›gut‹ und ›schlecht‹, ›normal‹ oder ›abnorm, verrückt‹ taugen jedoch wenig, um die Bio-Logik immunologischer Phänomene zu entschlüsseln.

Sehen wir uns ein Beispiel von Seite 66 an, das den aufmerksamen Lesern nicht entgangen sein dürfte. Da steht der Satz: »So besitzen im allgemeinen nur die Langerhanszellen von Neurodermitikern ›IgE-Fangarme‹ und damit die Fähigkeit, Bedrohlinge zu erkennen und dingfest zu machen.« Nach unserem heutigen Verständnis müssen wir die in dem Satz enthaltene Logik als

83

paradox empfinden. Wie können wir etwas als ›Fähigkeit‹ bezeichnen, wenn gerade diese Eigenschaft die betroffenen Menschen krank macht? Wir würden eine solche Eigenart sogenannter *atopischer* Immunsysteme daher eher als Verirrung oder Verwirrung der Natur bezeichnen.

Dennoch steckt ein bio-logischer Sinn dahinter, den wir aber nur herausfinden, wenn wir uns von gewohnten Kriterien lösen und für einen Moment in die Wiege der Menschheit zurückschauen, als die Menschen noch völlig ungeschützt jeder Laune der Natur ausgeliefert waren. Unter diesen für uns heute kaum noch vorstellbaren Lebensbedingungen früherer Jahrhunderte oder Jahrtausende war die phantastische Fähigkeit zur *Frühwarnung* nicht nur sinnvoll, sondern unter Umständen sogar lebensnotwendig, da der Körper dadurch frühzeitig an Abhilfe denken und bei Bedarf auf Flucht umschalten konnte. Vermehrten sich zum Beispiel in einer Höhle die Schimmelpilze massiv, dann registrierten zuerst die empfindlichen Immunsysteme mit IgE-Fangarmen die ungesunde Luft; sie fühlten sich in der Höhle nicht mehr wohl. Davon profitierten dann auch die anderen Bewohner. Dieses Beispiel könnte den hintergründigen Sinn allergischer Immunreaktionen erhellen.

Bei einer dringend erforderlichen Flucht half dem Immunsystem die Seele, die in diesen Situationen für die Bereitstellung lebensrettender Streßhormone sorgte. Viele dieser Fähigkeiten und Eigenschaften liegen dank des gesellschaftlich-technischen Fortschritts heute brach und erscheinen in unseren modernen, hermetisch gegen die Natur abgeschirmten, überisolierten Schutz- und Trutzburgen so fern, daß wir im Falle einer Allergie der Natur in der Regel eine Fehlreaktion, einen ›Immunfehlalarm‹, unterstellen. Wir verstehen nicht, daß sich die ursprünglich zum Schutz des Menschen angelegten Waffensysteme der Immunabwehr unter unnatürlichen Lebensbedingungen mehr und mehr gegen ihn selbst richten. So geht eine geläufige Interpretation davon aus, daß Allergien entstehen,

›wenn die Abwehr verrückt spielt‹[6] oder ›weil das Immunsystem so etwas wie eine Halluzination hat‹[7].

Dies ist eine mögliche Deutung, mit der wir der Natur quasi ihre Unzurechnungsfähigkeit bescheinigen. Doch es gibt auch eine andere Möglichkeit, pathologische Vorgänge im Sinne biologischer Konsequenz in der Natur zu interpretieren. Gehen wir einmal davon aus, daß es für alle natürlichen Phänomene, also auch für Krankheiten, bio-logische Gründe gibt, dann müssen wir den Spieß umdrehen: Nicht die Natur ›spielt verrückt‹, sondern die Menschen. Kein biologisches System ›bekommt Halluzinationen‹, wenn es der Mensch nicht in die Halluzination treibt. Sehen wir in den Allergien den Versuch, vermeintliche Feinde, die Bedrohlinge, mit denen der Mensch sein Immunsystem bombardiert, bereits außerhalb des eigenen Territoriums zu erkennen, den Organismus entsprechend zu warnen und nötigenfalls davor zu schützen, dann entdecken wir im angeblichen ›Immunfehlalarm‹ der strapazierten Immunsysteme unserer Tage eine besondere ›Bio-Logik‹. Die Beschwerden, unter denen immer mehr Menschen in der Zivilisation, besonders unsere Kinder, schlimm zu leiden haben, bekommen dadurch einen Sinn, den wir zwar im Detail nur sehr schwer erkennen und durchschauen, der uns aber auch mit Bewunderung erfüllen könnte.«

Frau N.: »Sie überraschen mich immer wieder mit Ihrer Bio-Logik, und ich muß gestehen, daß ich diese Form des Denkens faszinierend finde. Es ist erschreckend, wie wenig wir von natürlichen Zusammenhängen wirklich verstehen. Auf den Sinn einer Fähigkeit, die uns krank macht, wäre ich von allein nie gekommen.«

Die Feinde des Immunsystems

Dr. D.: »Eine Sache zu wissen, ist eine Sache, die Bedeutung der Sache zu erfassen, jedoch eine völlig andere. Daher wiederhole ich noch einmal altbekannte Dinge, die aber, obwohl sie so einleuchtend banal sind, in unserem medizinischen Alltag keine Beachtung finden:

Täglich gerät unser Körper millionenfach mit fremden Stoffen in Berührung. Die Kontrolle dieser Begegnungen ist für unser Immunsystem eine möglicherweise schwierigere Aufgabe als die Infektabwehr, von der überall und ständig die Rede ist (s.S. 55 ff). Wie wir gesehen haben, schützen den Organismus zunächst die äußeren ›Hüllen‹ Haut und Schleimhäute vor Eindringlingen und Bedrohlingen.

Haut und Schleimhäute der Kinder, vor allem der Neugeborenen und Kleinkinder, sind von Natur aus noch zart, porös, durchlässig. Ihre Schutzbarrieren sind noch unreif und benötigen Zeit für ihre Entwicklung. Sie müssen sich erst noch ›stabil und dicht wachsen‹. Laufen ständig Entzündungen über sie hinweg, haben sie dazu keine Chance. Chronisches Leiden ist dann vorprogrammiert. Je früher die Neurodermitis beginnt, desto schlechter stehen daher die Chancen für diese Kinder. Der Darm macht überdies einen speziellen Reifungsprozeß durch, da sich die endgültige Besiedlung der schützenden Darmflora über Jahre erstreckt. Auch das wirkt sich nachteilig für die Babys und Kleinkinder aus, deren Immunsystem in der zweiten Verteidigungslinie an vielen Stellen ungeschützt der jeweiligen Umwelt ausgeliefert ist. Um so eher fühlt es sich bzw. seinen Besitzer bedroht, den es ja verteidigen soll. Das ist immer dann der Fall, wenn das Immunsystem einer Substanz in seinem Umfeld begegnet, die es als körperfremd (*nicht-selbst*) betrachtet. Das ist das Alarmzeichen für jedes Immunsystem. Nun muß es reagieren.

Wir wissen schon, wie: Ist der Gegner bisher unbekannt, nimmt es ›Fingerabdrücke‹ von ihm. Von nun an ist das Immunsystem gegen diese Substanz sensibilisiert und vergleicht bei einer neuen Begegnung die Fingerabdrücke eines Bedrohlings mit denen, die es in seinem ›Archiv‹ gespeichert hat. Erkennt es ihn wieder, reagiert es auf das Antigen mit der Produktion von spezifischen Antikörpern, die entweder zur Immunität oder zur Allergie führt. Immunität bedeutet Gesundheit und ist daher erwünscht. Allergie bedeutet Krankheit und ist gefürchtet.

Die entscheidende Frage lautet: Woran erkennt das Immunsystem einen Eindringling als körperfremd? Die Antwort ist eindeutig: Immer und ausschließlich am *fremden Eiweiß;* denn allen natürlichen Feinden des Immunsystems ist gemein, daß sie aus organischem Material, also aus Eiweißen, den sogenannten *Proteinen*, aufgebaut sind. Schon 1906 schlossen die Pioniere der Allergologie, v. Pirquet und Schick, aus ihren Experimenten, daß ›allein körperfremde Proteine als Auslöser in Frage kommen‹.

Heute kennt die Wissenschaft zwar noch andere Substanzen, die zur Antikörperproduktion beim Menschen führen können, wie die sogenannten *Polysaccharide*, die sich unter anderem als Strukturelemente in Bakterienkapseln und Zellmembranen finden, oder sogenannte *Halballergene*, die zunächst eine Verbindung mit einem körpereigenen Eiweiß eingehen müssen, bevor sie das Immunsystem sensibilisieren können. Doch die Proteine sind zweifellos die ›besseren‹ Antigene, was bedeutet, daß ihre immunogene und allergene Potenz besonders groß ist. Dagegen ist bis heute ›keine anorganische Substanz bekannt, die eine echte Antikörperproduktion bzw. die Sensibilisierung von Immunzellen auslösen könnte, und umgekehrt existiert kein Antikörper gegen anorganische Materie‹.«

Frau N.: »Aber warum? Ich dachte immer, Industriegifte und Schadstoffe …«

Dr. D.: »Die Antwort ist bio-logisch: Die genetisch spezifischen Kennzeichen und Informationen der jeweiligen Art sind in ihrem Eiweiß wie ein Ausweis ›eingenäht‹. Jede Art ist also sofort durch ihre Eiweiße zu identifizieren und als ›nichtselbst‹ zu erkennen, nicht aber durch andere Bestandteile und Bausteine wie Fette oder Kohlenhydrate. Deshalb bedeutet ein transplantiertes fremdes Organ im Körper Höchstalarm für ein Immunsystem, während es die vielgescholtenen Zucker gar nicht registriert. Diese belasten den Körper in den heute üblichen Mengen über ganz andere Mechanismen.

Machen wir nun einen Sprung in die zweite Hälfte des 20. Jahrhunderts. Es spricht nichts gegen die Annahme, daß die ›modernen Bedrohlinge‹ unseres Immunsystems aus dem gleichen Material aufgebaut sind wie die Gegner des Menschen in der Evolution, nämlich aus körperfremden Eiweißen. Auch heute fühlen sich die Immunsysteme durch artfremdes Eiweiß bedroht. Ein Blick in die Allergiediagnostik reicht aus, um das zu bestätigen. Worauf reagieren die Immunsysteme der vielen, vielen heimgesuchten Allergiker? Es sind immer die gleichen Bekannten: Hausstaubmilben, Haustiere, Schimmelpilz-Sporen, Pollen, Milch, Ei, Soja, Fisch, Nüsse, Tomaten und so weiter. Die natürlichen Feinde des Immunsystems sind also keineswegs die vielgescholtenen Gifte der Industrie, die Schadstoffe, die die Umwelt verschmutzen, wie die ›Allergotoxikologie‹ vermutet. In den Höhlen unserer Vorfahren gab es weder Autoabgase noch Ozon noch die vielen anderen Gifte, mit denen sich die Zivilisation selbst aus allen Rohren beschießt. Gegen diese besitzen die Abwehrsysteme des Körpers gar keine Waffen, da hilft ihnen höchstens die Flucht.

Außerdem sollten wir uns einige bio-logische Gegebenheiten vergegenwärtigen: Gifte attackieren prinzipiell alle Menschen in gleicher Weise. Das Immunsystem wird erst gar nicht ›gefragt‹. Das ist ein grundsätzlicher Unterschied zu den allergischen Krankheiten. Des weiteren würden Gifte alle Zellen eines Körpers schädigen, nicht nur die des Immunsystems. Und drittens würde eine Zellschädigung – übrigens ebenso wie ein

Mangel – die Zellen lähmen oder gar zum Absterben bringen, ganz im Gegensatz zu den Allergien. Hier reagieren die Immunzellen vielmehr mit höchster Aktivität. Sie vermehren sich und bilden Antikörper, also Waffen. Das Immunsystem rüstet auf und nicht ab. Geschädigte Zellen würden sich dagegen genau umgekehrt verhalten und ihre Arbeit einstellen.

Das ist das nächste Paradoxon der Neurodermitis: *Alle reden immer von Schwäche, Mangel und Giften, aber in Wirklichkeit ist das Immunsystem hochpotent und hochgerüstet.*«

Mein und Dein Unterscheiden – Sein oder Nichtsein

Dr. D.: »Auch wenn es in den meisten Ohren zunächst befremdlich klingt: Bio-logisch gesehen, kann sich hinter jedem fremden Eiweiß ein potentieller Feind des Körpers verbergen; denn die natürlichen Feinde des Immunsystems, die Parasiten und Mikroben, bestehen aus *Fremdeiweiß.* Unsere Unterscheidungskriterien zwischen ›guten‹ und ›bösen‹ bzw. ›gefährlichen‹ Eiweißen kennt das Immunsystem nicht. Dennoch haben die Immunsysteme im Laufe der Evolution gelernt zu unterscheiden. Doch die Logik der Natur hat mit unseren Vorstellungen und unserem Denken wenig gemein. Sie richtet sich nach anderen, uns nicht bewußten Kriterien. So setzt die Unterscheidungsfähigkeit der Immunsysteme, ebenso wie die Anpassungsfähigkeit der Flüsse, Freiheit und Vielfalt voraus. Diesem Problem ist ein eigener Abschnitt gewidmet.

Zunächst ist festzuhalten: Ein leistungsfähiges Immunsystem muß in der Lage sein, bei jedem Eindringling, sogar bei jedem Kontakt, artfremdes Eiweiß sofort zu erkennen. Es prüft daher immer die ›Fingerabdrücke‹ an seiner Grenze und vergleicht sie mit denen seiner ›Fahndungskartei‹. Liegt noch kein ›Abdruck‹ vor, ist also der Körper gegen die Substanz nicht sensibilisiert, gibt es zwei Möglichkeiten: Das Immunsystem hat keinen

Grund zum Mißtrauen und läßt das fremde Eiweiß unbehelligt passieren. Das ist der Normalfall bei Nahrungseiweißen, die ja lebensnotwendig sind und die wir mit unserer Logik als ›gut‹ oder ›wertvoll‹ einstufen würden.

Im anderen Fall hegt das Immunsystem einen Verdacht. Dann fertigt es Fingerabdrücke von dem Eindringling an. Damit wird der uns bereits bekannte spezifisch immunologische Prozeß der ›Sensibilisierung‹ in Gang gesetzt. Von nun an reagiert das Immunsystem bei jedem weiteren Kontakt mit der Bildung von Antikörpern, die die Lymphozyten dem Eindringling als Markierung verpassen, vorausgesetzt, die letzte Begegnung liegt nicht so lange zurück, daß die ›Fahndungs-Abdrucke‹ inzwischen ›verstaubt‹ sind und das Immunsystem sich nicht mehr erinnert. In diesem Fall verhält es sich verständlicherweise so, als sei es der Substanz noch nie begegnet, sozusagen jungfräulich. Es vergißt logischerweise um so schneller, je weniger Gedächtniszellen es besitzt. Je hochgerüsteter es ist, desto mehr Gedächtniszellen besitzt es und desto länger werden die Abstände, die es braucht, um eine bestimmte Substanz zu vergessen.

Ist der Eindringling verdächtig, wird er ›an die Leine‹ oder besser: ›auf den Haken‹ genommen. Diese ›Haken‹ werden aus den bereits erwähnten Immunoglobulinen gefertigt. Am häufigsten wird das bereits erwähnte IgE verwendet. Daher haben viele Allergiker einen erhöhten IgE-Wert im Blut, oft schon in der Nabelschnur der Neugeborenen; aber nicht alle. Normale IgE-Werte sind daher nicht mit normaler immunologischer Reaktion gleichzusetzen und umgekehrt hohes IgE nicht mit Allergie, da unter anderem auch nach Wurminfektionen häufig erhöhte IgE-Titer beobachtet werden können.

Nähert sich der gleiche potentielle Feind dem Immunsystem ständig von neuem, rennt er sozusagen unablässig gegen dessen Grenzen an, dann bildet dieses immer mehr Antikörper bzw. antikörperbewehrte Zellen. Militärisch ausgedrückt, rüstet es unentwegt auf, vermehrt seine aktiven Soldaten und massiert seine Truppen an den Grenzlinien, solange der Gegner immer wieder erscheint, bis es dann eines Tages mit einer Entzündung zuschlägt. Das ist wie bei normalen Heeren immer dann der Fall, wenn es sich stark genug fühlt, den Gegner zu vernichten. Nicht selten verläuft das nach dem Erstschlag-Prinzip: Das Heer versucht durch Einsatz aller Waffen, den Gegner in einem mächtigen Gegenschlag für alle Zeiten auszuradieren. Die erste Schlacht ist daher oft die heftigste und gefährlichste, zumal sie meist nicht als Ausdruck eines immunologischen Krieges erkannt und daher häufig falsch behandelt wird. Doch die Anstrengungen des Immunsystems sind vergeblich – der vermeintliche Feind denkt gar nicht daran zu verschwinden.

Die Erkennung und Abwehr von körperfremdem Eiweiß sind für unser Immunsystem von überragender Bedeutung. Sie fordern einen ständigen Drahtseilakt bei der Unterscheidung zwischen Mein und Dein, und das bedeutet immer eine Entscheidung zwischen Sein oder Nichtsein. Denn würde ein Immunsystem ein einziges Mal einen gefährlichen Feind übersehen, wäre es um seinen Besitzer geschehen. Das macht verständlich, warum Immunsysteme eher mal auf harmlose Eiweiße ›eindreschen‹, als ein einziges Mal ein eventuell tödliches Eiweiß passieren zu lassen.

Die infektiöse Immunschwäche AIDS führt uns eindrucksvoll vor Augen, mit welchen Konsequenzen wir zu rechnen haben, wenn die Erkennung von artfremden Eiweißbestandteilen gestört ist. Das Immunsystem ist nicht in der Lage, Fingerabdrücke von den AIDS-Viren zu nehmen, da diese die Barrieren der Immunzellen unterlaufen. So gelangen sie unerkannt und unbehelligt in den Körper. Sie haben wohl in jahrelanger Auseinandersetzung mit dem menschlichen Immunsystem den Trick herausgefunden, sich in den körpereigenen Abwehrzellen zu verstecken, von wo aus sie praktisch das gesamte menschliche Abwehrsystem mit tödlichem Erfolg lahmlegen. Der immunologische Mechanismus der Erkennung von körper- bzw. artfremdem Eiweiß hat, wie uns die Natur selbst demonstriert, diese bereits beschworene, absolut existentielle Bedeutung. Kein Organismus kann sich hier Fehler leisten.

Die Erkennung von Stoffen als körperfremd darf sich hierbei nicht auf Bestandteile bestimmter Krankheitserreger beschränken, da wir in einer prinzipiell feindlichen Welt leben. Die Variabilität und Anpassungsfähigkeit von Mikroorganismen ist so groß, daß deren Beziehung zum menschlichen Organismus unberechenbar von friedlicher Koexistenz in bedrohliche Aggressivität umschlagen kann. Um dauerhaft gefeit (›immun‹) zu sein, ist ein umfassendes Abwehrsystem lebensnotwendig.

Die Immunologie hat diesen Balanceakt der Immunsysteme bei der Unterscheidung zwischen tödlichen Gefahren und harmlosen oder sogar lebensnotwendigen Eiweißen schon vor vielen Jahren erkannt. Sie lehrt uns, daß ›Infektabwehrleistungen Spezialfälle einer viel allgemeiner funktionierenden Reaktionsbereitschaft des höheren Tieres mit körperfremden Strukturen sind. Wir wissen, daß der gesunde Mensch mittels seines Immunsystems zwischen ›fremd‹ und ›eigen‹ unterscheiden kann – und wir wissen, daß, sozusagen als Preis für diese hohe Differenzierungsfähigkeit, es gelegentlich zu Entgleisungen bei Immunprozessen kommen kann, die wir heute als Immunkrankheiten erkennen und klinisch diagnostizieren lernen‹.[8]

Da ist die theoretische Basis der Neurodermitis formuliert! Das Zitat stammt aus dem Jahr 1980. Doch sie wird von den Experten bis heute nicht zu den erkannten ›Immunkrankheiten‹ gezählt. Vielmehr ist ihr Wesen inzwischen bis zur Unkenntlichkeit von vielen Seiten zugeschüttet worden: Dermatologen, Allergologen, Psychologen, Homöopathen, Heilpraktiker, Pharmaindustrie, Journalisten, Werbung usw. haben alle ihre eigenen Theorien entwickelt und ihre Vorteile aus der Krankheit gezogen. Ein unüberschaubarer Neurodermitis-Markt wird heute für die Betroffenen zu einem fast unlösbaren Problem. Besonders die ›Immuntherapie‹ hat sich zu einem florierenden Geschäft gemausert. Alle wollen stärken, was bereits im Übermaß gestärkt ist. So droht allen Hilfesuchenden eine deprimierende Karriere.«

Frau N.: »Ich schwimme im Moment etwas. Ich habe das Gefühl, viel zu wissen, aber doch wenig verstanden zu haben. Es ist, als wollte ich eine Fremdsprache in allzu kurzer Zeit lernen.«

Dr. D.: »Kein Grund zur Resignation. Wir haben bisher mit viel Anstrengung einen großen Teil der theoretischen Voraussetzungen für das Verständnis der Immunreaktionen erarbeitet; doch nun gilt es, das Ganze in eine Form zu bringen, um den Zusammenhang zu verstehen. Viele der uns bereits bekannten theoretischen Grundlagen werden im nächsten Gespräch wieder aufgegriffen und mit Leben erfüllt.«

Die Teufelsspirale

Die Theorie des immunologischen Chaos

Frau N.: »Was ich nicht verstehe: Warum haben wir, unsere Eltern und Großeltern die Milch, den Fisch oder die Eier, die Pollen und den Weizen früher gut vertragen, und warum wird mein Kind heute krank davon?«

Dr. D.: »Das ist wohl die entscheidende Frage, die sich alle stellen müßten, auch die Ärzte. Sie ist nicht mit drei Sätzen zu beantworten.«

Frau N.: »Ja, ich weiß, Sie holen immer sehr weit aus.«

Dr. D.: »Anders haben wir keine Chance, der Natur auf die Schliche zu kommen. Wir müssen über den Tellerrand schauen, nicht immer nur in den Teller hineinstarren. Doch wer erwartet schon, daß das Menü hinter dem Tellerrand liegt? Wer eine Antwort finden möchte, der muß sich zunächst Fragen stellen. Fangen wir mit den einfachen an: Hat sich das Immunsystem der Menschen geändert? Innerhalb einer Generation ist das wohl kaum anzunehmen. Haben sich vielleicht die Allergene verändert? Fremdeiweiße gab es immer schon in der Umwelt. Warum sollten sie heute schlechter verträglich sein als früher? Sie können kaum alle ihre Struktur geändert haben und aggressiver geworden sein. Manche Theorien gehen dennoch in diese Richtung. So vermutet die ›Allergotoxikologie‹, daß die Pollen mit ihrer relativ großen Oberfläche eine genügend große Angriffs- oder Landefläche für Dieselrußpartikel abgeben. Die Kombination aus beiden soll aggressiver auf die Schleimhäute wirken und daher häufiger zur Pollenallergie führen.

Eine andere Theorie besagt, die Pollen seien kleiner geworden, würden dadurch leichter in die tiefen Atemwege gelangen und häufiger Asthma verursachen. Und eine dritte Theorie geht davon aus, daß das Immunsystem in der Zivilisation unterfordert sei, weil die ganzen Mikroben und Parasiten aus dem normalen Leben entfernt sind. Daher suchten die Immunsysteme zum Ausgleich neue Gegner, die sie in den harmlosen Eiweißen des modernen Lebens gefunden hätten. Und in der Tat gibt es in den armen Ländern Krankheiten wie die Neurodermitis nicht und das Asthma bronchiale ebenfalls sehr viel seltener. Das ist allerdings kein Beweis, daß die Theorie stimmt.

Eine andere Theorie gibt den künstlichen Zusätzen zu Nahrungsmitteln die Schuld. So schrieb der Arzt P.-H. Volkmann im Schleswig-Holsteinischen Ärzteblatt (1/96): ›Die vom Lebensmittelrecht erlaubten Zusätze sind in ihrer vom Verbraucher nicht zu steuernden Menge und Vielfalt nach meinem Dafürhalten die Hauptursache für die in Westdeutschland zu beobachtende Allergieentwicklung.‹

All diese Theorien kranken an einem Mangel an bio-logischem Sinngehalt. Oder macht es etwa einen Sinn, bei Neugeborenen von einer Unterforderung ihres Immunsystems zu reden, zumal sich das Erkrankungsalter bei der Neurodermitis im letzten Jahrzehnt immer mehr zum Lebensanfang hin verschoben hat, also in eine Lebensphase, in der die Säuglinge auch in den armen Ländern durch die Ernährung mit Muttermilch noch vor parasitären Erkrankungen geschützt sind, so daß deren Immunsysteme in dieser Phase auch unterfordert wären? Daß parasitäre Infektionen einen immunologischen Schutz bieten sollen, ist eine verrückte Idee, die mit Bio-logik nichts zu tun hat.

Die pollenbezogenen Theorien übersehen, daß die Immunsysteme auch auf viele andere Allergene immer häufiger reagieren. Selbst wenn die Pollen sich verändert haben sollten, ist damit nicht zu erklären, warum seit zwanzig Jahren immer mehr Immunsysteme harmlosen Nahrungsmitteleiweißen den Krieg erklären, aber auch Milben, Pilzen, Federn, Wolle, und vielem mehr. Warum werden immer häufiger ganz normale Bestandteile unseres Lebens zu Feinden der Immunsysteme, die sie teilweise seit Jahrtausenden kennen und vertragen haben?«

Die meisten Allergene sind harmlos

Dr. D.: »Eines ist sicher: am einzelnen Allergen kann es nicht liegen. Ob Pollen, Katzenspeichel, Hundehaare, Milbenkot, Ei, Milch, Soja oder Nüsse usw., nichts davon ist giftig oder schädlich an sich, und nichts davon kann innerhalb von zwanzig Jahren giftiger oder schädlicher geworden sein. Das einzelne Allergen ist an und für sich völlig harmlos, eventuell mit Ausnahme der Schimmelpilze. Aber selbst die haben unsere Vorfahren besser vertragen als die Kinder der Zivilisation heute, obwohl früher eher mehr Wohnungen feucht und schimmelig waren als heute.«

Frau N.: »Das klingt schon sehr verdreht, fast wie eine Detektivaufgabe. Wenn das einzelne Allergen harmlos ist, warum macht es uns und unsere Kinder dann krank?«

Dr. D.: »Dafür muß es einen Grund geben, und der muß in unserem Leben liegen, und zwar in den Veränderungen der letzten zwanzig oder dreißig Jahre und deren Auswirkungen auf das Immunsystem. Das ist ein Pfeiler, auf den wir bauen können. Hier denken fast alle, Laien wie Experten, nur an die Umweltverschmutzung und die Industriegifte. Wir kennen jedoch schon den zweiten Pfeiler für die Lösung: Die natürlichen Feinde der Immunsysteme kommen alle aus der Natur. Alles andere ist Spekulation. Auch die vielen künstlichen chemischen Manipulationen unserer Nahrung können daher nicht die Ursache sein. Das könnte sich allerdings mit der gentechnischen Herstellung durch die Imitation von natürlichen Proteinen schon bei geringfügigsten Strukturveränderungen schlagartig ändern.

Die Bio-Logik der Allergien können wir nur begreifen lernen, wenn wir uns mit der Funktionsweise biologischer Systeme vertraut machen. Besonders am Unterschied zu mechanischen Systemen werden die Eigenarten natürlicher Systeme verständlich.«

Von Freiheitsgraden, Zigarettenautomaten und Immunsystemen

Frau N.: »Das hört sich an, als müßten Sie jetzt wieder weit ausholen …«

Dr. D.: »Das läßt sich nicht vermeiden. Stellen Sie sich nur mal einen Zigarettenautomat vor. Ein mechanisches System, das einen jederzeit abrufbaren Vorrat an Zigarettenpackungen gespeichert hat. Der Apparat spuckt seine Zigarettenpäckchen aber nur dann aus, wenn ihm ein bestimmtes Geldstück angeboten wird. Man kann auch sagen: Der Automat besitzt einen einzigen *Freiheitsgrad*. Es besteht eine starre *Wenn-dann-Beziehung*. Sollte jemand versuchen, ihm mit Gewalt ein anderes Geldstück aufzuzwingen, könnte er darauf nicht reagieren, sondern würde eher Schaden dabei erleiden. Er ist nicht lern- oder anpassungsfähig. Ändern sich die Zigarettenpreise, muß ein Mechaniker von außen eine neue Einstellung vornehmen. Mechanische Systeme wie der gerade beschriebene Zigarettenautomat werden als *geschlossene Systeme* bezeichnet, sie stehen nicht im Austausch mit ihrer Umwelt. Natürlich gibt es Apparate mit mehr als einem Freiheitsgrad, aber sie sind trotzdem nicht lernfähig und können sich nicht aus eigener Kraft an veränderte Umweltbedingungen anpassen. Dafür sind alle Vorgänge in einem geschlossenen System berechenbar und lassen Voraussagen über einzelne Funktionen zu, auch wenn sie mathematisch noch so kompliziert sein sollten.

Es liegt auf der Hand, daß biologische Systeme so nicht funktionieren und existieren können. Denn dabei handelt es sich immer um *offene Systeme*, die mit ihrer Umwelt in permanentem Austausch stehen und daher in der Lage sein müssen, sich jeder Veränderung ihres Umfeldes anzupassen. Das können sie nur, wenn sie ›lernfähig‹ sind und sich auf wechselnde Gegebenheiten einstellen können. Entsprechend sind natürliche Systeme wie das Klima, die Erde, die Meere ständig in Veränderungsprozessen begriffen. Ihre Anpassungs- und Lernfähigkeit sind enorm. Sie benötigen dazu viele, fast unendlich viele *Freiheitsgrade*. Selbst tausend, zehntausend und mehr Veränderungen zur gleichen Zeit werden ein biologisches System nicht aus der Bahn werfen, wenn es genügend Freiheitsgrade zum Ausgleich besitzt.

Da sich ständig sehr viele Dinge zur gleichen Zeit verändern, die wiederum gegenseitig in unterschiedlichster Form und unterschiedlichen Abstufungen positiv oder negativ miteinander rückkoppeln, sich gegenseitig beeinflussen, wobei jede neue winzige Veränderung selbst wieder unzählige Reaktionen auslösen kann, sind die einzelnen Vorgänge und deren Ergebnisse in diesen Systemen nicht berechenbar. Gradlinige Beziehungen nach einem starren Wenn-dann-Prinzip kann es in biologischen Systemen gar nicht geben.«

Der Glaube an eine lineare Welt

Frau N.: »Können Sie das nicht an einem Beispiel verständlicher machen?«

Dr. D.: »Am leichtesten ist es zu verstehen, wenn wir die Vereinfachungen betrachten, die wir alle mehr oder weniger täglich praktizieren. Die meisten Menschen, auch die Experten, verhalten sich in der Regel so, als bestünde an der Existenz geradliniger Beziehungen in der Natur keinerlei Zweifel. Dazu drei Beispiele aus der Allergologie:

– Wenn ein Allergologe bei einem Allergietest kein Allergen entdeckt, dann lautet die Schlußfolgerung fast immer: ›Sie haben keine Allergie‹. Doch dieser Satz ist falsch. Er ist immer falsch, da sich eine Allergie nie ausschließen läßt; eine Allergie läßt sich durch einen Test nur bestätigen. Selbst 999 negative Allergietests wären kein Beweis dafür, daß der Patient keine Allergie hat; der 1000. Test könnte positiv sein.

Viele Patienten erleben die Diskrepanz zwischen dem Laborergebnis und ihren Beschwerden täglich. Doch die Mediziner vertrauen dem ›objektiven‹ Test, nicht aber den ›subjektiven‹ Beschwerden der Menschen. Als Erklärung werden den ratlosen Patienten entweder psychische Ursachen oder sogenannte ›Pseudo-Allergien‹, nicht selten auch bloßes Schulterzucken angeboten. In allen drei Fällen wird die weitere Suche nach allergisch-immunologischen Ursachen blockiert. Das aber ist für viele fatal. Durch Psychotherapie wird kein Allergen aus der Umwelt des Patienten verbannt.

Die einzig richtige Antwort müßte lauten: ›Sie sind nicht allergisch im Labor.‹ Angesichts der biologischen Vielfalt wäre diese Antwort für jeden leicht verständlich, aber für die Experten bedeutet sie einen Verlust ihres Nimbus. Der Heiligenschein ist den meisten wichtiger als die Wahrheit, obwohl auch in der Wissenschaft die riesige Fehlerquote allergologischer Testverfahren kein Geheimnis ist.

– Wenn ein Allergologe bei einem Patienten ein oder zwei Allergene findet, dann lautet der Ratschlag in der Regel: ›Diese Allergene müssen Sie meiden.‹ Aber hat er wirklich alle entdeckt? Und sind die, die er entdeckt hat, überhaupt die, die er sucht, also die krankmachenden Allergene? Auf diese entscheidenden Fragen kann kein Test eine Antwort geben, dennoch wird praktisch immer unterstellt, es wäre so.

– Und ein letztes Beispiel: Wenn ein Allergologe ein Kind auf Hundeeiweiß testet, weil eine vorsichtige Mutter wissen möchte, ob sie den Hund behalten dürfen, obwohl das Kind schon an Asthma leidet, dann lautet der Ratschlag bei negativem Allergietest in aller Regel: ›Sie können den Hund behalten.‹ Doch im Gegensatz zu einem Labortest hat die Immunreaktion keinen Anfang und kein Ende; sie entwickelt sich weiter. Der gleiche Test könnte schon am nächsten Tag positiv ausfallen. Auch hier ist die Aussage fatal. Die besorgte Mutter wird beschwichtigt und daher an den Lebensumständen ihres kranken Kindes nichts ändern. Das Asthma wird sich trotz wirksamer Medikamente verschlechtern. Dann wird die Dosis gesteigert, und es treten Nebenwirkungen auf. So bestätigt sich die ›weise‹ Prophezeiung der Nachbarin: ›Das habe ich doch schon immer gesagt, das ist doch alles Gift.‹

In allen drei Beispielen wird vom Experten aufgrund eines Allergietests eine starre logische Wenn-dann-Beziehung unterstellt. Die daraus abgeleiteten Schlußfolgerungen und Aussagen sind zumindest fragwürdig, wenn nicht gar falsch oder sogar gefährlich. Dennoch sind sie im normalen Alltag absoluter Standard. Die Gesellschaft lebt geistig in einer scheinbar linearen Welt. Die Konsequenzen daraus kann sich jeder selbst ausmalen; die Linearität ist eine tückische Falle.

Noch ein weiteres Beispiel für eine starre Wenn-dann-Logik aus dem Bereich der Neurodermitis:

Ein Professor für Dermatologie fragt die Mutter eines neurodermitiskranken Kindes: ›Hat Sven nicht schon öfters Jägerschnitzel gegessen und keine Reaktion gezeigt? Wie lange nach dem Essen hat er denn reagiert? Haben Sie vergessen, daß wir ihm maximal zwei Stunden Reaktionszeit geben?‹[9].

In diesem Beispiel erwischen wir den sehr suggestiv fragenden Professor – er legt der Mutter die von ihm gewünschte Antwort quasi in den Mund – gleich zweimal bei einer ›Wenn-dann-Logik‹. Wenn das Kind schon öfters Jägerschnitzel problemlos vertragen hat, dann kann es ihm bzw. seiner Haut doch auch dieses Mal nicht geschadet haben, lautet die suggestive Logik des Experten. Damit spricht er dem Immunsystem die Lernfähigkeit ab. Es wird wie ein berechenbares mechanisches System behandelt.

Auch die vom Professor ›festgelegte‹ Reaktionszeit von zwei Stunden bedeutet eine starre Kopplung. Wenn die Haut erst nach mehr als zwei Stunden reagiert hat, dann kann das Schnitzel dafür nicht angeschuldigt werden, so unterstellt die uniforme ›Wenn-dann-Logik‹. Sie ist im Glauben an eine lineare Welt mit geradlinigen Ursache-Wirkungs-Verhältnissen gefangen, die ausschließen, was der Natur nicht nur problemlos möglich ist, sondern worauf sie dringend angewiesen ist, nämlich die *Lernfähigkeit*. Die Mißachtung biologischer Vielfalt ist eine der größten Hürden, die sich die traditionelle Medizin an vielen Stellen selbst errichtet hat.«

Der Zauberstab der Homöopathie

Dr. D.: »Für *offene biologische Systeme* wie das Immunsystem gelten andere Regeln und Gesetze als für die mechanischen. Die vielleicht wichtigste Regel lautet: Nichts ist berechen- oder voraussagbar, wie wir das aus unserem technisierten Alltag gewohnt sind. Daher tun wir uns mit ihrer Logik auch außerordentlich schwer, sind wir doch gewohnt, daß alles berechenbar ist, daß es für alles einen Knopf oder ein Reparatur-Set gibt, wenn es irgendwo klemmt. Wir haben die lineare Welt im Kopf verinnerlicht. Und die Natur, die will da einfach nicht mitspielen? Nein, die *kann* nicht mitspielen, denn es gibt ihn nicht in der Natur, den Schraubenzieher, mit dem wir die lockere Schraube in einem Immunsystem festziehen könnten. Ebensowenig gibt es den Zauberstab, mit dem Homöopathie, Akupunktur, traditionelle chinesische Medizin, Psychosomatik, ›Gummibärchenklinik‹ oder Bioresonanztherapie die krankmachenden Folgen der Zivilisation vertreiben wollen, ohne die Ursachen zu kennen, geschweige denn, sie zu beseitigen.«

Frau N.: »Wollen Sie damit sagen, daß mit all diesen Methoden Patienten behandelt werden, ohne daß der Therapeut nach der Ursache sucht? Das können Sie doch nicht im Ernst behaupten! Gerade die Homöopathie, sagt man doch, behandelt den ganzen Menschen.«

Dr. D.: »Doch! Ich sage es, wie ich es meine! Gerade die Homöopathie sucht nicht nach der Ursache. Sie betont das sogar ausdrücklich in ihrer Theorie. So schreibt ein Homöopath, das Ziel der ›Fallaufnahme‹, also die Erfassung der Krankengeschichte des Patienten im Gespräch(!), sei das ›vollständige Symptom‹, das detaillierte Beschwerdebild, das sich aus dem akribischen Sammeln aller kleinen und kleinsten Symptome ergibt und dann zur ›Arzneifindung‹, also zur Therapie, führen soll.«

Frau N.: »Aber das weiß doch jeder mit gesundem Menschenverstand, daß man erst die Ursachen suchen und finden muß, wenn man einen Schaden verhindern oder beheben möchte. Jeder wird doch nach einem Wasserschaden erst den Wasserrohrbruch suchen und beseitigen, bevor er sich einen neuen Fußboden verlegen läßt.«

Dr. D.: »Sollte man meinen. Aber so vernünftig verhalten wir uns nur bei offensichtlichen, also sichtbaren Zusammenhängen. Wenn ein Kind sich an einer Kerze den Finger verbrennt, dann meidet es in Zukunft die Berührung einer brennenden Kerze. Die Immunisierungsvorgänge wie eine ›Sensibilisierung‹ und alle anderen immunologischen Reaktionen vollziehen sich dagegen ohne unser Wissen im Verborgenen, auch die pathogenen Immunphänomene. Sie entstehen bei den unsichtbaren Ringkämpfen des Immunsystems mit den vielen unsichtbaren Schauspielern unserer Umwelt auf einer unsichtbaren Bühne. Ohne es zu merken, ›verbrennen wir uns die Finger‹ auf einer verborgenen Ebene. Davon ahnen weder der Homöopath noch die diversen Experten der verschiedensten Therapierichtungen etwas, genausowenig wie der Patient. Hören Sie sich an, was der gleiche Homöopath von der mühsamen Suche nach den Ursachen hält: ›Die offizielle Medizin bastelt oft an ›Ursachen‹ von Krankheiten und sucht nach immer ›noch ursächlicheren‹ Ursachen, immer auf der Jagd nach der ›causa‹. Wir maßen uns nicht an, Ur-sachen zu entdecken.‹

Das war ein Zitat aus einem Lehrbuch der Homöopathie[10]. Entwaffnender geht es nicht. Für den Homöopathen spielen logisch nachvollziehbare Krankheitsursachen keine Rolle. Er amüsiert sich über die ›offizielle Medizin‹, die sich mit noch ›ursächlicheren Ur-sachen‹ abplagt. Wenn Sie mich fragen: Die Homöopathen haben den Himmel auf Erden; sie müssen das ›Wesen einer Krankheit‹ gar nicht kennen. Den ganzen Ballast an Wissen, das mühsame Erwerben und Erlernen normaler und krankhafter Vorgänge im Körper einschließlich einer die Ursachen berücksichtigenden Therapie, das können sie sich alles schenken. Sie benötigen zur Therapie nur das ›vollständige Symptom‹ und werden inzwischen für diese Vernachlässigung der Ursachen der Krankheiten unserer Tage von den Krankenkassen hoch bezahlt.

Frau N.: »Doch die homöopathischen Mittel, so wird immer geschrieben, sollen vor allem die körpereigenen Selbstheilungskräfte aktivieren und nicht nur die Symptome unterdrücken.«

Dr. D.: »Das klingt verführerisch wie Sirenenklänge. Aber aktivieren Sie doch einmal die Selbstheilungskräfte des quasi toten Mittelmeeres, während alle Anrainerstaaten ihren Dreck weiter ins Meer kippen! Jeder Meeresbiologe würde Sie für verrückt erklären und sagen: ›Laßt endlich den Schmutz weg!‹ Hingegen sollen in der Medizin die ›passenden Arzneimittel‹ der Homöopathie oder die vielen anderen Zauberstäbe der alternativen Methoden, die gerade en vogue sind, den Menschen gegen das Leben in der Zivilisation ›stärken, kräftigen, aktivieren, immunisieren‹, wie die verlockenden Begriffe alle heißen.«

Frau N.: »Hm. So betrachtet, klingt das alles etwas anders, fast naiv, möchte man meinen. Nicht zu fassen. Und Sie glauben, daß auch die anderen sich alle nicht um die Ursachen kümmern?«

Dr. D.: »Leider. Sie werfen in der Regel nicht einmal einen Blick auf die konkreten Ursachen in unserem Leben, vielleicht mit Ausnahme der Bioresonanz-Therapie, die sich immerhin auf die Suche macht. Aber auch ihre Anhänger behaupten, die Menschen wie mit einem Zauberstab von ihren Beschwerden befreien zu können. Das ist sehr bequem, aber wider die Natur.«

Frau N.: »Die Menschen in unserer illusionslosen, rationalen Welt scheinen ein besonders starkes Bedürfnis nach dem Irrationalen zu entwickeln.«

Dr. D.: »So verwunderlich finde ich das nicht. Schauen Sie sich nur unser entseeltes, technokratisches, durchrationalisiertes Leben an. Alles scheint technisch möglich, berechenbar, durchschaubar. Kein Naturphänomen scheint sich auf Dauer vor dem menschlichen Geist verbergen zu können. So sehr gewohnt, das zu sehen, was sich unseren Blicken vordergründig darbietet, werden wir blind für die Hintergründe. Gleichzeitig wächst ein enormes Bedürfnis nach dem Unerklärlichen, dem Magischen. Daher gewinnen die immer mehr Macht, die sich dem Magischen, dem Unsichtbaren verschrieben haben, über die, die durch das mechanische Sehen blind geworden sind. Nun suchen sie Trost in magischen Vorstellungen.«

Frau N.: »Starker Tobak! Seien Sie froh, daß es die heilige Inquisition nicht mehr gibt, sonst würde man Sie bald auf den Scheiterhaufen binden.«

Wenn wir der Natur das Rückgrat brechen

Dr. D.: »Da wäre ich doch in guter Gesellschaft. Aber Spaß beiseite. Wir sollten uns nicht davon abhalten lassen, uns in einem anderen Denken zu üben, in einer Logik der Natur und nicht wider die Natur. Versuchen wir doch, an einem einfachen sichtbaren Beispiel aus der Natur die Zusammenhänge zwischen lebendigen, also offenen Systemen und ihrer Umwelt besser verstehen zu lernen. Auch ein Fluß ist ein offenes natürliches System. Jeder normale, also nicht regulierte Fluß hat zahllose Zu- und Abflüsse und sucht sich immer den gerade benötigten Weg, selbst bei einem plötzlichen Zufluß großer Wassermengen aus vielen verschiedenen Quellen. Er verfügt über eine schier grenzenlose Anpassungsfähigkeit, ist dabei allerdings auf viele Freiheitsgrade angewiesen. Jede akute stärkere Belastung muß er durch Anpassung an vielen anderen Stellen ausgleichen können, was für ihn kein Problem darstellt, solange ihm der nötige Raum, also Freiheit, zur Verfügung steht. Die benötigten Freiheitsgrade verschafften sich die Flüsse im Laufe ihrer Entstehung selbst in Form von weiten Flußbetten, Flußauen, Neben- und Seitenarmen etc.

Dann kamen die Ingenieure der Zivilisation. Aus den mäandrierenden Flüssen machten sie ausgebaggerte, einbetonierte, mit dem Lineal begradigte Kanäle. Aus offenen biologischen Systemen mit unendlich vielen Freiheitsgraden wurden quasi mechanische Systeme mit nur noch *einer* Freiheit, nämlich der, geradeaus zu fließen. Die Folgen ließen nicht auf sich warten. Überflutungskatastrophen wurden zur regelmäßig wiederkehrenden Selbstverständlichkeit, denn die ›gezähmten‹ Flüsse entwickeln eine zerstörerische Gewalt. Flüsse mit nur einem Freiheitsgrad haben ihre gesamte natürliche Anpassungsfähigkeit verloren. Jede akute stärkere Belastung wird zu einer unkalkulierbaren Gefahr. Die Natur wehrt sich, wenn wir ihr das Rückgrat brechen, das amputierte, eingekerkerte System sucht mit urwüchsiger, zerstörerischer Gewalt nach einem neuen Gleichgewicht, um sich neue Freiheitsgrade zu verschaffen. Und welche ›Therapie‹ fällt den Therapeuten, den Ingenieuren, dazu ein?«

Frau N.: »Ich weiß schon, worauf Sie hinauswollen. Die Ingenieure ›behandeln‹ wie die Mediziner die Folgen, kurieren also an den Symptomen. Die Ufermauern werden, wo möglich und bezahlbar, erhöht und verstärkt.«

Dr. D.: »Ja, das ›Stärken‹ ist allseits beliebt. Das wünscht sich jeder auf möglichst bequeme und harmlose Weise.

Was für den Fluß gilt, trifft in ähnlicher Weise auch auf das Klima, die Meere oder unser Immunsystem zu. Sie alle brauchen unendlich viele Freiheitsgrade, um ihren Aufgaben gewachsen zu sein, und sie wehren sich alle mit ungezähmter Gewalt, wenn ihnen der Mensch das Rückgrat bricht und sie ihrer Freiheitsgrade beraubt.«

Frau N.: »Das verstehe ich nicht. Kann man wirklich einen Fluß und ein Immunsystem miteinander vergleichen?«

Die Allergie macht das Allergen

Dr. D.: »Für unseren Zweck, ja. Doch versuchen wir, die Zusammenhänge für die Immunsysteme mit einem anderen Bild noch verständlicher zu machen. Stellen Sie sich vor, ein Immunsystem wäre ein riesiges offenes Kanalsystem mit unendlich vielen Zuflüssen an immunogenen Eiweißen aus unserem Leben. Es gibt darunter winzige Rinnsale, die nur gelegentlich einen Tropfen beitragen. Es gibt große Zuflüsse, die aber nur während einer bestimmten Saison im Jahr richtig anschwellen und ansonsten ausgetrocknet sind. Manche Kanäle fließen ständig, andere tröpfeln kontinuierlich. Solange Zufluß und Abfluß im Gleichgewicht sind, wird sich der Pegel im gesamten System wenig ändern. Selbst massiver Zufluß in der Pollenzeit des Frühjahrs oder Sommers lassen zwar das gesamte Kanalsystem für kurze Zeit anschwellen, aber der Pegel erreicht seine kritische Grenze nicht. Das System verfügt über genügend Freiheiten und Elastizität, um die im Rahmen bleibenden Schwankungen zu verkraften. Das ist der Grund,

107

warum unsere Vorfahren nur äußerst selten einen Heuschnupfen oder andere allergische Erkrankungen bekamen.«

Frau N.: »Und was hat das Ganze mit dem Immunsystem und der Zivilisation zu tun?«

Dr. D.: »Die Zivilisation, das moderne Leben, hat die Abwehrsysteme in den letzten Jahrzehnten aus ihrem Gleichgewicht gebracht. Aus vielen Rinnsalen sind Flüsse und Sturzbäche geworden, die das ganze Jahr fließen. Zufluß und Abfluß sind in eine bedrohliche Schieflage geraten; es fließt ständig zu, aber nicht mehr ab. Dadurch steigt der Pegel im Kanalsystem bis zu einer kritischen Grenze. Es reicht dann ein weiterer harmloser Zufluß, und schon kippt das Ganze. Der Mensch wird ›plötzlich‹ krank, wie es nach außen scheint.«

Frau N.: »Das heißt, daß der jeweilige Auslöser nur der berühmte Tropfen ist, der das Faß zum Überlaufen bringt, aber die Krankheit in Wirklichkeit gar nicht verursacht? Es sieht lediglich vordergründig so aus?«

Dr. D.: »Genauso ist es, wobei sich ein großer Tropfen natürlich heftiger auswirkt als ein kleiner. Daher verträgt der neurodermitiskranke Junge das Jägerschnitzel auch lange Zeit ohne Probleme. Aber irgendwann ist das Faß so voll, daß das Immunsystem überläuft und ihm das harmlose Schnitzel nicht mehr bekommt. Umgekehrt kann er es möglicherweise irgendwann wieder vertragen, dann nämlich, wenn zwischendurch die Gesamtbelastung für das System abgenommen hat und der Pegel gesunken ist. Sie erinnern sich: der einzelne Auslöser ist harmlos und eigentlich ohne Bedeutung. In letzter Konsequenz dürfte man ihn völlig vernachlässigen, wenn es gelänge, die anderen Zuflüsse zu stoppen.«

Frau N.: »Jetzt verstehe ich auch, warum manche Neurodermitiker in der Selbsthilfegruppe erzählen, sie hätten im Urlaub alles essen können und auch das vertragen, was sie zu Hause nicht anzurühren wagen. Darauf konnte sich bisher niemand einen Reim machen, oder es wurde dann immer mit Streß erklärt, den es im Urlaub nicht gibt. Aber würde das nicht bedeuten, daß die Allergie das Allergen macht und nicht umgekehrt, wie ich immer gedacht habe, und wie jeder Allergietest auch zu beweisen scheint?«

Dr. D.: »In der Tat, auch wenn es im ersten Moment etwas verrückt klingt: *Die Allergie macht das Allergen!* Denn das einzelne Allergen ist nun mal für sich genommen völlig harmlos; es tut niemandem etwas, auch nicht dem Immunsystem. Erst wenn eine ganze Reihe von Sensibilisierungen gegen diverse harmlose Zeitgenossen zusammenkommen, erreicht der Pegel im System seine kritische Grenze, und jetzt reagiert die Immunabwehr nach außen wahrnehmbar auf alles mögliche überempfindlich, völlig unberechenbar und scheinbar willkürlich. In diesem Sinn kann man durchaus sagen: die Allergene machen die Allergie und umgekehrt auch die Allergie die Allergene. Im Verborgenen schaukelt sich die Krankheit in einer Art Spirale selbst auf, wobei es in ihrem Verlauf zu einer Richtungsumkehr der Immunreaktionen kommt. Dem entspricht die Erfahrung vieler Allergiker, daß sie irgendwann immer empfindlicher werden und am Ende ›fast nichts mehr vertragen‹.

So ungewöhnlich, wie es im ersten Moment klingt, ist das Phänomen andererseits wiederum nicht. Es gibt dafür den Begriff der *Rückkoppelung* und der *Rückkoppelungsschleifen*, die für biologische Systeme charakteristisch sind.

Wir können hier ein weiteres Paradoxon für die Neurodermitis und für alle Allergiekrankheiten formulieren: *Die einseitige Logik, daß Allergene die Allergiekrankheiten machen, trifft in dieser linearen Denkweise nicht zu. Die Allergie wirkt auf Antigene des Alltags zurück und fördert deren krankmachende Wirkung als Allergene. Im Gegensatz zum Allergietest, der den Vorgang immer nur in eine Richtung verfolgen kann, sind die biologischen Prozesse rückkoppelnde Regelkreise komplexer Natur.*«

Die immunologische Rüstungsindustrie

Frau N.: »So richtig will mir das noch nicht einleuchten, warum sich Immunsysteme so verhalten. Könnten sie nicht doch für mehr ›Abflüsse‹ sorgen und irgendwie das System im Gleichgewicht halten?«

Dr. D.: »Es ist auf Anhieb kaum möglich, die komplexe Logik zu durchschauen. Das gewohnte lineare Denken, die traditionelle Logik, stehen uns dabei im Weg. Die lassen sich nicht einfach abschalten wie eine alte Waschmaschine. An der nächsten Ecke oder Wegkreuzung hat uns das alte Denken unbemerkt wieder eingeholt. Daher möchte ich noch einmal auf einen besonders wichtigen Gesichtspunkt hinweisen. Wir tun immer so, als wären Immunität und Allergie zwei völlig verschiedene Vorgänge. Das ist auch so ein Denkfehler. Im Fall der Immunität bildet das Immunsystem mit dem gleichen Apparat Antikörper, antikörperbewehrte Zellen, Gedächtnis- und Killerzellen, zahllose Eiweißmoleküle und anderes mehr. Für diese Leistungen benötigt es einige wenige Kontakte mit einem Immunogen als Auslöser. So reichen zum Beispiel drei Impfungen gegen Tetanus oder Kinderlähmung völlig aus, das Immunsystem bildet daraus ein schlagkräftiges Heer gegen die Krankheitserreger. Der Körper ist nun spezifisch gegen diese gefeit, wenn er ihnen irgendwann einmal begegnen sollte.

Man stelle sich vor: drei Kontakte reichen aus! So rasant können Immunsysteme aufrüsten. Die immunologische Rüstungsindustrie arbeitet ungeheuer effektiv, dabei immer gezielt gegen einen bestimmten Gegner. Dank der gleichzeitig gebildeten Gedächtniszellen erinnert sich der Organismus noch viele Jahre an eine in Windeseile gebildete Spezialtruppe und ist bei Bedarf in der Lage, die Antikörper-Rüstungsindustrie sofort wieder anzukurbeln. Das Immungedächtnis ist vielleicht die wichtigste Voraussetzung für ein langes Leben.

Doch der Mensch der Zivilisation hat nur noch extrem selten

mit diesen Feinden Kontakt. Die Immunsysteme werden höchstens in Ausnahmefällen oder durch Impfungen zur Aufrüstung gezwungen, ganz im Gegensatz zu den zahllosen Antigenen des Alltags, von denen sie belagert werden. Vergegenwärtigen Sie sich einmal die riesige Fläche, über die Haut und Schleimhäute der Atemwege und des Darms mit der Umwelt in Beziehung treten und sich austauschen! Mit den Antigenen unseres normalen Umfeldes verfährt das Immunsystem prinzipiell gleich wie mit den Immunogenen aus der Impfspritze, wenn es erst einmal dank einer porösen Grenzlinie mit ihnen Kontakt aufnehmen muß, wie Sie sich erinnern werden.

Die Grundvoraussetzungen für eine robuste Haut und Schleimhaut sind durch die moderne Lebensweise mehr und mehr verlorengegangen. Die Zivilisation wartet mit vielen Gefahren für sie auf. Neben Reizmangel und Verwöhnung schmirgelt sie mit ihren diversen Schadstoffen und sonstigen Aggressoren auf den Grenzflächen herum, die dadurch immer poröser werden. Die Immunsysteme werden so ihrer Schutzhüllen beraubt, auf deren Bedeutung man gar nicht genug hinweisen kann, und sind dadurch ihrem jeweiligen Umfeld zunehmend schutzlos ausgeliefert. Sie werden immer häufiger zu Sensibilisierungen mit Elementen aus dem Alltag gezwungen als früher.

Eine Sensibilisierung bedeutet immer, daß die Empfindlichkeit des Körpers gegen die Substanz zunimmt. Sie hat eine *Umstimmung* des Körpers in Richtung Überempfindlichkeit zur Folge. Mehrere Sensibilisierungen bewirken, daß die Empfindlichkeit des ganzen Systems steigt. Hier müssen wir uns die schwer vorstellbare mehrdimensionale Vernetzung des Immunsystems im Körper vergegenwärtigen, die uns immer wieder begegnet. Es hat seine Dependancen an vielen Stellen des Körpers; jedes Organ hat im Grunde sein eigenes Subsystem, neben den inneren Organen besonders die Haut, die Schleimhäute der Atemwege, des Darms und übrigens – wenig beachtet – auch der

Harnwege. Die Sensibilisierung eines Subsystems wird an die Zentrale weitergeleitet, die wiederum die ›Fühler‹ der anderen Subsysteme auf ein empfindlicheres Niveau einstellt, so daß antigen-immunogene Belastungen des Darms die Allergie- bzw. die Entzündungsbereitschaft der Atemwege erhöhen und umgekehrt. Eine Erkrankung bleibt sinnvollerweise nicht auf ein Organ beschränkt, wie Experten und medizinische Diagnostik mit ihren linear funktionierenden Instrumenten und Befunden den Patienten eintönig, aber erfolgreich suggerieren, sondern verändert meist unsichtbar die Reaktionslage des gesamten Körpers.

Diese gegenseitigen Beeinflussungen durch Verknüpfung und Vernetzung immunologischer Prozesse untereinander spielen sich unentwegt, ohne daß wir es merken, auf verschiedenen Ebenen ab. Es ist ein allumfassendes Netz, das kein Organ auslassen darf. Das zwingt uns, wenn wir die Vorgänge in unserem Organismus auch nur annähernd verstehen wollen, im Prinzip ständig in die vierte Dimension hineinzuleuchten oder wenigstens den Versuch zu machen. In Wirklichkeit gibt es noch viel mehr Dimensionen. Aber dafür reicht unser Vorstellungsvermögen nicht aus.

Da wir die Interaktionen nicht sichtbar machen können, lassen sich die Zusammenhänge nur aus vielen einzelnen Beobachtungen an vielen verschiedenen Patienten mit Hilfe der Bio-Logik erschließen, alles auf dem Boden dessen, was wir heute über das Immunsystem wissen. Die Allergologie, auch das muß man kritisch anmerken, hat diese versteckten Vernetzungen auf mehreren Ebenen bis heute kaum zur Kenntnis genommen, richtiger gesagt: fast die gesamte Medizin ist davon unbeleckt, obwohl doch jede Disziplin unentwegt mit Problemen aus diesem Bereich zu tun hat.

Im Glauben an eine lineare Welt hat die Allergologie ihren Blick starr auf das einzelne Allergen gerichtet, die Medizin sich auf das isolierte Organ fixiert. Ihr gesamtes teures, technisch perfektioniertes Instrumentarium hält dieAnwender, die Ärzte, im engen Käfig des mechanischen Denkens gefangen. Beide bedingen sich gegenseitig, und die Gesellschaft ist stolz auf die Virtuosen der Technik. Doch diese uniforme Sichtweise wirkt aus bio-logischer Perspektive extrem hilflos. Die daraus erwachsenden Theorien und Therapien sind bei vielen Leiden der Zivilisation erfolglos. Sie lassen die Patienten im Stich.«

Frau N.: »Macht es Ihnen Spaß, so um sich zu schlagen?«

Dr. D.: »Meistens ist mir eher nach Heulen und Zähneklappern zumute, wenn Patienten zu mir kommen, die jahrzehntelang erfolglose Untersuchungen und Therapien über sich ergehen lassen haben und psychisch wie physisch völlig am Ende sind. Ich möchte mir keinen Heiligenschein aufsetzen, aber die heutigen Therapiestrategien sind allzu oft unbeweglich und ineffektiv. Zu viele Menschen müssen leiden, vor allem die Kinder; echte Hilfe ist nicht in Sicht.«

Die Allergietests und der Ameisenhaufen

Dr. D.: »Es ist unmöglich, die Vorgänge in diesem Netz lückenlos zu verfolgen. Es kommen oft nur scheinbar willkürliche Signale an die Oberfläche, die vielen kleinen Symptome, die wir auch bei Corinna beobachten konnten. Das einzelne Symptom erscheint ohne Sinn. Es vermittelt uns keinen Einblick in diesen undurchsichtigen Ameisenhaufen, so wenig wie die scheinbar konfus hin und her rennende Ameise uns zeigt, an welchem komplexen System sie teilhat. Und doch ergibt die Arbeit der überall in der Welt herumflitzenden Ameisen ein Wunderwerk der Natur. Auch hier haben wir natürliche Systeme von einer enormen Anpassungs- und Leistungsfähigkeit vor uns, die aus unzählig vielen einzelnen Elementen komponiert sind, die sich alle in irgendeiner Form ergänzen und beeinflussen.«

Frau N.: »Der Vergleich mit den Ameisen gefällt mir. Um herauszufinden, wie das Ameisenreich funktioniert, mußten die Wissenschaftler sicher viele dieser Haufen in kleine Stücke zerlegen. Das stelle ich mir sehr mühsam vor.«

Dr. D.: »Das ist eine der Hauptschwierigkeiten. Den lebenden Menschen können wir nicht beliebig zerlegen. Für Untersuchungen immunologischer Prozesse müssen die Wissenschaftler nach besonderen Instrumenten suchen. Das gilt auch für die Diagnostik krankhafter Zustände, etwa einer Allergie. Verglichen mit der biologischen Vielfalt haben diese starren Instrumente jedoch enorme Mängel. Unsere üblichen Allergietests sind vergleichbar mit einer Sonde, die wir zu irgendeinem beliebigen Zeitpunkt, zum Beispiel zu den normalen Arbeitszeiten des Krankenhaus- oder Praxispersonals, in einen Ameisenhaufen stecken. Mit dem, was die Sonde ans Tageslicht fördert, versuchen wir dann, das Wunder des Ameisenhaufens und seiner Funktionen zu erklären. Da verwundert es nicht, daß die Allergene, die so ein linearer Allergietest, wenn überhaupt, offenbart, bei ebenfalls linearer Betrachtungsweise schwer in die Irre leiten können.

Beispielsweise werden die Nahrungsmittel als mögliche allergene Auslöser eines Ekzems in der Dermatologie häufig ganz geleugnet oder doch als ›Pseudoallergie‹ auf ein Nebengleis geschoben, da im Allergietest oft keine Reaktion erfolgt. Es ist aber ein Unterschied, ob in einem Allergietest eine biochemische Reaktion zwischen einer isolierten Testsubstanz und dem Körper herbeigeführt wird oder ob der Körper mit einem komplex zusammengesetzten Nahrungsmittel in Berührung kommt, das im Verdauungsvorgang nicht nachvollziehbar ständig verändert wird. Viel faszinierender und erfolgreicher als alle Labortests ist es, die realen Vorgänge im ›Ameisenhaufen‹ des Körpers nachzuverfolgen und im Sinne von Bio-Logik und Natur zu entschlüsseln. Viele unserer scheinbar makellosen Methoden moderner High-tech-Diagnostik sind nicht mehr als blinde und starre Sonden in einem wuselnden Ameisenhaufen.

Das immunologische Chaos – Verlust der Antigenspezifität

Für mich hat ein anderes Phänomen eine herausragende Bedeutung, das sich ebenfalls nicht beweisen, sondern nur aus vielen Beobachtungen erschließen läßt. Hat ein Immunsystem erst einmal durch zahlreiche Sensibilisierungen gegen immer mehr Antigene mit einer Antikörper-Produktion aufgerüstet, also seine Antikörper, Gedächtnis-, Kampf- und Killerzellen auf ein Höchstniveau vermehrt, verliert es mehr und mehr die Unterscheidungsfähigkeit zwischen Freund und Feind und ist immer schneller bereit, auch bisher völlig unverfängliche Bestandteile seines Umfeldes zu bekämpfen. Das können Partikel der Luft, Bestandteile von Nahrungsmitteln, Kleidung, Medikamenten und viele andere Dinge aus dem Alltag sein. Meist wird dann der an sich harmlose Auslöser verteufelt, inzwischen allzu gerne die Medikamente als Zielscheibe der Haßliebe des modernen Konsumenten. Oder anders ausgedrückt: Je mehr Antikörper und Immunzellen gegen immer mehr Bedrohlinge gebildet werden, um so höher ein System also gerüstet ist, desto häufiger liegt es mit seiner Umwelt im Krieg und um so mehr wächst unbemerkt die *Entzündungsbereitschaft* des gesamten Körpers.

Einer der wichtigsten Aspekte daran ist die Tatsache, daß das Immunsystem durch den Prozeß zunehmender Sensibilisierungen eine seiner herausragenden Eigenschaften, die ursprüngliche *Antigenspezifität* verliert. Diese Spezifität beschert dem Immunsystem nicht nur seine hohe Leistungsfähigkeit, sondern auch die nötige Stabilität. Ihr Verlust ist das Kennzeichen des *immunologischen Chaos*, das manchmal explosionsartig über die Patienten hereinbricht. Plötzlich leiden sie unter einer extremen Überempfindlichkeit, einem ausgesprochen labilen, launenhaften Gesundheitszustand. Eine Entzündung folgt der anderen. Der Patient ist an der Spitze der Teufelsspirale angelangt.«

Frau N.: »Kaum bin ich gesund, fangen die Beschwerden nach wenigen Tagen wieder von vorne an. Das kenne ich auch.«

Dr. D.: »Viele Betroffene berichten entnervt, manche auch verzweifelt, von dieser extremen Empfindlichkeit mit ständig wechselnden Beschwerden, die ihnen kaum ein Allergologe glaubt, da sich diese Phänomene in keinem Labor nachweisen lassen. ›Keiner nimmt mich ernst!‹ ist eine oft geäußerte Klage der Leidenden. Diese bedauernswerten Opfer der Zivilisation geraten irgendwann fast alle in die Fangarme von Psychologen, Psychosomatikern oder Psychiatern, wenn sie nicht zufällig ein ›stabiles Rückgrat‹ besitzen. Denn ›so verrückt kann doch ein Immunsystem nicht sein‹, da machen wir für die Verrücktheit lieber die Seele verantwortlich. Nicht weniger neurotisierend ist die amerikanische Methode, die bedauernswerten Opfer der Zivilisation in lebensfeindlichen Allergie-Camps unterzubringen, um sie vor den ›giftigen Schadstoffen‹ des 20. Jahrhunderts zu bewahren, die die klinischen Ökologen hinter den Überempfindlichkeiten vermuten. Aber die Immunologie spielt sich nicht zwischen den Ohren ab, weder die Neurodermitis noch das Asthma, und die Gifte können zwar jede Zelle des Körpers schädigen, aber keine spezifische Immunantwort auslösen.

Sind erst einmal viele Truppen gegen jeweils einen potentiellen Feind aufgestellt und schwer bewaffnet, scheint die Zentrale die Kontrolle zu verlieren. Das Immunsystem wird ›meschugge im Kopf‹. Das erinnert an den irakischen Diktator Saddam Hussein, der, nachdem ihn Europäer und Amerikaner – Geschäft ist Geschäft – bis an die Zähne bewaffnet hatten, auch die Unterscheidungsfähigkeit zwischen Freund und Feind verlor und nicht mehr zu bremsen war, auf jeden einzuschlagen, der sich ihm in den Weg stellte.

Daraus läßt sich eine für die Therapie ungeheuer wichtige Schlußfolgerung ableiten: Ein schwaches Heer mit wenig Waffen und Truppen wird sich hüten, bei jeder Gelegenheit auf irgendeinen vorbeiziehenden vermeintlichen Feind einzuschlagen. Es wird sich vielmehr abwartend verhalten und potentielle Feinde erst einmal beobachten, wie es die Immunsysteme auch tun, solange sie nicht sensibilisiert und unbewaffnet sind. Hochgerüstete Armeen wie die des Saddam Hussein braucht man dagegen nicht auch noch zu ›stärken‹. Für diesen kontraproduktiven Unsinn werden Gesunden und Kranken Schätzungen zufolge jährlich mehr als sechs Milliarden Mark aus den Taschen gezogen.«

Immunologie und Chaostheorie

Frau N.: »Wie können Sie sich eigentlich so sicher sein, daß Ihre Logik und Theorie stimmen? Das will ich Sie schon die ganze Zeit fragen.«

Dr. D.: »Zum einen durch die langjährige Beobachtung und Befragung einer sehr großen Zahl von Betroffenen. Das erfordert sehr viel Zeit für ausgiebige Gespräche. Die ausführlichen Informationen der Patienten über bisher durchgeführte Therapien, Erfolge und Mißerfolge, die Theorien dahinter, und dann natürlich die Veränderungen, die sich im Verlauf der Behandlung einstellen, sind die wichtigste Quelle aus der Praxis. Aber ohne Wissen und Wissenschaft geht es nicht, sonst gerät man zu leicht aufs Glatteis der Spekulation. Ohne grundlegende Kenntnisse von Allergologie und Immunologie ist die Behandlung der Neurodermitis reine Glücksache.

Natürlich ist es immer wieder erfreulich, wenn bestimmte intuitive Vermutungen, die der Erfahrung aus der Arztpraxis entstammen, irgendwann durch wissenschaftliche Erkenntnisse erhärtet werden. So kennt die Immunologie mehrere Mechanismen, die die Reaktion des Immunsystems auf Antigene aus der Umwelt beschleunigen und intensivieren. Das fördert die schließlich eintretende grenzenlose Empfindlichkeit vieler

117

Menschen, kann sie allerdings nur zum Teil erklären. Mit ihren gegenwärtigen Erkenntnissen allein ist die Immunologie nicht in der Lage, das Problem der sich selbst steigernden Sensitivität eines Immunsystems zu lösen. Dazu müssen wir eine Anleihe an anderer Stelle machen.

Die mathematischen Wissenschaften beschäftigen sich seit dem letzten Jahrhundert mit dem Unberechenbaren und Unvorhersagbaren natürlicher Systeme, die von den *Gesetzen des Chaos* bestimmt werden. Denn auch im Chaos herrschen Ordnung und Regeln, die sich allerdings von der Ordnung, die wir uns normalerweise vorstellen, grundsätzlich unterscheiden. Seit langem sind die wichtigsten Gründe oder Bedingungen, die dazu führen, daß natürliche Systeme unberechenbar empfindlich werden und in einer Art vorherbestimmtem Chaos landen, bekannt. Unsere Aufgabe ist es, die Bedingungen herauszuarbeiten, die den Immunsystemen von Kindern das Fundament rauben, beziehungsweise von vornherein verhindern, daß sie einen tragfähigen Untergrund bekommen, so daß sie ins *deterministische Chaos* abstürzen. Es ist also nicht Willkür der Natur, die zum Chaos führt. Im Gegenteil, das Chaos besitzt seine eigenen Gesetze.«

Frau N.: »Das klingt ziemlich kompliziert. Von Mathematik verstehe ich nicht viel. Sind Sie sicher, daß ich das wissen muß?«

Dr. D.: »Sie müssen nicht jedes Detail verstehen und behalten. Viel wichtiger ist es, grundsätzlich ein neues Verständnis zu erwerben, eine neue Logik und ein anderes Denken. Dann erleben Sie die Einzelheiten selbst, können sie interpretieren und auch selbst ändern. Sie brauchen dann nicht mehr an jeder Wegbiegung einen Arzt oder andere Experten zu bitten, Ihnen die Richtung zu zeigen. Die können Ihren Weg nämlich gar nicht kennen und zeigen höchstens zufällig mal in die richtige Richtung. Das beweist die Karriere zahlloser Neurodermitiker, denen immer wieder ein falscher Weg als ›einzig richtiger‹ ver-

118

kauft wurde. Für das Leben gibt es nun mal kein Kochbuch mit Rezepten, die jedem gleichermaßen bekommen.

Andererseits können Sie den Sinn nur verstehen, wenn Sie die Mühe auf sich nehmen, die Grundvoraussetzungen zu erwerben. Schon Ihre Frage, warum Ihr Kind heute auf die natürlichsten Stoffe krankhaft reagiert, die Ihre Eltern noch problemlos vertragen haben, ist im Grunde die Frage nach Stabilität (= Ordnung) und Labilität (= Chaos) eines natürlichen Systems. Das ist die Kernfrage: Warum oder was stürzt ein System wie unsere immunologische Abwehr mit ihrer in Jahrmillionen gewachsenen soliden Stabilität in einen Zustand chaotischer Labilität? Die Neurodermitis ist nichts anderes als eine bestimmte Form immunologischer Labilität.

Diese Frage können wir nur beantworten, wenn wir Verständnis für die *Ganzheit* in der Natur gewinnen, besonders für die gegenseitige Bedingtheit von Ordnung und Chaos. Zuviel Ordnung, wie sie etwa durch die Zähmung der Flüsse herbeigeführt wird oder auch durch einen hochgerüsteten Polizeistaat, führt zwangsläufig ins Chaos, aus dem dann eine neue Ordnung entstehen kann. Unsere Erkenntnisse aus dem Labor sind dagegen einzelne isolierte Vorgänge. Kleine Teile des Ganzen sind zwar wichtig, geben uns aber keinen Aufschluß über die komplexe Funktionsweise eines ganzen Systems. Das Ganze ist immer mehr als die Summe seiner Teile. Wir müssen uns von den oberflächlichen Erklärungen, den einfachen Zusammenhängen und vordergründigen Kausalitäten lösen, auch wenn es schwerfällt.

Im Gegensatz zur mechanischen Welt mit der Zerteilung in immer kleinere Ausschnitte und Prozesse, mit ihrer mathematischen Berechenbarkeit und ihren Universalgesetzen sind lebende Systeme durch drei überall wiederkehrende Merkmale gekennzeichnet:
– Es handelt sich um offene biologische Systeme mit einer *nicht-linearen Dynamik*.

– Auf natürliche Systeme wirken endlos viele ähnliche und dennoch unterschiedliche Reize ein. Die Wiederholung gleicher Informationen mit geringen Unterschieden ist typisch für dynamische Systeme und wird als *Iteration* bezeichnet.

– Die Systeme besitzen *sensitive Ausgangsbedingungen*, die sich durch Rückkoppelungsphänomene so massiv verändern können, daß ein stabiles Fundament unvorhergesehen durch ›den Flügelschlag eines Schmetterlings‹ gesprengt wird. Es ist die endlose Wiederholung ähnlicher Reize, die die extreme Empfindlichkeit eines Systems gegenüber seinen Anfangsbedingungen offenbart.

Das klingt zunächst sehr theoretisch, läßt sich aber leicht mit Leben füllen. Wir wissen von der Haut, daß sie als Scheideorgan zwischen innen und außen ungeheuer vielen verschiedenen, unterschiedlich starken, ständig wechselnden, aber doch sich ähnelnden und sich beliebig wiederholenden Informationen, Reizungen und Belastungen ausgesetzt ist, die von hier an das Immunsystem weitergereicht werden. Gleichgültig, ob wir etwas tun oder nicht tun, immer kommt unser Organismus mit den zahllosen verschiedenen Elementen des jeweiligen Umfeldes in Berührung – über die Atemwege, Hautkontakte oder den Verdauungsapparat. Über die porösen Grenzflächen Haut und Schleimhäute findet ein ununterbrochener Kontakt und Austausch zwischen dem Organismus und der Umwelt statt.

Und was bedeutet *nicht-linear* für das Immunsystem? Die Informationen, die es aus der Umwelt erhält, sind nicht gleichförmig. Sie schwanken, ändern sich und wechseln pausenlos. Je nachdem, was wir essen, an welchem Ort wir uns aufhalten, welche Kleidung wir tragen, welche Wasch- und Pflegemittel wir benutzen, ob wir eine Impfung bekommen, ob wir Schmuck tragen, ob wir uns anstrengen oder ruhen, ob Tiere in unserer Umgebung sind, welches Wetter gerade herrscht und so weiter, unentwegt ändern sich die äußeren Eindrücke und Einflüsse in unberechenbarer, nicht-linearer Weise.

Ob sichtbar oder nicht wahrnehmbar, im allgemeinen sind uns die Begegnungen zwischen Abwehrsystem und Umwelt nicht bewußt. Wir denken kaum daran, daß es einen Unterschied ausmacht, ob wir einen Woll- oder einen Baumwollpullover tragen, einen Apfel oder eine Orange essen, die Nüsse im Winter oder im Sommer verspeisen, ob das Schlafzimmerfenster nachts geschlossen ist oder offen, ob die Heizung auf 18 oder 22 Grad eingestellt ist. Die Kombination aus unzählig vielen Wiederholungen (*Iteration*) und der Nichtlinearität der Reize trifft auf die Beziehung zwischen Immunsystem und Umwelt in besonderem Maße zu. Beide zusammen, *Iteration und Nichtlinearität*, können die wohlgeordnete Basis eines Systems explosionsartig zerstören; aus Ordnung wird Chaos, aus Gesundheit urplötzlich Krankheit.

Der gesunde Mensch kann trotz lebenslanger Iteration nichtlinearer Reize, Informationen und Begegnungen normalerweise sorglos schlafen. Das Immunsystem schützt ihn zuverlässig, denn es verfügt über eine enorme Pufferkapazität bei hoher Flexibilität und Elastizität, solange ihm genügend Freiheiten gewährt werden. Gleichgültig, welcher Reiz es trifft, er landet in den Fängen eines weit verzweigten immunologischen Reiches, das über vielgestaltige, miteinander kommunizierende ›Transportwege und Kanäle‹ verfügt. Dazu gehören diverse ›Umschlagplätze und Verarbeitungsverfahren‹. Alles zusammen ergibt ein äußerst komplexes Netzwerk aus Interaktionen, Rückkoppelungen und vielfältigen Verknüpfungen, in denen selbst eine ›immunologische Flutwelle‹ verpufft. Ist es gesund, befindet sich das Immunsystem in einem außerordentlich stabilen und wohlgeordneten Systemzustand.

Für die Stabilität des Systems könnte ein Immunologe sicher gleich mehrere Gründe nennen, beispielsweise den hochkomplexen Mechanismus der sogenannten *Antigenpräsentation* und die damit verbundene *Antigenspezifität*, Mehrfachsicherungen des Körpers gegen unbedachte, sinnlose oder gar gefährliche

Immunreaktionen. Denn ein Wachhund, der aufgrund eines ›Fehlalarms‹ losgelassen würde, könnte viel Schaden anrichten. Dagegen schützt sich das Immunsystem selbst durch diverse Sicherheitsschranken.

All diese Vorsichtsmaßnahmen der Natur sind jedoch unter natürlichen Bedingungen entstanden und können sich daher auch nur unter diesen effektiv entfalten. An dieser Stelle darf ich Sie an die Bedeutung der Freiheitsgrade offener biologischer Systeme erinnern, etwa der Flüsse.«

Die Achillesferse des Immunsystems

Dr. D.: »Unter den Lebensbedingungen der Zivilisation wird die vielleicht größte Stärke des Immunsystems paradoxerweise zu seiner Achillesferse. Den vielen verschiedenen potentiellen Feinden ist es nur dank seiner grenzenlosen Lernfähigkeit und des ebenfalls unbegrenzten Immungedächtnisses gewachsen. Es merkt sich alle Informationen, ändert daher unentwegt wie ein lernender Schüler seine Wissensbasis und damit seine *sensitiven Ausgangsbedingungen*. Es befindet sich in ständiger Veränderung. Das ist für seine Funktion und für unser Verständnis außerordentlich wichtig.

Hat auch nur eine einzige Zelle Antikörper gegen einen vermeintlichen Feind gebildet, dann kann sich diese winzige Veränderung bei gleichbleibendem Lebensstil eines Menschen mit anhaltender Wiederholung der normalen harmlosen Kontakte zwischen Immunsystem und Umwelt multiplizieren, wie aus einem Schneeball schließlich eine Lawine werden kann. Am Ende stehen wir staunend vor einem immunologischen Chaos, und das, ohne daß auch nur die geringste Menge Gift im Spiel gewesen wäre. Denken Sie in diesem Zusammenhang nur einmal an die Gleichförmigkeit des modernen Lebens. In der Mathematik weiß man seit den grundlegenden Erkenntnissen des genialen französischen Mathematikers Henri Poincaré, daß winzige Veränderungen durch Rückkoppelung auch scheinbar stabile Systeme in Turbulenz und Chaos stürzen können. Der Schmetterlingsflügel läßt grüßen.

Die Katastrophe des Immunsystems, das immunologische Chaos, besteht im Verlust seiner ursprünglichen Antigenspezifität, den ich bereits beschrieben habe. Es drischt nun fast wahllos auf alles ein, was ihm begegnet. Auch dafür wird es eine immunologische Erklärung geben, vermutlich den Verlust der Mehrfachsicherung. Denn es ist wahrscheinlich, daß im chaotischen Zustand auch die ›Sicherungen des Immunsystems durchbrennen‹. Schutzvorkehrungen der Natur, die unter natürlichen Bedingungen hervorragend funktionieren, gehen mehr und mehr verloren. Das Immunsystem verzichtet nunmehr auf die Überprüfung der zu zahlreich gewordenen ›Fingerabdrücke‹ wie eine Polizeistation, die plötzlich mehr ›Verdächtige‹ überprüfen muß, als sie Beamte zur Verfügung hat. Ohne präzise Kontrolle aber reagiert es immer mörderischer selbst auf uralte Nachbarn, mit denen es seit Millionen von Jahren in Frieden lebt. So ähnlich stelle ich mir auch die Entwicklung der tödlichen Feindschaft zwischen den Balkanvölkern vor, ein grausames Beispiel für ein politisches Chaos.

Berücksichtigt man die Möglichkeit grundsätzlicher Veränderungen eines Systems durch den Sturz ins Chaos, wäre es auch denkbar, daß die linearen, reduktionistischen Testverfahren der Allergiediagnostik den allergisch-immunologischen Charakter einer Krankheit gar nicht mehr erfassen können, weil die spezifische Immunreaktion oder Teile davon verlorengegangen sind. Auch die Diagnostik wartet mit einem versteckten Paradoxon auf: *Der Allergietest liefert uns häufig kein Abbild der biologischen Wirklichkeit, sondern seines eigenen Unvermögens.*

Der Allergologe aber sagt trotzdem zu seinem Patienten: ›Sie sind nicht allergisch.‹ Ich habe dieses Beispiel zur Demonstration linearer Logik bereits beschrieben.

Auch viele als nicht-allergisch eingestufte *Pseudo-Allergien*, etwa auf Nahrungsmittel, beruhen möglicherweise auf lupenreinen Immunmechanismen, die lediglich von den linearen Testinstrumenten verkannt werden.«

Frau N.: »Aber dann kann man ja überhaupt nichts mehr erkennen!«

Dr. D.: »Eigentlich nur noch das Chaos als solches mit seinen vielen verschiedenen launenhaften Symptomen. Dem immunologischen Chaos entspricht die hochgradige Empfindlichkeit der Patienten. Die Kinder sind ihr hilflos ausgeliefert, während Erwachsene sie genau beschreiben können. Von nun an ist nichts mehr, wie es vorher war. Jede nicht wahrnehmbare minimale Belastung durch die Umwelt kann die Kampfbereitschaft des Immunsystems erneut anstacheln, so daß bereits jede Gemütsveränderung den Menschen krank zu machen scheint. Unter ›Belastung‹ verstehen wir nun nicht mehr ›Umweltverschmutzung‹ oder dergleichen, sondern die monotone Wiederholung immunogener Reize, also dem Körper den gleichen Stoff immer und immer wieder zuzumuten.

›Ich habe mich seit … nicht mehr erholt.‹ – ›Seit … bin ich nur noch krank.‹ – ›Seit … fühle ich mich uralt.‹ So oder ähnlich lauten die Klagen der erwachsenen Patienten. Aber auch umgekehrt können sie sich unvermittelt hervorragend fühlen, ›wie neugeboren‹. Mit anderen Worten: Das Immunsystem scheint plötzlich ›verrückt zu spielen‹ oder ›Halluzinationen zu haben‹.«

Frau N.: »Könnten Sie das nicht etwas bildlicher erklären?«

Dr. D.: »Klar. Diesmal ist es aber nicht mein Bild. Benutzen wir wieder ein Beispiel aus der einfachen mechanischen Welt, das *Pendel.* Wir gehen unbewußt davon aus, daß das Immunsystem starr wie ein Pendel funktioniert, das ja, egal, wie stark es angestoßen wird, immer wieder in seine alte Ausgangslage zurückkehrt. So ist jeder Patient arg enttäuscht, wenn er Teppichfußboden, Hauskatze, Federbetten und ähnliches abgeschafft, sein

Haus ›saniert‹ und seine Ernährung völlig umgestellt hat, die Beschwerden aber kaum nachlassen wollen. Er hat sich redlich bemüht, ja oft gequält, aber das Immunsystem denkt nicht daran, in seine ursprüngliche Ausgangslage zurückzukehren: er wird nicht mehr gesund. Denn es reagiert inzwischen auf minimale Reize stärker als ursprünglich auf massive Belastungen. Um es zu einer eventuellen Umkehr zu bewegen, gehört oft mehr Veränderung, als die vordergründigen Feinde abzuschaffen, falls das überhaupt gelingt.

Im Gegensatz zum mechanischen Pendel findet das Immunsystem nach einer neuen Information nie zu seiner alten Stabilität zurück. Es registriert jeden Reiz, überhört keinen Ton oder Mißton, vergißt so schnell keinen Eindruck in seinem Gedächtnis, kein Engramm geht verloren. Es entwickelt sich permanent und hüpft von Stufe zu Stufe, von Mine zu Mine, ändert unentwegt seine Ausgangsbedingungen, die immer sensitiver werden, bis es eines Tages im Chaos versinkt und seinen Besitzer mitreißt.

Lernfähigkeit und die dazu benötigte Freiheit sind demnach gleichzeitig auch die ›Achillesferse‹ der Immunsysteme. Der Sinn dieser Fähigkeiten – und nicht etwa ›Verrücktheiten‹ – ist zweifellos ihre außerordentliche Anpassungsfähigkeit. Solange ihre Reaktionen in oder nahe bei einem Gleichgewicht ablaufen, existiert ein quasi stabiler Zustand, und ihre Besitzer sind gesund. Um dieses allerdings labile Gleichgewicht, die sensitiven Ausgangsbedingungen, zu erhalten, benötigt das Immunsystem immer wieder Verschnaufpausen, in denen es aufatmen und möglichst viele Eindrücke wieder vergessen darf. Dadurch kann sich, um das Bild des offenen Kanalsystems noch einmal zu bemühen, der Pegel des Kanals auf einem schwankenden, aber insgesamt niedrigen Niveau einpendeln. Die wichtigste Voraussetzung für das Gleichgewicht jedes biologischen Systems ist also die *Entlastung nach der Belastung* oder, anders ausgedrückt: Eine ständige Wiederholung gleicher oder ähnlicher Kontakte – das Gleiche immer und immer wieder – führt irgendwann zum immunologischen Chaos, genau wie die Chaostheorie lehrt.

Damit haben wir die Voraussetzungen erworben, um die im vierten Teil beschriebenen Belastungen verstehen zu können.«

Wie das Immunsystem umzingelt wird

Der Quellsumpf der Neurodermitis

Frau N.: »Das war ein anstrengendes Gespräch. Zum Schluß ging alles durcheinander. Immunologisches Chaos, Chaostheorie und Chaos in meinem Kopf vermischten sich zu einem einzigen Riesenchaos.«

Dr. D.: »Gibt es auch etwas, was Sie positiv in Erinnerung haben?«

Frau N.: »Ja, ich habe begriffen, daß wir mit unserem normalen Denken vor der Neurodermitis wie ein Ochse vor einem Berg stehen. Unsere gewohnten Begriffe wie ›gut‹ und ›schlecht‹, ›gefährlich‹ und ›harmlos‹ kennt die Natur offensichtlich nicht. Und die Funktionsweise natürlicher Systeme wie die des Immunsystems müssen wir in ihrer Gesamtheit betrachten und verstehen lernen, statt in kleinen Bausteinen nach der Lösung zu suchen. Das ist gar nicht so einfach. Wir stürzen uns üblicherweise auf die winzigen Bruchstücke oder Ausschnitte, die die Natur unseren Sinnen darbietet, etwa mit Hilfe von Allergietests, und schließen daraus auf vermeintliche Ursachen. Dabei verwechseln wir leicht Ursache und Wirkung. Das Ekzem, das wir sehen, ist nicht die Ursache der Neurodermitis, ist nicht die Krankheit, sondern die Folge, das Symptom.«

Dr. D.: »Das ist doch schon eine ganze Menge.«

Frau N.: »Vielen Dank für das Kompliment. Ich habe mir gleich ein Buch über die Chaostheorie gekauft. Das Lesen hat mich sehr beruhigt, denn plötzlich habe ich verstanden, daß das Chaos in meinem Kopf wohl nötig ist, damit dort eine neue Ordnung, ein anderes Denken einkehren kann. Von dem Moment an hatte ich auch nicht mehr soviel Angst vor all dem

Unbekannten und Undurchschaubaren. Ein Satz, den ich gelesen habe, hat mich besonders beeindruckt: ›Wenn alles, was wir sehen können, nur ein winziger Teil einer ungeheuer komplizierten Bewegung ist, wird alles als zufällig erscheinen, alles scheinbar strukturlos sein.‹[11]

Dies trifft auf das Immunsystem ja wohl auch zu. Wir sehen immer nur winzige Teile komplizierter Abwehrvorgänge und tappen bei vielem im Dunkeln. Da klingt es dann schon vermessen, wenn ein Mediziner behauptet, das Immunsystem ›erforschen und vermessen‹ zu können, wie ich kürzlich in einer Zeitschrift[12] gelesen habe. Mir dämmert langsam, warum Sie auf manchen Sachen so herumhacken, beispielsweise auf den sichtbaren Details und Ausschnitten, dem linearen Denken, der vordergründigen Logik und all dem. Dennoch ist es möglich, ein Verständnis für das Undurchschaubare zu bekommen und es verstehen zu lernen …«

Dr. D.: »… wenn man sich von liebgewordenen Denkweisen löst. Richtig. Nun werden Sie auch ohne große Schwierigkeiten verstehen, warum unser ganz normales Leben Immunsystem und Haut krank macht. Heute geht es um die *Umzingelung der Immunsysteme* in der Zivilisation. Diese erscheint mir von außerordentlicher Bedeutung, ist aber ein praktisch unbekanntes Phänomen.

Sie wissen inzwischen, daß die natürlichen Feinde unseres Immunsystems die Fremdeiweiße sind, da sich hinter jedem fremden Eiweiß eine tödliche Mikrobe verstecken kann. Ein einziger Irrtum eines Immunsystems kann daher für seinen Besitzer oder ›Wirt‹, wie wir sagen, den Tod bedeuten. Das ist der Grund, warum die Immunsysteme eher auf ein harmloses Eiweiß eindreschen wie im Fall einer Allergie, als einen möglichen Todfeind zu übersehen. Andererseits werden sie in unserem normalen Alltag von unendlich vielen Fremdeiweißen belagert, die sie tolerieren müssen, weil diese nützlich oder sogar lebensnotwendig für den Organismus sind. Unsere

Abwehrsysteme haben im Laufe ihrer Entwicklung gelernt, immer nur spezifisch auf ein bestimmtes Antigen zu reagieren, wodurch einer ziellosen Kampfeslust vorgebeugt wird. Denn ein unkontrollierter Krieg mit dem Umfeld macht immer auch den Wirt selbst krank. Diese Unterscheidungsfähigkeit zwischen nützlichen Fremdeiweißen des täglichen Lebens und den schädlichen der Mikroben gehört zum ›immunologischen Erbe‹, mit dem wir alle auf die Welt kommen.

Verliert ein Immunsystem dennoch, aus welchen Gründen auch immer, die strenge Kontrolle über seine in wachsende Alarmbereitschaft versetzten Heerscharen, dann fallen diese irgendwann ziellos über viele unschuldige Zeitgenossen her und erklären ihnen den Krieg. Die Waffe in diesem Krieg ist die Entzündung. Von nun an leiden die Menschen an ihren Folgen, die je nach Veranlagung sehr verschieden sind. Die Neurodermitis ist nur eine spezielle Variante des immunologischen Chaos. Asthma ist eine andere.

Dynamische Systeme versinken immer dann im Chaos, wie wir ausführlich besprochen haben, wenn sie um ihre schier grenzenlosen Freiheiten gebracht werden. Und wie müssen wir uns das bei den Immunsystemen vorstellen? Was raubt ihnen die Freiheiten?«

Frau N.: »Wenn ich mich recht erinnere, ist es die anhaltende Wiederholung ähnlicher Reize, Begegnungen oder Informationen, also gar nichts Böses oder Giftiges, die ihre empfindliche Ausgangsbasis immer mehr erschüttert. Gönnen wir ihnen keine Verschnaufpause, um die Berührungen zu vergessen und seine Antikörper abzubauen, rüsten sie statt dessen mehr und mehr gegen harmlose Substanzen ihres Umfeldes auf, bis sich die ursprüngliche Richtung ›Das Allergen macht die Allergie‹ umkehrt. Die Allergie, bzw. das Immunsystem, macht aus sonst gut verträglichen Antigenen plötzlich Allergene, von denen sich die Immunsysteme wiederum noch mehr bedroht fühlen, so daß sie noch schneller rüsten. Ich stelle mir das vor, als ob sich jemand zunächst umzingelt und dann stranguliert fühlt. Dagegen wird sich jeder verzweifelt zur Wehr setzen.

Das Erholungsbedürfnis biologischer Systeme erinnert mich übrigens an die Drei-Felder-Wirtschaft im Dorf meines Großvaters. Dem brachliegenden Acker gewährte man nach der Belastung die Entlastung und damit die Freiheit, sich auf natürliche Art zu regenerieren. So konnten die Felder stets zu ihrer alten Ausgangslage und damit zur Harmonie zurückkehren. Der ewige Kreislauf wurde nicht gestört, konnte sich aber verändern und anpassen, wenn nötig. Heute werden die Äcker dagegen in ein Korsett von Düngung und Pestiziden gezwängt. Das erscheint mir außerordentlich logisch: Wo der Mensch sich einmischt, werden die natürlichen Kreisläufe gestört, auch beim Klima. Aber welche Veränderungen unserer Lebensweise sind es denn nun, die zum Chaos der Immunsysteme führen?«

Dr. D.: »Dazu müssen wir uns vor allem fragen, was wir in den letzten dreißig, vierzig Jahren verändert haben. Denn in diesem Zeitraum haben sich die Allergiekrankheiten und insbesondere die Neurodermitis explosionsartig ausgebreitet. Auf diese Frage folgt im allgemeinen immer die gleiche Antwort: ›Die Umweltverschmutzung.‹ Die haben wir auch geschaffen, ohne Zweifel. Aber der toxische Aspekt spielt unter allergologisch-immunologischen Gesichtspunkten zunächst nur eine sekundäre Rolle. Er ist höchstens mittelbar beteiligt, aber nicht ursächlich.

Wir haben viel umfassender innerhalb eines halben Jahrhunderts fast unser ganzes normales Leben auf den Kopf gestellt. Denn das Leben, in das unsere Kinder hineingeboren werden, hat nicht mehr viel mit der Kindheit unserer Eltern oder gar Großeltern gemein. Doch den vielen kleinen, meist als selbstverständlich oder harmlos, ja, als gesund erscheinenden Veränderungen unseres Alltags schenkt kaum jemand Aufmerksamkeit. So etwas Normales sollte uns und unsere Kinder krank machen? Dennoch hat die moderne Lebensweise zu einer bedrohlich wachsenden Umzingelung der Immunsysteme aller Menschen geführt. Wir ahnen sie nur nicht. Wir sehen höchstens mal den einen oder anderen Vorgang isoliert für sich, zum Beispiel das Problem des Stillens. Von der umfassenden Gesamtbelastung, der ›Strangulation unserer Immunsysteme‹, aber haben wir keine Vorstellung.«

Wie wir unsere Kinder auf der Erde begrüßen: Ohrfeigen in Utero

Frau N.: »Und in welches Leben werden die Kinder heute hineingeboren?«
Dr. D.: »Das Bombardement der Immunsysteme unserer Kinder beginnt schon früher, oder anders ausgedrückt: die ersten Rinnsale fließen bereits, bevor das Kind geboren ist. Schon im Mutterleib werden die immunologischen Weichen gestellt. Denn bei der modernen umfassenden Aufklärung aller werdenden Mütter durch Hausärzte und Gynäkologen, Reformhaus- und Apothekerpostillen, Wartezimmerlektüren und, nicht zu vergessen, durch den riesigen bunten Blätterwald, der um die Gesundheit der Mütter und der Kinder ›besorgt‹ ist (gemeint ist allerdings meist nur der eigene Profit, das sollte man nicht vergessen), wird ihnen unentwegt eingetrichtert, wie wichtig Calcium für die Knochen sei, besonders in der Schwangerschaft, ›weil der Calcium-Bedarf in kritischen Lebensphasen besonders hoch ist‹. Folglich konsumieren die werdenden Mütter gehorsam und im guten Glauben besonders viel Milch und viele Milchprodukte, ob sie sie mögen oder nicht, ob sie sie brauchen oder nicht, ob der Körper sie verträgt oder nicht, wie Sie das selbst in Ihrer Schwangerschaft getan haben. Die immunologischen Faustschläge bekommen die Ungeborenen schon im Mutterleib zu spüren. Denn die frühe Iteration der Fremdeiweiße aus Kuhmilch und anderem führt bei entsprechender

Veranlagung logischerweise bereits ›in utero‹ zur Sensibilisierung der Säuglinge, die deshalb schon als potentielle Allergiker mit vielen Antikörpern bewaffnet zur Welt kommen.

Der Erfolg moderner Meinungsbildung ist allumfassend; kaum eine werdende Mutter, die nicht erreicht würde und verschont bliebe. Und wie immer stehen am Anfang die Experten, die modernen Heiligen, an die wir orientierungslosen Bürger heutiger Gesellschaften so bedingungslos glauben. Unsere Großmütter haben sich auf die Erfahrung ihrer Mütter verlassen. Niemand hat ihnen eingeredet, sie müßten jeden Tag eine bestimmte Menge Milch trinken, Käse essen, Quark und Joghurt schlukken, alles frisch essen und möglichst viele Körner kauen.

Wären dabei lauter Krüppel mit durch Calciummangel bedingten Knochenschäden entstanden, hätten sie das im Laufe der Jahrhunderte bestimmt registriert und geändert. Aber das Gegenteil war der Fall. Denn die Knochen vieler Menschen, Männer wie Frauen, mußten noch vor wenigen Jahrzehnten täglich schwere Lasten tragen und überhaupt körperliche Arbeit leisten. Gerade die Frauen mußten körperliche Schwerstarbeit leisten, wie das auch heute noch in vielen armen Ländern der Fall ist, und das bei oft einseitiger Ernährung. Ihre Knochen haben das über viele Jahrzehnte ausgehalten und erst am Ende eines arbeitsreichen Lebens waren sie dann irgendwann verschlissen.

Erst heute, wo das Leben so bequem geworden ist, wird allen werdenden Müttern Angst gemacht. Und weil sie nichts falsch machen wollen, tun sie alles, was die Experten raten, und trinken möglichst viel Milch. Je nach Veranlagung und bisheriger ›Erfahrung‹ ihrer Immunsysteme haben sie selbst keine oder nur geringe Beschwerden, vielleicht nur eine Abneigung gegen Milch und Milchprodukte, wie Sie es von sich selbst kennen. Aber die sich unbemerkt formierende immunologische Abwehr der Mütter erreicht mit Antikörpern und sensibilisierten Zellen über den gemeinsamen Kreislauf von Mutter und Kind das unerfahrene kindliche Immunsystem. So wird es bereits im Mutterleib sensibilisiert, manchmal erkenntlich am hohen IgE-Gehalt des Nabelschnurblutes, und kommt mit einem hochgerüsteten Immunsystem auf die Welt, das, selbst noch unfertig, sofort zum Kampf gegen die immunogenen Attacken der Zivilisation gezwungen wird.«

Frau N.: »Das würde bedeuten, daß etwas, was den Frauen als besonders gesund und für die Knochen unverzichtbar angepriesen wird, sie und vor allem ihre Kinder krank machen kann. Du meine Güte!«

Dr. D.: »In der Tat begegnet uns hier ein weiteres Paradoxon der Neurodermitis und der Zivilisation, das uns noch häufiger beschäftigen wird: *Das, was nach allgemeiner Auffassung dem Wohl und der Gesundheit der Menschen, hier der Mütter und ihrer Kinder, dienen soll, wird zur Gefahr für ihre Gesundheit und ebnet den Weg zu Krankheiten wie der Neurodermitis. Das Gesunde macht uns krank.«*

Frau N.: »Dem System werden unaufhörlich die gleichen Produkte aufgezwungen, die es weder braucht, noch mag, noch verträgt.«

Dr. D.: »Die Denkweise, die Logik der modernen Überflußgesellschaft ist, bio-logisch gesehen, erstaunlich naiv. Es wird nämlich nicht danach gefragt, ob der Organismus überhaupt Calcium braucht oder wann er es benötigt. Wir gehen vielmehr davon aus, daß er es benötigt, weil wir gerne hätten, daß die Knochen stark und kräftig werden. Das aber ist für ein biologisches System überhaupt kein Grund, das im Überfluß angebotene Calcium aufzunehmen und zu verarbeiten, also in die Knochen einzubauen. Die Knochen nehmen Calcium nicht dann auf, wenn wir es ihnen anbieten, sondern wenn sie es wirklich benötigen. Der einzige Anreiz für den Organismus, Calcium aufzunehmen und einzuarbeiten, ist vielmehr die ›Knochenarbeit‹, die körperliche Belastung, insbesondere Heben, Tragen, Schleppen. Das haben wir jedoch abgeschafft.«

133

Die heimliche Flasche und das fatale Zwischenfüttern

»Nach der Geburt beginnt der nächste Akt des immunologischen Dramas. Von Natur aus muß jeder Säugling im Anschluß an die Geburt erst einmal hungern. Das hat seine bio-logischen Gründe. Der Saugreflex des Säuglings stellt das Startsignal für die Milchproduktion dar, der natürlich um so kräftiger saugt, je hungriger und durstiger er ist. Daher muß der kindliche Stoffwechsel bis zum Einschießen der Milch in die Mutterbrust eine kurze physiologische Nahrungslücke überbrücken. In dieser Zeit verliert der Säugling an Gewicht. Statt zuzunehmen, nimmt das winzige Bündelchen Mensch auch noch ab. Damit er diesen scheinbaren Engpaß unbeschadet übersteht, hat ihn die Natur allerdings mit einem ausreichenden Energievorrat an Fetten ausgestattet.

Wir beobachten hier ein ausgewogenes, in vielen Millionen Jahren gewachsenes biologisches Gleichgewicht. Doch der modernen Medizin, die die Berechnung des täglichen Kalorienbedarfs in jeder Lebenslage zu einer gewichtigen Beschäftigung ihrer selbst erkoren hat, erscheint der Gewichtsverlust der Säuglinge als nicht geheuer. Auf Neugeborenenstationen wurde es Usus, den Babys auf dieser scheinbaren Durststrecke ein Fläschchen mit ›Viertel-, Drittel- oder Halbmilch‹ zu geben. Bis zu achtzig Prozent der Kinder bekommen so die ›heimliche Flasche‹, denn das Zwischenfüttern geschieht oft ohne Wissen der Eltern. Das Fläschchen enthält abgekochte Kuhmilch in verdünnter Form. Für das Neugeborene bedeutet das Fremdeiweiß der Kuhmilch eine immunogene Bombe, die auch durch Verdünnen nicht zu entschärfen ist. Dazu darf ich Ihnen mal ein Zitat aus einer medizinischen Zeitschrift vorlesen: ›Eine einzige Flasche mit Kuhmilch-Kost kann einer Sensibilisierung bereits den Weg ebnen. In 40 g Säuglingsnahrung auf Kuhmilchbasis ist soviel von dem Hauptallergen Beta-Laktoglobulin enthalten wie in 8000 Litern Muttermilch.‹«[13]

Frau N.: »Dann wirkt sich das Zwischenfüttern ja gleich doppelt fatal aus. Zum einen werden die Säuglinge gegen Milch sensibilisiert, zum andern fehlt der Saugreflex, um die Produktion der Muttermilch in Gang zu setzen.«

Dr. D.: »Die Folgen lassen nicht auf sich warten. Bildet sich die Milch nur schleppend, muß immer mehr zwischengefüttert werden, bis die Mutter wegen ›Milchmangel‹ abstillt, bevor sie überhaupt angefangen hat zu stillen. ›Ich hatte einfach nicht genug Milch‹, kommentieren die Mütter diesen Vorgang oft ziemlich ahnungslos. Auf diese Weise wird ein Säugling, der bereits in utero mit dem Milcheiweiß bombardiert wurde, auch auf der Erde mit Milch und vielen anderen Fremdeiweißen empfangen.«

Das Scheinstillen und die frühe Beikostfütterung

Frau N.: »In den letzten Jahren hat sich aber vieles geändert, möchte ich behaupten. Auch das Stillen ist wieder moderner geworden. Es gibt inzwischen an vielen Orten Stillgruppen. Auf verschiedenen Ebenen wird versucht, eine neue ›Stillkultur‹ zu fördern. Es geschieht schon etwas.«

Dr. D.: »Da bin ich skeptisch. Bei Licht besehen, ist manches davon trügerischer Schein. Denn die wichtigste Regel bleibt dabei unbeachtet: Greifen wir in biologische Regelkreise ein, auch scheinbar unerheblich, kann das zu gewaltigen Komplikationen führen. Denn im Gegensatz zu unserer linearen Logik haben in natürlichen Systemen kleine Veränderungen nicht zwangsläufig nur geringe Folgen. Solche starren Kopplungen kennt die Natur nicht.

Dafür ist die moderne ›Stillkultur‹ ein typisches Beispiel. Die Frauen begnügen sich meist damit, vier bis sechs Monate zu stillen. Bereits nach vier Monaten stillen nur noch ein Viertel der Mütter ihre Babys. Unverändert ist die Ernährung aus der Flasche weiter verbreitet als das Stillen. Die kurze Dauer reicht jedoch nicht aus, um den kindlichen Darm reifen zu lassen, bis er endlich körperfremde Eiweiße aus der Nahrung immunologisch ohne Folgen verwerten kann. Die Schlußfolgerung daraus ist einfach und täglich zu beobachten: Je früher die Kinder mit fremden Eiweißen gefüttert werden, desto ›jünger‹ wird die Neurodermitis.«

Frau N.: »Wie lange sollten die Mütter denn stillen?«

Dr. D.: »Das läßt sich nicht nach Kalendermonaten berechnen. Die Frage kann daher auch kein Experte beantworten. Denn die Natur hat keine eingebauten Kalender oder sonstigen Meßlatten. Sechs Monate sind in jedem Fall zuwenig. Unsere (Groß-)Mütter haben meist länger als ein Jahr gestillt, wie das auch heute noch in den sogenannten ›Entwicklungsländern‹ praktiziert wird. Die Dauer ist abhängig vom individuellen Reifungszustand des kindlichen Darms. Der Vorgang der Darmreifung und der langsam steigende Bedarf an Beikost entwickeln sich in gegenseitiger Abhängigkeit und werden vom Säugling selbst ›gesteuert‹. Irgendwann wird das Baby an der Mutterbrust nicht mehr satt. In dem Maß, wie es nach und nach Appetit entwickelt, regt das Kind mit langsam zunehmender Beikost die Reifungsvorgänge in seinem Darm an. Von dem Moment an, wo es schließlich ganz auf die Mutterbrust verzichtet, ist der Darm reif, also mit allen notwendigen Bakterien und Enzymen ausgestattet, und kann nun normalerweise alle fremden Eiweiße der Nahrung in kleinste, immunologisch harmlose Bruchstücke zerlegen.

Parallel dazu wird die reife Darmschleimhaut ›dichter‹, so daß vor allem hochallergene Großmoleküle körperfremder Eiweiße nicht mehr durch das Nadelöhr darmeigener Schutzbarrieren passen. Dagegen ist die noch unreife Darmschleimhaut ebenso wie die Haut des Säuglings ›porös‹ und läßt auch die großen Proteinmoleküle mit ›allergener Explosivkraft‹ passieren. Je jünger die Säuglinge sind, desto eher führt das frühe Beifüttern zu wiederholten Begegnungen des darmeigenen Immunsystems mit körperfremden Eiweißen, die der kindliche Darm nicht zerkleinern kann. In dieser Lebensphase erfolgt die Sensibilisierung kindlicher Immunsysteme daher vorwiegend oder ausschließlich über den Darm durch Nahrungsmittel. Die Neurodermitis in diesem Alter ist daher eine vorwiegend Nahrungsmittel-bedingte Erkrankung, ganz im Gegensatz zu den immer wieder geäußerten Vorstellungen der traditionellen Medizin, die Ernährung spiele bei der Neurodermitis keine wesentliche Rolle.«

Frau N.: »Aber warum bricht bei manchen Säuglingen die Neurodermitis auch dann aus, wenn die Mütter stillen?«

Dr. D.: »Auch wenn die Mütter stillen, kann es in der Tat passieren, daß die Neurodermitis bei dem bereits im Mutterleib sensibilisierten Säugling noch während des Stillens ausbricht oder daß sie durch das Stillen oder trotz des Stillens verschlechtert wird, wenn die Mütter weiterhin regelmäßig zuviel Milch trinken, sich womöglich auch sonst eiweißreich ernähren. Denn viele Nahrungsmittelallergene werden dem kindlichen Immunsystem während der Stillzeit über die Muttermilch präsentiert. Das trifft besonders auf die Kuhmilch-Eiweiß-Allergene zu. Mütter sollten daher während des Stillens nicht ständig die gleichen Nahrungsmittel essen.

Grundsätzlich möchte ich betonen, daß den Organismus das krank macht, womit er materiell in Berührung kommt. Nur das ergibt einen bio-logischen Sinn, im Gegensatz zu den Theorien und Ideologien, die behaupten, das Atmosphärisch-Geistige mache den Körper krank, zum Beispiel die ›Erziehungsfehler‹ der Mütter oder die Beziehungskonflikte der Eltern.«

Das geliebte Lammfell

Frau N.: »Im nachhinein erscheint mir allerdings so mancher konkrete Ratschlag mehr als fragwürdig. Auch die Hebamme und der Arzt im Krankenhaus gaben mir bei der Entlassung noch einige Empfehlungen mit auf den Weg. Abgesehen von den bereits bekannten Hinweisen, nur vier bis sechs Monate zu stillen, dabei an Milch und Calcium für die Knochen zu denken, empfahl mir die Hebamme, für das Baby ein Lammfell anzuschaffen, damit es immer schön weich und warm gebettet sei.«

Dr. D.: »Sicher eine gutgemeinte Empfehlung. Für das Immunsystem bedeutet das jedoch intensiven anhaltenden Kontakt mit den tierischen Eiweißen der Schafwolle, sobald das Kind auf das kuschelig weiche, wollig warme Lammfell gelegt wird, also mit Nase und Haut mitten hinein in das Fremdeiweiß.«

Frau N.: »Schon merkwürdig. Da haben wir die Kälte aus unseren Häusern verbannt und betten die Säuglinge in warme Felle wie Eskimos bei zwanzig Grad minus.«

Baubiologische Sünden

Frau N. fiel immer häufiger auf, wie gedankenlos manche sicher gutgemeinte Ratschläge dem gutgläubigen Laien gegeben werden, und sie suchte abends den Gedankenaustausch mit ihrem Mann, da sie des öfteren gemeinsam über die Bedeutung der Luft und der Belüftung des Kinderzimmers nachgedacht hatten.

Frau N.: »Ich glaube, manchmal wäre es besser, die Experten würden sich weniger wichtigtun und ihre Ratschläge für sich behalten! Die Hebamme hat mich gemahnt, möglichst jeden ›Zug‹ zu vermeiden, ›damit das Kind sich nicht erkältet‹. Inzwischen traue ich nur noch meinem eigenen Gefühl, und weißt du, was ich glaube? Am wichtigsten und gesündesten ist die frische Luft. Man ahnt ja nicht, wie viele Fehler man aus lauter Ängstlichkeit machen kann. Und dann noch die Mahnungen meiner Mutter im Nacken: ›Hier zieht's‹, hängt sie mir ständig in den Ohren und macht mir ein schlechtes Gewissen. Aus lauter Angst vor Zugluft habe ich die Fenster in allen Zimmern, in denen Corinna gerade war, hermetisch verriegelt. Da konnte ja kein Fitzelchen frische Luft mehr hereinkommen.«

Herr N: »Vor allem kann da, wo nichts reinkommt, auch nichts raus. Der Körper ist in ständigem Kontakt mit allem, was unsichtbar in der Zimmerluft herumfliegt.«

Frau N.: »Und das ist nicht wenig! Das ist ja erschreckend, was sich alles im Hausstaub tummeln kann. Wenn ich bedenke, daß das pausenlos mit unserer Haut in Berührung kommt und wir das auch noch einatmen, da wird mir ganz schlecht. Nahrungsmittel essen wir ja nur drei- oder viermal am Tag, aber die Luft müssen wir fortwährend einatmen. Ich les dir mal vor, was alles darin enthalten ist: ›Hausstaub enthält eine vielfältige Mischung allergen wirkender Stoffe. In unseren Breiten gelten Hausstaubmilben als wichtigste Allergenquelle in Innenräumen. Schwierigkeiten bereiten Allergikern außerdem Schimmelpilzsporen sowie Tierhaare und –hautschuppen, die sich im Staub ansammeln. Ferner finden sich dort Bakterien und Speisereste, die Allergien auslösen oder aber Allergenproduzenten ernähren können. Sie mischen sich mit den allergenen Überresten und Ausscheidungen zahlreicher Insekten. Darunter sind Speck- und Rüsselkäfer, Grillen, Schaben, Silberfischchen, um nur die bekanntesten zu nennen.‹[14]

Herr N: »Das klingt furchterregend. Aber die Aufzählung ist bestimmt nicht vollständig. Mir fallen selbst noch Haustierausscheidungen wie Katzen- und Hundespeichel, Vogelkot und außerdem Roßhaare, Federn und Wolle ein.«

Frau N.: »Sollen wir das nun alles abschaffen? Die Menschen haben doch früher auch mit Milben, Pilzen und Haustieren gelebt.«

Herr N: »Das stimmt nicht ganz. Ich bin ein paar Jahre älter als du und habe das als Kind noch ganz anders erlebt. Zunächst haben wir früher fast nur draußen gelebt. Wo sollten wir uns auch im Haus aufhalten? Ein Kinderzimmer gab es nicht. Und was hätten wir auch den ganzen Tag darin tun sollen? Es gab doch die ganzen Stubenhockerspielzeuge, die heute in fast allen Kinderzimmern stehen, noch gar nicht, kein Fernsehen, kein Video, kein Computer und den ganzen technischen Kram. Auch unsere Eltern waren viel mehr draußen. An Sommerabenden haben sie oft im Garten gesessen und mit den Nachbarn geredet. Heute sitzen viele Leute doch schon am Nachmittag vor dem Fernseher. Auch Haustiere wurden in anderer Form und zu anderem Zweck gehalten. Die Katzen hatten Mäuse zu fangen und die Hunde Haus und Hof zu bewachen. Heute sind sie nur noch zum Kraulen, Kuscheln und Reden da, Ersatz für verlorengegangene Zwischenmenschlichkeit und Wärme. Fast jeder ist heute ein Single, sogar in der Familie.«

Frau N.: »Dazu muß ich dir noch eine Passage aus meinem Buch vorlesen. Wenn es nicht so betrüblich wäre, könnte man fast darüber lachen: ›Ausschlaggebend ist ... die enorm verbreitete Haustierhaltung. Immer mehr Menschen leben mit Tieren unter einem Dach, oft genug in kleinen, schlecht belüfteten Räumen. Und nicht wenige teilen mit ihrem Haustier das gleiche Bett.‹ Und wie war es noch vor wenigen Jahren normalerweise? ›Früher war das anders: Hunde schliefen in ihrer Hütte, und Katzen dösten entweder in der Sonne oder zogen sich zum Schlafen auf Dachböden oder in eine Scheune zurück. Kaninchen lebten im Stall. Meerschweinchen gab es nur in Südamerika, und der Syrische Goldhamster lebte in Syrien.‹[15]

Herr N: »Kaum zu glauben, wie sich das alles in wenigen Jahren geändert hat. Meine Kindheit liegt ja auch noch keine hundert Jahre zurück.«

Frau N.: »Schon, aber die Hausstaubmilben werden sich deshalb nicht vermehrt haben.«

Herr N: »Das denkst du! Aber dazu kann ich zur Abwechslung dir etwas vorlesen. In dem Artikel geht es zwar um Schaben, aber im Prinzip gilt das für die Hausstaubmilbe genauso. Du brauchst nur jedesmal das Wort ›Schabe‹ in Gedanken durch das Wort ›Milbe‹ zu ersetzen. Abgesehen davon sind die Ausscheidungen der Schaben für den Menschen sicher auch nicht von Vorteil. Also: ›Der Mensch tut alles, um den Hausschaben Biotope zu schaffen. Es wird geheizt, so daß sich die Hausschabe selbst in Husum in den Tropen wähnt. Vor allem aber hat mangelnde Hygiene schuld an den katastrophalen Zuständen im deutschen Privathaushalt: Niemand macht mehr so oft und gründlich sauber wie früher; nur fundamentalistische schwäbische Hausfrauen saugen noch einmal pro Tag. Doch Putzen ist das einzige, was dauerhaft hilft. Denn aus den Chemielabors kommt bisher keine rechte Hilfe.‹[16]

Und wenn ich vor meinen Augen Revue passieren lasse, wie meine Großmutter gelebt hat! Da hatten die Milben nichts zu lachen. Ich meine, gelesen zu haben, daß die Viecher zum Leben Wärme, Feuchtigkeit und Hautschuppen benötigen. Warm war es bei Großmutter von morgens bis abends nur in der Küche; der Ofen ging den ganzen Tag nicht aus, und daher trafen sich alle am liebsten dort. Der Raum war groß, nicht so menschenfeindlich eng wie die modernen ›Ein-Frau-Einbauküchen‹ von heute. Der Steinfußboden wurde jeden Tag naß gewischt, schon wegen der Asche und der vielen Schuhe. Dann war er wieder blitzblank. Da hatten die Milben oder Schaben nichts zu fressen und mußten hungern. Schlafzimmer, Flure, Keller und Kammer wurden nie geheizt, das Bad nur bei Bedarf. Im Ofen in der ›guten Stube‹ wurde nur Feuer gemacht, wenn sich die Familie am Nachmittag dort traf. Der wurde sehr schnell heiß und umgekehrt, wenn alle zu Bett gegangen waren, auch sehr schnell wieder kalt. Drinnen war es nachts dank der einfach verglasten Fenster nicht wärmer als draußen. Im Winter waren sie oft mit Eisblumen verziert, besonders im Schlafzimmer. Das war manchmal sehr kalt. Großmutter zog dann eine Bettjacke mit gestricktem Kragen an und an die Füße legte sie einen heißen Backstein, und morgens war der Atem auf der Bettdecke gefroren. Bei den Temperaturen sind die Milben, die am Tage nicht verhungert sind, nachts erfroren.

Den Teppich in der guten Stube mußten wir auch im Winter nach draußen tragen und klopfen. Er wurde mit dem ›Gesicht‹ in den Schnee gelegt und geklopft, bis der Schnee darunter weiß blieb. Fest auf dem Fußboden verklebte Teppiche gab es bei meiner Großmutter nie. Auch später sagte sie dazu immer nur verächtlich: ›Davon halte ich nicht viel. Zum Putzen gehören Wasser und Schrubber.‹

In den anderen Zimmern lagen Dielen, die ebenfalls geschrubbt und gewienert wurden. Falls in irgendeiner Ecke doch noch irgendwelche Schaben oder Milben überlebt oder ihren Kot in irgendeiner Nische entsorgt hatten, wurde spätestens beim nächsten Frühjahrsputz allen der Garaus gemacht. Alle Sachen wurden an die frische Luft getragen, gewaschen und geklopft. Man spürte die Frische in den Räumen hinterher direkt körperlich. Es war selbstverständlich, daß auch die dreiteiligen Matratzen an der frischen Luft geklopft wurden. Die mußten natürlich wir Kinder tragen, aber sie waren so leicht, daß wir uns damit gegenseitig beworfen haben. Wenn ich da an unser jetziges Monstrum denke! An dem bricht sich eine Frau alleine fast das Kreuz.«

Frau N.: »Das klingt, als ob deine Großmutter, die das Wort Hausstaubmilbe sicher nicht gekannt hat, jede Milbe einzeln jagen wollte. Komische Vorstellung! Aber irgendwie hat es wohl seine Gründe. Daher glaube ich auch nicht, was in meinem Buch über die Milben steht. Hör dir das mal an: ›Milben finden sich in fast jedem Haushalt in Einrichtungsgegenständen aus Textil. Ihr Vorkommen hat nichts mit Unsauberkeit zu tun. Die Tiere sind vielmehr natürliche Bewohner unseres Lebensraumes ...‹[17]

Herr N: »Da wollte es vielleicht jemand mit den Hausfrauen nicht verderben. Aber ich glaube kaum, daß die tiefgreifenden Veränderungen unserer Lebensverhältnisse den Hausfrauen anzulasten sind. Sie haben sich vielleicht allzu bereitwillig beschwatzen lassen. Abgesehen davon könnten sich ja auch die Männer mal um den Haushalt kümmern. Bei allen negativen Effekten moderner Zeiten wäre das doch mal etwas Positives. Aber es waren eigentlich immer die Experten, die etwas Neues entdeckt haben, das die Industrie dann als Fortschritt verkaufen konnte, ob es die Teppichfußböden waren, die Zentralheizung, die Isolierverglasung, die einteiligen Matratzen und viele andere Dinge mehr.«

Frau N.: »Die schlimmsten Sünden haben die Männer allerdings sozusagen eigenhändig eingebaut.«

Herr N: »Was meinst du denn damit?«

Frau N.: »Ich meine die förmlich einbetonierten baubiologischen Sünden.«

Herr N: »Das klingt ja spannend und so fachfrauenmäßig. Woher hast du denn das?«

Frau N.: »Was, da staunst du? Wie oft bin ich stundenlang mit unserer wimmernden Corinna auf dem Arm durch die Wohnung gelaufen und habe mich immer wieder gefragt: Was machen wir noch falsch? Irgend etwas übersehen wir. Es muß etwas geben, was wir nicht wissen und nicht beachten. Irgendwann fiel es mir wie Schuppen von den Augen. Ich hatte zufällig einen Artikel über Wärmeschutz und eine neue Verordnung gelesen. Daraufhin habe ich mir unsere und andere Wohnungen angesehen. Da fiel mir auf, wie überisoliert die Häuser heute bereits sind, auch daß die Heizungen an der falschen Stelle stehen.«

Herr N: »Wie kommst du denn darauf?«

Frau N.: »Ich habe mir halt so meine Gedanken gemacht. Das ist doch eigentlich ganz einfach. Früher stand bei uns zu Hause der Ofen an der Wand neben dem Kamin, gegenüber dem Fenster. Die warme Luft stieg über dem Ofen auf, nahm die Feuchtigkeit aus dem Raum mit sich und transportierte sie zur kältesten Stelle des Raumes. Das waren die einfach verglasten Fenster. Die waren daher oft beschlagen, wir Kinder malten immer Bilder darauf. Aber nicht nur die Feuchtigkeit schlug sich dort nieder, auch der Schmutz. Das Wasser in der Rinne der Fensterbank war manchmal dreckig schwarz. Der Staub in der Luft zirkuliert mit, weg von den Nasen, hin zum Fenster, und dann fließt alles ungehindert zum Mittelloch hinaus.«

Herr N: »Und heute sind fast alle Häuser mit Thermopaneverglasung luftdicht abgeschottet. Die Heizkörper der Zentralheizung sind direkt unter dem Fenster angebracht. Das bedeutet, daß die Luft in den alten Häusern früher zum Fenster hin zirkulierte und heute genau umgekehrt. Und du meinst, das sei noch keinem Experten bisher aufgefallen?«

Frau N.: »Keine Ahnung, aber es sieht jedenfalls so aus. Ich glaube, heute ist es dort trocken, wo es feucht sein sollte und früher auch war, also am Fenster, und dort feucht, wo es eigentlich trocken sein sollte und immer war, nämlich an den Außenwänden und hinter den Schränken, wo die Wärme der Heizung nicht ausreicht oder nicht hinkommt.«

Herr N: »Ich könnte mir vorstellen, daß es den Milben – und an manchen Stellen auch den Schimmelpilzen – heute besonders gut geht. Die können dabei bestimmt bestens gedeihen.«

Frau N.: »Ja, das muß wie ein Treibhaus für sie sein. Viele Leute stellen ja sogar noch Luftbefeuchter auf. Also hohe Temperaturen in allen Räumen, immer gleichbleibend warm, weil es sonst ›zieht‹, einheitlich hoch auch in allen Gebäuden, ob in Kindergärten, Schulen, Kaufhäusern, Ämtern, Büros und an Arbeitsplätzen, ob im Flur oder Keller, dazu Feuchtigkeit, die nicht entweichen kann, und Hautschuppen en masse, da die Haut bei vielen Menschen immer trockener wird. Das muß doch ein ideales Biotop für diverse Mikroorganismen sein, die sich in den überall verlegten Teppichfußböden tummeln.«

Herr N: »Das ist dann wohl so ein sich selbst unterhaltender Kreislauf, von dem dein Doktor immer redet.«

Frau N.: »Wie meinst du das?«

Herr N: »Na ja, alles, was wir so aufgezählt haben, von den Milben bis zu den Schimmelpilzen, sensibilisiert die Immunsysteme, die einen noch stillen Krieg mit der Umwelt beginnen, von dem noch keiner was ahnt. Die Haut beginnt sich zu verändern, sie wird trockener und verliert dadurch auch mehr Schuppen. Die Milben bekommen mehr zu fressen und vermehren sich somit, zumal die übrigen Voraussetzungen wie Wärme und Feuchtigkeit nicht weniger werden. Mehr Milben bedeutet mehr Krieg, also Entzündung, also Ekzem der Haut, also mehr Schuppen und so fort. Der Kreis schließt sich und beginnt auf einer höheren Stufe von vorne. Es ist also kein Kreislauf, sondern eine Teufelsspirale.«

Frau N.: »Merkwürdig, unsere Großmütter haben, ohne was davon zu wissen, gefühlsmäßig alles richtig gemacht. Bei denen herrschte ein milbenfeindliches Klima, während heute in unseren gemütlichen, behaglichen, überheizten Wohnungen ein milbenfreundliches und immunsystemfeindliches Klima herrscht.«

Herr N: »Das wäre dann gleichbedeutend mit menschenfeindlich. Na, das würde aber viele verärgern, wenn sie das hörten. Wir haben doch alle soviel Liebe, Mühe und Geld in unsere Wohnungen investiert, und du bezeichnest das als menschenfeindlich. Hast du noch mehr solche Pfeile im Köcher?«

Frau N.: »Ich weiß nicht genau, aber ich fürchte, ja. Mir fällt manchmal die Decke auf den Kopf. Dann wird mir bewußt, wie niedrig die Decken in den Neubauwohnungen sind. Die Räume in den alten Bürgerhäusern waren viel höher. Da ist Raum zum Zirkulieren für die Luft. Über den Fenstern gab es sogar Lüftungsrosetten. Ich glaube auch, daß die Haustierhaltung erst in Kombination mit der Überisolierung der Häuser zur immunologischen Katastrophe wird.«

Herr N: »Das ist mir auch im Urlaub am Mittelmeer immer wieder aufgefallen. Die Räume dort sind licht und luftig, einfach frisch, trotz der Hitze. Sie werden zum Leben und zum

Wohlfühlen gebaut, haben auch immer glatte Fliesenböden. Einmal am Tag mit etwas Wasser und einem Feudel gewischt, und sie sind frei von Staub, Hautschuppen und Milben.«

Frau N.: »Wie das klingt. Zum Leben gebaut! Wozu werden die Häuser denn hier gebaut?«

Herr N.: »Vielleicht zum Funktionieren wie diese schrecklichen Einbauküchen – aber zum Wohlfühlen?«

Frau N.: »Hm. Die Höhe der Räume wird eher von den Baukosten bestimmt als von der Lebensqualität. Außerdem gibt es dafür bestimmt irgendeine Normvorschrift. Nur Lebensqualität und Gesundheit kriegen wir mit unseren Normen nicht. Dafür haben nicht mal die Deutschen ein Zentimetermaß erfunden. Das sieht man an den neuen Schulen, lauter tote Betonklötze, da lebt nichts, alles totes Material, nur Milben und Schimmelpilzen geht es dort gut, die vermehren sich.«

Herr N.: »Bist du fertig?«

Frau N.: »Ich fürchte nein, vor allem denke ich an die Schlußfolgerungen.«

Herr N.: »Und die wären?«

Frau N.: »Das liegt doch nahe. Wir wollen etwas ändern für unser Kind. Aber an den baubiologischen Sünden läßt sich wenig ändern, die sind weitgehend einbetoniert! Die Häuser sind überisoliert, so dicht wie Tupper-Dosen, die falschen Heizungssysteme stehen an der falschen Stelle. Das alles wird teuer bezahlt, mit Geld und Krankheit.«

Herr N.: »Da werden wir wohl unser Haus abreißen müssen?«

Frau N.: »Bloß nicht! Das Resultat wäre eine noch größere Katastrophe, denn die neueste Wärmeschutzverordnung ist deutlich schlimmer als die alte. Die Isolierung muß noch um dreißig Prozent ›verbessert‹ werden, wie die Experten sagen. Der Staat zwingt uns mit seinen Normen und Vorschriften, unsere Kinder krank und kränker zu machen.«

Herr N.: »Das ist ja wirklich verrückt. Sind wir denn eine verrückte oder nur eine unfähige Gesellschaft?«

Frau N.: »Ich glaube fast, beides. Wir schaffen uns doch überall die Probleme selbst, indem wir Experten beauftragen und bezahlen, damit sie uns sagen, wie wir es ›richtig‹ machen sollen. Wir haben eine neue Religion geschaffen mit neuen Heiligen, aber die sind offensichtlich gar nicht allwissend, die sind eher ahnungslos, vor allem, was das Leben und die Natur angeht. Und dann brauchen wir wieder neue Experten, die herausfinden, wie die alten Fehler beseitigt werden sollen.«

Herr N: »Noch so ein schönes Beispiel für einen Kreislauf, der sich selbst unterhält.«

Frau N.: »Das eigentliche Problem liegt aber an uns: Wir glauben ihnen so naiv, wie früher das Volk an die Heiligen der Kirche glaubte. Da gab es auch für jedes Problem einen spezialisierten Patron. So bin ich mit Corinna mit ihren verschiedenen Beschwerden immer wieder zu neuen Ärzten gegangen und habe sie gefragt, was sie hat, und erwartet, daß sie ihr helfen können. Das erscheint mir immer verrückter. Woher soll ein Arzt denn wissen, was sie krank macht? Woher soll er denn wissen, was sie ißt, womit sie in Berührung kommt, welche Luft sie atmet und was sie von allem verträgt oder nicht?«

Herr N: »Liegt eigentlich auf der Hand, das kann kein Doktor wissen. Aber er könnte dich danach fragen. Tut das einer?«

Frau N.: »Ich hatte bisher nicht das Glück, so einem zu begegnen. Aber damit sind wir eigentlich schon wieder am falschen Ende. Wir müßten uns doch fragen: Warum sind wir alle so ›verrückt‹? Warum verhalten wir uns alle gleich oder ähnlich? Folgen den gleichen Empfehlungen und Ratschlägen und kaufen alle die gleichen Sachen?«

Herr N: »Das ist wohl die perfekte Manipulation der Menschen, die uns alle blind macht und uns das Denken raubt wie eine moderne Religion. Die Kombination aus Experten und Markt, auf die wir alle hereinfallen. Und die Medien sorgen dafür, daß es auch alle hören und lesen. Bei dieser Maschinerie wird jeder erreicht. Und dann verdienen alle daran. Du kannst dir kaum vorstellen, welche Summen diese Wärmeschutzverordnung bis zum Jahre 2000 in Bewegung setzen wird. Milliardenumsätze für die Hersteller, dann für Handel und Handwerk, Banken und Bausparkassen und letztlich auch für Vater Staat, der das ganze mit Steueranreizen in Gang setzt, aber durch die gigantischen Umsätze natürlich wieder viele Steuermilliarden verdient. Es kann also niemand Interesse daran haben, diesem Wahnsinn Einhalt zu gebieten.«

Frau N.: »Und wenn die Menschen dann krank daran geworden sind, gehen sie zum Gesundflicken zum ›Doktor Schuster‹. Der ärmste! Der kann die Löcher doch höchstens mit Schuhcreme übertünchen. Ob er das wohl weiß? Oder glaubt er selbst daran, die Löcher flicken zu können?«

Herr N: »Einige wachen wohl auf, wenn nichts mehr funktioniert. Dann wird man ja gezwungen, wie wir auch, und sucht nach anderen Experten, die den Menschen ›ganzheitlich‹ behandeln wollen, wie sie jedenfalls behaupten. Das läuft dann immer auf die Seele hinaus. ›Die Haut als Spiegel der Seele‹ oder so ähnlich. Oder den Körper und das Immunsystem ›stärken‹, ohne die Ursachen zu beseitigen. Corinnas Nase ist immer im Herbst und im Winter dicht, wenn wir heizen. Im Sommer geht es ihr viel besser. Ist die böse Seele dann auf Urlaub? Anderen Kindern geht es im Sommer schlecht. Hat deren Seele im Sommer keinen Urlaub? Ich habe den Eindruck, wir sind von lauter ahnungslosen Experten umgeben, die mit ihren Theorien nur Konfusion stiften. Das ist ja der komplette Wahnsinn!«

Frau N.: »Und dann gibt es inzwischen viele Kurkliniken und Sanatorien, in denen Kinder und Eltern lernen können, mit den Leiden besser umzugehen. Dieses Leidensmanagement ist ein ausgesprochen einträgliches Geschäft. Auch hier kann niemand Interesse haben, die wahren Hintergründe der Leiden aufzudecken.«

An dieser Stelle wollen wir uns von der Familie N. für eine Weile verabschieden. Wir haben in dem Gespräch viele Aspekte erfahren, die uns nachdenklich machen könnten. So sollte es deutlich geworden sein, daß wir die Neugeborenen mit einem immunogenen Dauerbombardement empfangen. Die Minen werden frühzeitig ausgelegt und ohne Bedenken gezündet. Wir treffen die unfertigen, ungeschützten Immunsysteme unserer Kinder.

Es gibt allerdings noch eine ganze Reihe weiterer Belastungen für die Immunsysteme der Säuglinge und Kleinkinder, deren Bedeutung im einzelnen nicht zu klären sein wird, die aber immunologisch nicht neutral und damit bedeutungslos sein können. Diesen besonders heimtückischen Bedrohlingen wollen wir uns in den nächsten Abschnitten zuwenden.

Pilze im Darm der Neugeborenen

Auffallend ist die Tatsache, daß in Stuhluntersuchungen an Neugeborenen eine erstaunlich häufige Besiedelung des Darmes mit potentiell krankmachenden Mikroorganismen gefunden wird, je nach Klinik bei bis zu neunzig Prozent der Kinder innerhalb der ersten Lebenstage. Candida-Pilze finden sich bei rund neunzehn Prozent. Es handelt sich im Fall der Pilzbesiedlung immer um artfremde Eiweiße, die daher nicht nur ein Infektionsrisiko bedeuten, sondern auch eine immunogene Belastung für den noch schutzlosen Darm der Säuglinge darstellen. Diese besonders den Pilzen eigene Doppelbedeutung wird von den Experten in Klinik und Praxis kaum gewürdigt. In der Regel wird traditionell nur das Infektionsrisiko in Betracht gezogen, obwohl es immunologische Neutralität gegen artfremdes Eiweiß auf Dauer nicht geben kann.

Der Feldzug gegen die Mikroben und gegen die Haut

Ebenfalls etwas kritischer könnten wir uns den Umgang mit den teils überzogenen hygienischen Maßnahmen vorstellen. Doch die Medizin und ihre Spezialisten sehen auch dieses Problem ausschließlich unter dem Aspekt der Infektionsgefahr. Verwurzelt in uralten Ängsten vor Pest, Cholera, Typhus und Kindbettfieber, denen die Menschen früherer Jahrhunderte hilflos ausgeliefert waren, hegen wir ein tiefes Mißtrauen gegen Mikroben. Diese werden nicht als primär sinnvolle Mitbewohner dieser Erde angesehen, sondern als Feinde und Gefahr schlechthin, gegen die ein permanenter Vernichtungsfeldzug mit vielen mehr oder weniger aggressiven Mitteln als Methode der Wahl propagiert wird. Vom Fläschchen bis zum Wickeltisch wird am liebsten mit Hilfe der Industrie alles keimfrei gemacht. Auch der kleine Organismus wird mit vielen hygienischen Maßnahmen und Mitteln, einschließlich Antibiotika, möglichst ›steril‹ gehalten, auch wenn Seifen, Badezusätze, Pflegemittel und viele andere gepriesene Substanzen das Milieu der noch sehr porösen, delikaten Schutzbarrieren der kindlichen Haut stören können, so daß sie dadurch noch durchlässiger und anfälliger wird.

Was bedeuten Impfungen für das Immunsystem?

Hören wir noch einmal einem Gespräch zwischen Corinnas Mutter und ihrem Arzt zu. Die Impfungen sind für sie ein Problem.
Frau N.: »Soll ich Corinna impfen lassen? Mit dieser Frage habe ich schon meinen Mann des öfteren genervt, aber der konnte mir auch keine Antwort geben. Die einen sagen, es sei nicht gut für die Haut, die anderen, vor allem die Ärzte, machen einem eher Angst vor den Folgen des Nichtimpfens.«

150

Dr. D.: »Vielleicht sollte man das jeweils vom Zustand ihrer Haut abhängig machen. Impfungen schützen die Menschen doch auch zweifellos. Deshalb sind sie sinnvoll und notwendig, also braucht Corinna auch Impfungen.«

Frau N.: »Das ist leichter gesagt als getan. Ihre Haut ist selten in einem guten Zustand. Außerdem habe ich gelesen, daß Impfungen eine Belastung für jedes Immunsystem sein sollen und daher grundsätzlich problematisch für ein empfindliches Immunsystem wie Corinnas. Da steht eine Mutter auf verlorenem Posten. Es könnte doch sein, daß ein gut gemeinter Schutzmechanismus unter bestimmten Umständen auch schaden kann.«

Dr. D.: »Wundert Sie das? Die Impfungen sind immerhin ein Eingriff in ein natürliches System, und vielleicht muß man manchmal Vor- und Nachteile abwägen und Kompromisse eingehen. Das ist doch ganz normal. Es kann nicht immer alles bei jedem gradlinig verlaufen. Auch wenn viele das zu gerne hätten.«

Frau N.: »Also warte ich erst einmal ab und lasse sie noch nicht impfen.«

Mode, Schmuck und Hautpflege

Dr. D.: »Aber da fällt mir etwas anderes ein. Immer mehr Eltern schmücken ihre Kinder mit irgendwelchen Anhängern aus Metall. Davor muß ich Sie dringend warnen. Die Mode, schon die Kleinsten mit Schmuck zu drapieren, entpuppt sich derzeit als starke Belastung für die kindlichen Immunsysteme. Sie hat zu einem sprunghaften Anstieg der Allergisierung der Haut gegen Nickel geführt. Die Nickelallergie weist uns auf das komplexe Netzwerk des Immunsystems hin. Denn die Ekzeme einer Nickelallergie treten nicht nur an den Berührungspunkten auf, sondern können sich auch beispielsweise in den Armbeugen, den Kniekehlen, an Händen oder Augenlidern oder anderswo zeigen. Wir erinnern uns in diesem Zusammenhang, daß die immunologischen Fühler der Haut die Signale an das Immunsystem weiterleiten und daß nun die Sensoren des gesamten Immunsystems auf ein sensitiveres Niveau eingestellt werden, so daß eventuell in Kombination mit anderen unsichtbaren Belastungsfaktoren eine Entzündung auch an ganz anderen Schwachpunkten auftreten kann. Das kann ein weit entferntes Organ wie der Darm sein, und kaum jemand, auch kein Experte, wird die Symptome auf Anhieb miteinander in Beziehung bringen. Wir erkennen an diesem Beispiel wieder einmal, wie wenig Erfolg es bringt, die einzelnen Organe mit den modernsten Methoden und Apparaten der medizinischen Hochtechnologie zu untersuchen, wenn das nötige Bewußtsein für die vierte Dimension fehlt. Die Experten finden nichts. Wiederholt sich das Ganze mehrmals oder hört es gar nicht auf, gibt es für sie nur noch eine Erklärung: Die ›böse Seele‹ macht mal wieder den Körper krank. Also wird der Patient zum ›ahnungsvollen‹ Psychotherapeuten überwiesen, der ihm mit Hilfe Autogenen Trainings oder anderer Methoden beibringt, seine Beschwerden geduldiger zu erdulden. Doch die ständigen Veränderungen der ›sensitiven Ausgangsbedingungen‹ des Immunsystems lassen sich dadurch nicht verhindern, was irgendwann unbemerkt zum Chaos führen kann. Für die Patienten bedeutet das oft ausweglose Leidenskarrieren.

So sind die beliebten Ohrstecker oder der modische Jeansknopf auf dem nackten Bauch leider nicht nur neckische Spielerei der Mode, sondern bedeuten ungeahnte Eingriffe in das Gleichgewicht des Immunsystems, ein Rinnsal, das zum immunogenen Quellsumpf der Neurodermitis beiträgt.

Auch die vielen verschiedenen Cremes, Deos, Lotionen, Salben, Sprays, Tinkturen, Parfums und all die anderen Kosmetika sollen die Haut säubern, pflegen, verschönen, ja sogar verjüngen. Keine Falte, keine Nische, keine Öffnung unseres Körpers, die von dem riesigen Angebot der Kosmetikindustrie verschont bliebe. Viele unscheinbare Bestandteile des täglichen Lebens sind unversehens als ›Mode-Allergene‹ zur permanenten Bedrohung kindlicher Immunsysteme geworden.«

Frau N.: »Man bekommt ein schlechtes Gewissen, wenn man Sie so reden hört.«

Dr. D.: »Das wollte ich nicht. Ich bin weder Richter noch Staatsanwalt. Ich möchte nur aufmerksam machen. Wie soll ich sonst die merkwürdige Wahrheit vermitteln, daß viele, viele, kleine, harmlose, unscheinbare Veränderungen und Moden unsere Kinder krank machen?«

Nahrungsmittel: Zwischen Mast und Mangel

Monotonie und Rhythmus – zum Beispiel Nüsse
Dr. D.: »Von ganz anderem Kaliber sind allerdings die Antigene in der Nahrung, also die Fremdeiweiße in den Lebensmitteln. Im allgemeinen wird einfach übersehen, daß pflanzliche Nahrungsmittel auch Eiweiße enthalten, die für den menschlichen Organismus fremd sind, oder es wird unterstellt, daß Pflanzliches grundsätzlich gesünder sei als Tierisches. Die Ernährungslehre stuft die tierischen Proteine dagegen als ›wertvoller‹ ein, da unser Körper seine Eiweiße daraus leichter aufbauen kann als aus pflanzlichen Eiweißträgern.

In manchen alten Kochbüchern wird im Gegensatz zu den analytischen Berechnungen wissenschaftlicher Ernährungslehre auf einen vielleicht bedeutsameren Aspekt verwiesen. Das ist der *Verwandtschaftsgrad*. Unter biologischen Gesichtspunkten stehen tierische Proteine (von Warmblütern) dem menschlichen Immunsystem näher als pflanzliche, sie sind für unsere Immunsysteme weniger fremd und daher auch weniger bedrohlich. Dagegen ist die Empfindlichkeit, also die defensiven Immunreaktionen unseres Körpers, gegen pflanzliche Eiweißträger besonders hoch und ebenso ihre Bedeutung für unser Thema.

Erstaunlicherweise wird diese Problematik nirgendwo thematisiert. Im Gegenteil: ›Rohkost‹ wird von manchen Heilern als Therapie der Neurodermitis angepriesen, obwohl schon die stetig wachsende Zahl der Allergien gegen Pollen, also gegen pflanzliche Bestandteile, einen langen Schatten vorauswirft.

Aber der Zeitgeist kümmert sich auch hier nicht um Bio-Logik. Er folgt eher Moden und Trends, in diesem Fall einer eigentlich sinnvollen Gegenbewegung zu der übermäßigen Fleischmast der Wohlstandsgesellschaft. Daraus hat sich leider eine ideologisch eingeengte Heilerwartung in Bezug auf alles ›Natürliche‹ und ›Naturbelassene‹ entwickelt, so daß viele neurodermitiskranke Kinder unter einer einseitigen Ernährung aus ›Vollwert- oder Rohkost‹ leiden, was wiederum scheinbar der ideologisch eingeengten Gegenseite Recht gibt, die behauptet, die Ernährung spiele keine oder eine nur untergeordnete Rolle für die Neurodermitis.«

Frau N.: »Da entsteht vor meinen Augen eine Stacheldrahtrolle, in die unsere armen Kinder von verschiedenen Seiten gezerrt und gewickelt werden. Und wir armen Mütter sollen da durchdringen?«

Dr. D.: »Sie haben keine andere Wahl. Auf dem Gebiet der Ernährung konkurrieren Wissenschaft, Ideologien und Phantasien heftig um ihre Marktanteile. Hinter dem Gerangel verbergen sich nicht immer selbstlose Interessen. Unter einer immunologischen Lupe erweisen sich nicht nur Theorien, sondern auch scheinbar fest fundiertes Wissen als erstaunlich fragwürdig oder sogar falsch. Auch die Forderung nach ständig frischen und ›naturbelassenen‹ Nahrungsmitteln ist zur Zwangsjacke für den Organismus geworden, hat aber den Verkauf von Tiefkühltruhen und den ganzjährigen Obstumsatz enorm gefördert. Bei der früher üblichen Konservierung durch Kochen und Einkochen wurden dagegen die Proteine regelmäßig denaturiert, so daß das Immunsystem sie nicht mehr als fremd erkennen und bekämpfen mußte. Der Körper konnte sich ohne

Gefahr aus den Bruchstücken holen, was er benötigte. Ganze Galerien von Einmachgläsern schmückten die Kellerwände unserer Mütter und Großmütter im Winter. Weder litten sie an Skorbut noch die Kinder an Neurodermitis. Im Gegensatz zu heute waren Haut und Schleimhäute sehr robust.«

Frau N.: »Stimmt. Eigentlich merkwürdig! Doch überall liest man ›frisch, frisch, frisch! Vorsicht, Vitamine nicht zerstören! Weniger Kochen, lieber dünsten‹!«

Dr. D.: »Sie haben das Dilemma eigentlich schon eingangs mit Ihrem Buchzitat umrissen. Auch hier sehen wir wieder nur einen winzigen Teil einer ungeheuer komplizierten Bewegung, also zum Beispiel die Vitamine, die in der Tat beim Kochen zerstört werden können. Diesem winzigen Detail wird nun von Experten und Markt eine fast ausschließliche Bedeutung beigemessen, als bestünden Ernährung und Stoffwechsel nur aus Vitaminen. Die Wahrheit liegt wie immer im Verborgenen. Wissenschaftler können heute zwar auf wunderbare Weise Vitamine bestimmen und messen. Aber entscheidend ist der biologische Rhythmus, der sich der wissenschaftlichen Analyse entzieht. Überall wird jedoch das Meßbare für das Wichtigste gehalten, und so glauben wir an die gerade Scheinrealität des Labors, indem wir sie für ein Abbild der völlig ungeraden Natur halten. Das kann nicht ohne Folgen bleiben.

An der Umkrempelung unserer Ernährungsgewohnheiten in den letzten dreißig Jahren dank Wissenschaft, Technik und Markt lassen sich die Folgen für das Immunsystem besonders gut beobachten und beschreiben. Das läßt sich im Prinzip an fast jedem Nahrungsmittel demonstrieren. Nehmen wir zum Beispiel die Nüsse.

In meiner Kindheit gab es Nüsse nur zu Weihnachten. Die Kinder haben sich auf den großen Teller mit den selbstgebackenen Plätzchen und den Nüssen schon lange vorher gefreut und ihre Immunsysteme auch. Sie futterten die Nüsse, bis sie keine mehr sehen konnten. Das ist immer das erste Signal der Immun-

155

systeme: ›Jetzt reicht's.‹ Sie fangen an, sich zu wehren, machen eventuell sogar ›Fingerabdrücke‹ und bilden die ersten Antikörper. Der Teller wurde weggestellt bis zum nächsten Jahr. Denn im allgemeinen gab es ein ganzes Jahr keine Nüsse mehr. Nach einem Jahr aber freuten sich alle wieder auf die Nüsse, die Kinder und mit ihnen die Immunsysteme. Diese hatten die Begegnung mit den Nüssen praktisch vergessen. Die wenigen Antikörper, die sie sich eventuell vorsichtshalber zugelegt hatten, waren längst ›entsorgt‹. Es brächte auch keinen biologischen Sinn für ein gesundes Immunsystem, überall kleine, schwach gerüstete Truppenteile unnötigerweise zu unterhalten. So erscheint eine neue Begegnung nach so langer Zeit für ein Immunsystem quasi ›jungfräulich‹. Die Beziehung beginnt wieder bei der Stunde Null.

Mit anderen Worten: Unter natürlichen Bedingungen folgen die Begegnungen unseres Körpers mit der Natur und ihren Produkten einem ausgeprägten *Rhythmus*. Auf eine Phase der Belastung folgt eine ausreichende Erholungspause. Dann kann ein biologisches System wieder aufatmen; es kehrt zur alten Ausgangslage zurück und bleibt dadurch in einem stabilen Gleichgewicht. Das war den Menschen früher sehr wohl bewußt. Das klassische Beispiel der ›Drei-Felder-Wirtschaft‹ unserer Großväter haben Sie selbst schon erwähnt. Auch das biblische Wort von den ›sieben fetten und den sieben mageren Jahren‹ weist uns darauf hin, daß die Menschen ursprünglich dem Rhythmus der Natur ausgeliefert waren und sich ihm unterordnen mußten. Ob es die Nahrung, die Landwirtschaft, die Viehzucht, der Fischfang, die Flüsse oder die Gezeiten der Meere betrifft, immer waren die Menschen gezwungen, den Rhythmus der Natur oder eines natürlichen Systems zu respektieren. Sie haben darunter oft gelitten und ein verständliches Bedürfnis entwickelt, sich zu schützen.

Die entscheidende Wende für die Nahrungsmittel kam mit der Möglichkeit der künstlichen Düngung und der Technik der

Frischhaltung. Von nun an schien der Mensch von der Natur unabhängig geworden zu sein. In den wohlhabenden Ländern gibt es keine Entbehrung, keinen Hunger und keine mageren Jahre mehr, und durch immer perfektere Methoden der Herstellung, Frischhaltung und des Transports ist es inzwischen technisch kein Problem, jedes Nahrungsmittel zu jedem Zeitpunkt an jeder Stelle der Erde anzubieten. Letzteres aber erwächst nicht mehr aus dem Bedürfnis der Menschen, sich vor den Gefahren der Natur zu schützen, sondern aus dem Exzeß des Marktes. Und so essen wir viele ursprünglich saisonale Nahrungsmittel rund um die Uhr rund ums Jahr. Wir halten das für Fortschritt, unsere Immunsysteme leider nicht. Wir haben die natürlichen Rhythmen überall abgeschafft und die *Monotonie* des Wohlstandes und des Überflusses an ihre Stelle gesetzt. Denn die scheinbare Vielfalt des Wohlstandes ist in Wahrheit die ständige Iteration des Immergleichen oder Ähnlichen.

Auch die Nüsse sind zum täglichen Begleiter des Wohlstandsbürgers geworden. In vielen Reform- und Gesundheitsblättchen werden sie als eisenhaltige Kraftspender zum täglichen Frühstücksmüsli für die Kinder empfohlen. Für den Schulweg können wir ihnen dann ein leckeres ›Nutellabrot‹ schmieren. In der Pause besorgen sie sich selbst den ebenso leckeren ›Mars-Riegel‹ vom Olympiaausstatter – Olympiade ist schließlich gesund. Auf dem Heimweg schlecken oder knabbern sie eine ›wertvolle Milchschnitte mit vielen gesunden Vitaminen‹, nachmittags zum Fernsehen oder Video irgendein nußhaltiges Fernseh-Knabbergebäck und zum Abendbrot gibt es besonders phantasievollen Käse mit Walnüssen, am nächsten Morgen geht der Nußmarathon von vorne los.

Die Nüsse sind hier nur ein Paradebeispiel, haben aber sicher keine herausragende Bedeutung in unserem Ernährungsalltag. Außerdem muß immer wieder betont werden, daß nicht das einzelne Allergen krank macht, sondern die Gesamtbelastung. Was für die Nüsse zutrifft, gilt für viele Nahrungsmittel.

Andere Beispiele sind die schon erwähnte Milch und die Milch-produkte, aber auch Südfrüchte, Äpfel, Weizen, Fische, Soja, Erdbeeren, Tomaten und vieles andere mehr.«

Das Märchen von den Südfrüchten und den Säuren
Frau N.: »Manche Dinge erinnere sogar ich aus meiner Kind-heit. Bei uns gab es die Orangen auch nur zur vitaminarmen Weihnachtszeit.«
Dr. D.: »Dann waren sie auch angebracht und gesund. Es gab weder einen wunden Kinderpo noch einen Ausschlag im Gesicht wegen der ›Säure‹.«
Frau N.: »Warum vertrugen die Kinder die Säure denn früher und heute nicht?«
Dr. D.: »Weil die Säure sie gar nicht krank macht. Das ist eine von den oberflächlich mechanischen Vorstellungen, daß die Säure, die wir in den Magen-Darm-Kanal schütten, die Haut wund machen könnte, als ob sie direkt darüber fließen würde. Die Fruchtsäuren sind gegenüber der körpereigenen Magen-säure lächerlich schwach und werden von ihr rasch assimiliert. Es handelt sich in Wirklichkeit um allergisch entzündliche Reaktionen. Denn die Südfrüchte bilden ein immer bedeuten-deres Rinnsal im ›Quellsumpf der Neurodermitis‹, bekommen die Kinder heute doch fast täglich Südfrüchte mit den gesunden Vitaminen in irgendeiner Form, wenn nicht als Frucht, dann als Saft, Limonade, Joghurt, Fruchtzwerge und so weiter. Über-steigt der Pegel im Kanalsystem die kritische Grenze, erkran-ken die Kinder an den ohne Zweifel sehr gesunden Früchten. Unzählige leiden inzwischen an Dingen, die den Kindern in den ›mageren Zeiten‹ erspart blieben. Ein Kind mit Asthma war früher immer eine halbe Sensation.«

*Angstpropaganda und Gewinnmaximierung – zum Beispiel
Vitamine*

Dr. D.: »Das Thema ›Vitamine‹ haben wir schon gestreift und
können daher gleich mit dem Paradoxon anfangen: *Noch nie
gab es einen vergleichbaren Überfluß an Vitaminen, aber auch
noch nie soviel Angst vor Vitaminmangel.* Das zweite Phänomen ist nicht weniger paradox: *Noch nie wurden die Kinder mit
so vielen Vitaminen gefüttert, und noch nie waren ihre Grenzflächen Haut und Schleimhäute in einer schlechteren Verfassung.* Dennoch werden den ›infektanfälligen‹ Kindern immer
mehr Vitamine zur angeblichen ›Vorbeugung und ganzheit-
lichen Therapie‹ eingetrichtert.

Damit wäre das Wichtigste über die Vitamine bereits gesagt.
Bliebe noch die Frage zu klären: Wie ist das möglich? Die Antwort ist gar nicht so schwierig. Die Gesundheitsparolen werden
mit einer fragwürdigen Angstmacherei vor Mangel und noch
fragwürdigeren Heilsversprechen zur angeblichen Vorbeugung
und Vermeidung von Krankheiten in die Köpfe der Menschen
gehämmert. Überall mahnen und empfehlen Experten und
Markt die Vitamine – das gleiche gilt übrigens auch für die
Mineralien –, als wären wir alle hochgefährdete, skorbutkranke,
verhungernde und verdurstende Matrosen auf hoher See. Damit
wird der Verkauf vitaminhaltiger Produkte zum Kinderspiel,
egal ob sie wirklich gesund sind oder nicht. Dazu zwei sehr
widersprüchliche Zitate aus zwei Zeitungsartikeln: ›Nach heutiger Datenlage erfüllen die Vitamine die postulierten präventiven
Effekte bei Arteriosklerose, Herzinfarkt, Schlaganfall, Krebs.
Man kann somit die Empfehlung an Behörden, Fachkreise,
Medien und die breite Öffentlichkeit weitergeben, daß erhöhte
Vitaminzufuhr für die Volksgesundheit ausgesprochen bedeut-
sam ist.‹ Das ist die raffinierteste Strategie, bedeutet sie doch ein
nicht versiegendes enormes Geschäft, wenn die Vitamine angeblich den häufigsten Krankheiten der Zivilisation Paroli bieten
können. Wer würde nicht lieber ein paar Mark ausgeben und

bequem im Sessel Vitaminpillen schlucken, als mühsam dreimal die Woche gegen Gefäßverkalkung und Herzinfarkt zu joggen? Die Propaganda der ›präventionsmedizinischen Bedeutung der Vitamine‹ ist der umsatzgarantierende Werbetrick schlechthin, dessen Unsinn sich nicht einmal beweisen ließe. Verglichen mit der Werbetrommel für die Vitaminhysterie klingt die Wahrheit nüchtern bescheiden. Es geht völlig unter, daß ›die Vitaminversorgung der Gesamtbevölkerung heute erstaunlich gut (sei) und sich im Vergleich zu früheren Untersuchungen verbessert zu haben scheint. Bei einzelnen Vitaminen werden bei zum Teil über 90% der untersuchten Personen Meßwerte beobachtet, die auf eine normale Versorgung hindeuten.‹ Die Vitamine haben eine unglaubliche ›Nachkriegskarriere‹ hinter sich und werden geschickt überall in die ›Bestsellerlisten‹ manövriert. Amerikanische ›Mega-Dosen‹ werden auch bei uns immer populärer. Denn unentwegt wurde und wird mit Hilfe von Wissenschaft, Experten und Medien ein immer größerer Bedarf geweckt, den der dankbare Markt anschließend befriedigen darf. Der Absatz von Vitaminen in jeder Form, auch zur Kaschierung von Süßwaren, läßt sich unaufhörlich steigern.«

Frau N.: »So schwanken die Menschen zwischen Mast und Mangel. Inzwischen begreife ich immer mehr die ›immunologische Logik‹, vor allem auch die komplexen verborgenen Wechselbeziehungen zwischen unserem Körper und der Umwelt in einer umfassenden Bedeutung.«

Dr. D.: »Prima. Dann wird Ihnen der folgende Abschnitt besonders gut gefallen. Da wollen wir uns ein sehr verstecktes, bisher kaum bekanntes, aber außerordentlich illustratives Beispiel für diese Beziehung und die heimtückischen Folgen der Monotonie ansehen.«

Die Geschichte von den Äpfeln und dem Heuschnupfen
Dr. D.: »Die Geschichte von den ›Äpfeln und dem Heuschnupfen‹ klingt wie ein Märchen, ist aber ein Kabarett-

stück unseres Alltags, das viele Kinder mit Ekzem gar nicht so märchenhaft finden. Schauen wir doch mal mit unserem inzwischen geschulten Blick hinter die Kulissen des Alltags und richten wir dabei unser Augenmerk auf die vierte Dimension immunologischer Netzwerke.

In meiner Kindheit gab es Äpfel im Spätsommer und Herbst. Ein großer Teil davon wurde frisch gegessen, der Rest entweder verarbeitet, zum Beispiel als Apfelmus konserviert, oder für den Winter gelagert. Bis zum nächsten Frühjahr aber war der letzte Apfel längst verzehrt. Heute gibt es Äpfel das ganze Jahr gleichbleibend ›frisch‹ zu kaufen. Sie kommen aus Island, Israel, der iberischen Halbinsel, ja, bis von Neuseeland. Um den Verkauf im Fluß zu halten, vielleicht aber auch nur aus reiner Naivität, wurde der einprägsame Spruch geprägt: ›An apple a day keeps the doctor away.‹ Das Gegenteil ist der Fall!«

Frau N.: »Warum das?«

Dr. D.: »Nun, Kernobst- und Pollenallergene sind enge Verwandte. Die Medizin kennt zwar das Problem in Form der sogenannten ›Kreuzallergie‹ – viele Patienten mit Heuschnupfen reagieren auf Äpfel mit allergischen Beschwerden, besonders in der Pollensaison. Die tiefergehende Bedeutung und die Folgen des Phänomens sind allerdings nicht bekannt. Schauen wir daher ein bißchen tiefer in die vierte Dimension hinein!

Das Immunsystem ist nicht in der Lage, zwischen den sich ähnelnden Fremdeiweißen von Kernobst und Pollen zu unterscheiden. Es reagiert folglich auf das eine genauso wie auf das andere mit der uns bekannten Immunreaktion. In der Pollensaison stieg daher auch zu Großvaters Zeiten der Sensibilisierungspegel im Kanalnetz der Immunsysteme sprunghaft an. Doch unter natürlichen rhythmischen Lebensbedingungen konnten sie sich nach der Pollenzeit wieder von den Pollenallergenen erholen; der Pegel kehrte langsam, aber sicher zu seinem Ausgangsniveau zurück. Sie erinnern sich: Zu- und Abfluß

161

waren im Gleichgewicht. Obgleich empfindsam, fanden die Ausgangsbedingungen der Immunsysteme immer wieder zur alten Harmonie zurück.

Heute gibt es für sie keine Verschnaufpause. Kontinuierlich müssen sie sich vor, während und nach den Pollen auch noch mit den Kernobst-Antigenen auseinandersetzen. Sie bilden daher immer mehr Antikörper und sensibilisierte Abwehrzellen. Der Pegel steigt und steigt, bis der Kanal überläuft. Und was hat der Mensch dann?«

Frau N.: »Wollen Sie damit sagen, daß wir durch die gesunden Äpfel einen Heuschnupfen bekommen?«

Dr. D.: »Genau das möchte ich damit sagen. Und mehr noch! Die Äpfel-Antigene füllen das Kanalnetz natürlich nicht alleine. Doch sie heizen die Sensibilisierungsspirale viel schneller an als andere Fremdeiweiße, da in ihrem Fall die Antigenspezifität wegen der Ähnlichkeit von Kernobst und Pollen zusätzlich zum Tragen kommt. Das Immunsystem kurbelt die Antikörper-Rüstung natürlich effektiver an, wenn bereits ein ›Fließband‹ für ein spezifisches Antigen eingerichtet ist. Im nächsten Jahr wird der Mensch auch ohne Äpfel auf Pollen reagieren, weil – Sie erinnern sich – das hochgerüstete Immunsystem zu seinem Schutz(!) genügend Gedächtniszellen gebildet hat. Es vergißt keinen aus dem ›Zwillingsgespann‹.

Wenn wir diesen Zusammenhang bedenken, können uns die immer wieder zitierten Zahlen über die Steilkurve der Pollenallergien in der Schweiz, also einem Land mit eher wenig Umweltschmutz, nicht mehr befremden. Auch in der gesunden Schweizer Luft stieg ihre Zahl von 0,92 Prozent im Jahre 1926 auf erstaunliche 13,6 Prozent im Jahre 1993. Auch dort nahmen Wohlstand und Konsum in ähnlicher Weise zu wie bei uns; auch dort versuchen die Menschen, durch noch mehr Konsum Gesundheit zu kaufen; auch dort essen viele daher täglich einen Apfel und legen ihrem Immunsystem eine sanfte Zwangsjacke an. Das erklärt möglicherweise zum einen die gleichmäßige

Zunahme der Pollenallergien in der Stadt wie auf dem Land, zum andern die vielbeachtete Tatsache, daß kurz nach der Wiedervereinigung im relativ sauberen München deutlich mehr Allergien registriert wurden als im vergleichsweise schmutzigen Dresden. Erst seit der Wohlstand in Form der EG-Wirtschaft und den damit rund ums Jahr gleichmäßig distribuierten Agrarprodukten auch in den neuen Bundesländern eingezogen ist, steigen auch dort die Zahlen der Allergiker sprunghaft an.

Die Iteration nicht-linearer Reize – zum Beispiel Milch
Dr. D.: »Eine vielleicht noch größere Bedeutung haben die schon erwähnte Milch und die Milchprodukte, die es in ungeheuer vielen Variationen zu kaufen gibt. Durch die verschiedenen Zubereitungen und Mischungen ändert sich die Struktur der Milcheiweiße. Daher sind sie immunologisch unterschiedlich verträglich. Aber grundsätzlich belasten sie den Organismus mit ähnlichen Eiweißen täglich wiederkehrend ohne Pause. Auch hier führt der Exzeß des Marktes, der wiederum seinen eigenen Gesetzen folgt, zu eintöniger Iteration, die paradoxerweise als ›Vielfalt‹ verbrämt wird.
Sie ist ein idealtypisches Beispiel für die ›Iteration nichtlinearer Reize‹ auf ein System mit ›sensitiven Ausgangsbedingungen‹. Früher gab es überall kleine Meiereien, die die Milch der Bauern eines Dorfes für die Bewohner des Dorfes umgesetzt haben. Dabei entstand noch etwas Butter, Sahne, Mager- und Dickmilch. Das war's. Mit dem ›Gemeinsamen Markt‹ des unvereinten Europas sind die kleinen Meiereien alle verschwunden. Riesige Konzerne mit gigantischen Umsätzen steuern das Verbraucherverhalten in der ganzen Welt. Wenn sie nicht von einem größeren Konkurrenten geschluckt werden wollen, müssen sie ihre Gewinne ständig maximieren und immer neue Varianten des gleichen Produktes auf den Markt bringen. Eine ›neue Milch‹ können sie zwar schlecht erfinden, aber wenn nötig, dürfen die Verbraucher wie in der Waschmittelindustrie auch

›auf dem Sektor gesunde Ernährung‹ von den neuesten Forschungsergebnissen ›profitieren‹. Es werden immer neue Zusätze entwickelt, die auch wieder aus Eiweiß bestehen.

Die Steuerung des Verbraucherverhaltens, also die künstliche Weckung von Bedarf, geschieht auf drei Wegen, und zwar:

1. durch eine möglichst ›leckere Verpackung‹;
2. durch immer neue ›gaumenfreundliche Mischungen‹ mit neuem Geschmack, aber mehr oder weniger gleichen Produkten. Das erinnert an die Virtuosität japanischer Auto- und Motorradhersteller, die den Markt pausenlos mit neuen Modellen des gleichen Produktes überschwemmen. Sie beherrschen die Kunst perfekt, Monotonie als Vielfalt erscheinen zu lassen;
3. durch die Methoden der Angstpropaganda.

Die dritte Strategie ist sicherlich die raffinierteste und erfolgreichste. Wir haben sie schon bei den Vitaminen und bei der Ernährung der werdenden Mütter kennengelernt. Das Prinzip ist banal, aber hocheffektiv: Die Experten schüren die Angst vor einem Mangel oder propagieren die Strategie der Vorbeugung und damit des Konsums. Wer viel schluckt, lebt länger, so lautet überall die gleiche Devise. Keine Methode ist so eingängig und konsumfördernd wie die Defizithysterie. In den Wohlstandsländern mit ständig abschöpfbaren Geldmärkten lassen sich damit große Geldströme umlenken, aber selbst aus armen Ländern der sogenannten ›Dritten Welt‹ werden mit dieser Methode bereits heute enorme Summen gepreßt. In den reichen Ländern hat die Verbreitung der Angst vor Osteoporose zu einem stetig anschwellenden Milchkonsum geführt. Damit ist unter immunologischen Gesichtspunkten allerdings aus einem tröpfelnden Rinnsal ein richtiger Strom geworden, der neben vielen anderen den immunologischen Quellsumpf der Neurodermitis ausgiebig speist. Auch hier begegnet uns das gleiche Paradoxon wie bei den Vitaminen: *Es wurden noch nie so viel Milch und so viele Milchprodukte in den Menschen hineingeschüttet, und es gab noch nie so viel Osteoporose wie heute.*«

Frau N.: »Wenn man das so hört, könnte man fast meinen, Milch mache Osteoporose und Vitamine verursachten Infektanfälligkeit.«

Dr. D.: »Das tun sie natürlich nicht; für diese Häufung gibt es andere Gründe. Aber offensichtlich können Milch und Vitamine die propagierten Erwartungen nicht erfüllen, diese führen die Bürger in die Irre und füllen nur die Säckel von Produzenten, Händlern, Heilern, Industriekonzernen und Wissenschaftlern. Haut und Schleimhäute werden dabei nicht robuster, sondern immer maroder.«

Frau N.: »Sie meinen abwehrschwach?«

Dr. D.: »Ja, das ist eine vornehme Umschreibung, die Durchblick vortäuscht, wo Unwissenheit vorherrscht. Ein weiteres Beispiel liegt mir noch am Herzen, das ich für besonders wichtig halte. Die Ernährung ist in diesem Jahrhundert genau wie die Psyche zu einer beliebten Spielwiese für Experten und ihre Theorien geworden. Das gilt nicht nur für Äpfel, Calcium und Milch oder die Vitamine, sondern auch für die *Fette*. Diese sind wie die Kohlenhydrate und die Eiweiße natürliche Bestandteile der Nahrung und erfüllen daher wichtige Funktionen in unserer Ernährung. Dennoch werden sie seit Jahren immer mehr verteufelt und zum regelrechten Feind der Wohlstandsgesellschaft gestempelt. Sicher: Wir sitzen zuviel, verbrennen zu wenig und füttern unseren Stoffwechsel im Übermaß. Als Folge nehmen wir fast alle an Körpermasse zu und werden krank daran. Als Ursache dieser Erkrankungen haben die Experten jedoch nicht so sehr unser Verhalten, sondern die Fette als Übeltäter ausgemacht. Systematisch werden sie daher aus der normalen Ernährung verbannt. Unter den Folgen hat wiederum unser Immunsystem arg zu leiden, denn die Fette umhüllen die Eiweiße und schützen so unsere Immunzellen vor der direkten Konfrontation. Im Normalfall hat der Darm die Fette eines Koteletts nämlich erst abgebaut, wenn die Darmbakterien die Eiweiße bereits in harmlose kleine Bruchstücke

165

zerkleinert haben, so daß das Immunsystem sie nicht mehr als ›fremd‹ empfinden und bekämpfen muß. Fettarmes Fleisch besteht dagegen (neben wenigen Ballaststoffen) fast aus purem Eiweiß, gegen das unser Immunsystem zum Frontalangriff blasen muß. Diese Zusammenhänge erklären, warum die meisten milchsensitiven Neurodermitiker fettreiche Butter und Sahne bestens vertragen, und sie legen nahe, den Fetten in der Ernährung aller Atopiker eine bevorzugte Stellung einzuräumen.«

Frau N.: »Da bleibt ja nicht viel übrig von den Theorien und Empfehlungen der modernen Ernährungslehre.«

Dr. D.: »Bezüglich der Fette können Sie ruhig Ihren Geschmacksnerven vertrauen: Fett ist nämlich auch Geschmacksträger der Nahrungsmittel. Wenn dem Fleisch sein natürlicher Fettgehalt entzogen wird, schmeckt es nach nichts mehr. Für Käse und andere Milchprodukte gilt dasselbe. Selbst das hat die Natur also weise eingerichtet. Die Experten dagegen beglücken die Menschheit mit ihren Theorien, zeigen aber wenig Empfindsamkeit für biologische Zusammenhänge. Doch merkwürdigerweise lassen sich ihre Flops so gut vermarkten, daß das ganze normale Leben binnen weniger Jahre auf den Kopf gestellt wurde und immer mehr Atopiker erbarmungslos in die Teufelsspirale des immunologischen Chaos getrieben werden.«

Wie die Haut unter der Zivilisation leidet

Dr. D.: »Alle Vorgänge in der Natur verlaufen rhythmisch. Mehr noch: Die Natur ist auf Rhythmus angewiesen. Daraus schöpft sie ihre Freiheit und Vielfalt und daraus wiederum die Fähigkeit, sich an neue Bedingungen anzupassen. Nur wenn natürliche Systeme sich ändern und entwickeln können, haben sie eine Überlebenschance auf Dauer. Dafür besitzen sie veränderbare ›sensitive Ausgangsbedingungen‹ statt starrer Verankerungen wie ein Otto-Motor, der sich aus ihnen nicht lösen kann und darf.

166

Die Rhythmen der Natur bedeuteten andererseits immer auch unberechenbare Überraschungen und Bedrohungen für die individuelle Existenz, da die Menschen Hungersnöten, Stürmen und sonstigen Naturkatastrophen bis zu diesem Jahrhundert oft hilflos ausgeliefert waren. Die Entwicklung von Wissenschaft und Fortschritt in unserer Gesellschaft ist daher stark von dem Bestreben geprägt, dieses Ausgeliefertsein zu mildern oder gar abzuschaffen. Bis auf schicksalhafte Ereignisse wie Erdbeben und Sturmfluten haben sich die wohlhabenden Länder inzwischen gegen alle äußerlichen Natureinwirkungen maximal abgeschottet. Der Schutz scheint komplett zu sein, haben wir doch fast die ganze Welt dank der Fähigkeiten von Wirtschaft und Wissenschaft bereits heute mit einem scheinbar perfekten Netz planender Ordnung überzogen. Der menschliche Geist scheint den Sieg über die Natur zu erringen. Wir können überall planend eingreifen, regeln und steuern wie noch nie in der Geschichte der Menschheit.

Aber ›die geplante Ordnung ist eine Falle der Vernunft‹[18], denn die künstlichen Eingriffe in natürliche Abläufe bedeuten immer Verlust von Rhythmus und dadurch von Freiheit, Anpassungsfähigkeit und Stabilität dank Flexibilität. Dies bekommen die Menschen in der Wohlstandsgesellschaft inzwischen mehr und mehr zu spüren. Denn sie haben über den Erfolgen von Technik und Wissenschaft allzu sehr vergessen, daß sie selbst ein Teil dieser Natur sind und ihre eigenen biologischen Voraussetzungen nicht beliebig abschaffen können.

Gerade das aber versuchen die Strategen des Marktes ihnen unaufhörlich einzureden. Sie müssen das tun, wenn sie selbst überleben wollen. Den scheinbaren Schutz vor der Natur haben wir durch eine unbemerkte freiwillige Versklavung mit Hilfe selbstgeschaffener Instrumente von Technik und Fortschritt erkauft. Ob Vitamine, Calcium, Magnesium, Milch und Milchprodukte, Knoblauch oder was auch immer – der Konsum muß nach den Gesetzen des Marktes unaufhörlich gesteigert werden, damit das Wirtschaftssystem nicht zusammenbricht.

Deshalb muß den Konsumenten das Motto ›viel bringt viel‹ eingehämmert werden. Bis ins Unterbewußtsein ist den meisten Bürgern suggeriert worden, daß es ihnen um so besser gehe, daß sie um so gesünder seien und desto länger lebten, je mehr sie von den Angeboten des Marktes verzehrten, egal wie sie leben und was sie tun, ob sie sich im Freien bewegen oder drinnen vor dem Fernseher hocken, ob sie Sport treiben oder nur am Schreibtisch sitzen, sich rhythmisch ernähren oder monoton, Tiere im Freien oder in der Wohnung halten, eine Zentralheizung haben oder einen Kohleofen, Wärme und Kälte an ihren Körper heranlassen oder nicht.

Als Folge der logistisch gesteuerten modernen Lebensweise, einer Art unbewußtem Leben ›von der Stange‹, sind der Konsum an Eiweißen und die sonstige Umzingelung durch körperfremde Eiweiße in der zweiten Hälfte dieses Jahrhunderts exorbitant gestiegen. Viele kleine unscheinbare Veränderungen addieren sich unsichtbar zu einer bedrohlichen Überladung, Überlastung und schließlich Überforderung der Immunsysteme. Wo immer wir hinschauen: Die fortschrittliche Gesellschaft, das moderne Leben lassen keine Gelegenheit aus, die Immunsysteme der Kinder und unsere eigenen von der Zeugung an zu belagern, ohne daß wir es ahnen, sei es durch die extrem frühe Fütterung mit Babynahrung, die Verwahrung einer großen Zahl von Kindern in Kindergärten, die industrielle Produktion von Nahrungsmitteln, deren Mischungen und marktgerechte Verwandlungen, durch die massiv mit Fremdeiweißen ›angereicherte‹ Luft in unseren überisolierten Häusern, den Tupper-Dosen aus Stein und Glaswolle, also durch unsere naturferne Lebensweise insgesamt. Je mehr die Menschen sich in diesem Jahrhundert von ihren natürlichen Lebensbedingungen entfernt haben, desto mehr wurden die Immunsysteme von scheinbar harmlosen Eiweißen umzingelt und stranguliert.

Mit anderen Worten: Der natürliche *Rhythmus* ist der hochentwickelten Wohlstandsgesellschaft grundsätzlich verlorengegangen. Überall, wo Wissenschaft und Technik in die natürlichen Abläufe eingreifen, geht der ursprüngliche Rhythmus verloren, und die *Monotonie der Zivilisation* entsteht. Ob mit der Begradigung der Flüsse, mit der Monokultur im Ackerbau und in der Viehzucht, mit der modernen Ernährungsweise, immer wird der Natur der Rhythmus genommen und ihr als Zeichen von wissenschaftlichem, medizinischem, sozialem oder ökonomischem ›Fortschritt‹ die Monotonie aufgezwungen. Monotonie aber bricht jedem biologischen System das Rückgrat, was Sie aus der Theorie noch erinnern werden. Denn die lebensnotwendigen Freiheitsgrade für die permanente Anpassungsleistung biologischer Systeme gehen dadurch verloren. Allerdings: Vor der Kapitulation wehren sie sich heftig gegen die Strangulation, jedes System mit seinen Waffen: die Flüsse reagieren mit Überschwemmungen, das Klima mit Sturm, Sturmfluten und Dürre, die Immunsysteme mit Entzündungen.

Die Waffe des Immunsystems ist die Entzündung. Mit ihrer Hilfe versucht es, jede Art von Feind zu ›verbrennen‹. Spielt sich die Entzündung auf der Haut ab, so heißt die Katastrophe Neurodermitis. Das eine Immunsystem fühlt sich schneller bedroht und mobilisiert ohne langes Zögern seine Soldaten, das andere bleibt unter den gleichen Bedingungen – noch – gelassen. Welches Immunsystem wann und wie reagiert, hängt von unseren Genen ab. Wir können sagen: Je sensibler es veranlagt ist, je mehr ›Radarschirme‹ es zur Verfügung hat, desto früher registriert es der Natur widerstrebende Lebensbedingungen und um so lauter weist es uns auf Gefahren für Natur und Gesundheit hin.

Wir aber hören die Signale nicht, verstehen seine Sprache nicht. Das will uns nicht in den Kopf, daß eine Krankheit eine *normale* Reaktion eines biologischen Systems und das, was wir für normal halten, nämlich unser alltägliches Leben mit seinen monotonen Verbrauchergewohnheiten und strangulierenden Marktstrategien, *krankhaft* sein soll. Doch schon zu allen Zeiten haben die hochempfindlichen Varianten der Abwehr-systeme mit ihrer besseren Ausstattung an immunologischen Radarschirmen der Menschheit immer wieder am Beispiel aller-gischer Krankheiten vor Augen geführt, daß die Natur ein beliebiges, bedenkenloses Mischen fremder organischer Kom-ponenten nicht duldet und gelegentlich sogar mit tödlichen Sanktionen ahndet.

Leider haben selbst die Wissenschaftler das immer nur für eine ›Laune der Natur‹ gehalten. Auch sie beurteilen die Vorgänge in der Natur im allgemeinen mit menschlichen Maßstäben wie ›nützlich‹ oder ›nutzlos‹, wie das schon der Vater des Begriffes ›Allergie‹, Clemens von Pirquet, 1911 tat. Die Logik der Aller-gie wie die der Natur richtet sich aber nicht nach unseren schnöden Kriterien des Vor- und Nachteils für unsere im Gesamtkonzept der Natur unwichtige Existenz. Das Immun-system orientiert sich vielmehr an einer grundsätzlicheren Logik: Laschheit gegen die uns genehmen Fremdeiweiße wür-den wir mit einem Verlust der spezifisch immunologischen Abwehr gegen die Eiweiße von Parasiten jeder Art bezahlen. Das wäre tödlich. Sie erinnern sich: Es geht bei der Unterschei-dung von Fremdeiweißen immer um ›Sein oder Nicht-Sein‹. Von dieser bio-logischen Sichtweise, die uns kein Labortest präsentiert, ist die Wissenschaft weit entfernt, wenn sie die Allergie für ›eine Laune der Natur‹ oder ›mangelnde Regula-tionsfähigkeit unserer Immunstreitkräfte‹ hält.[19] Das scheinbar ›blinde Umsichschlagen‹ der Immunsysteme in der Neuzeit be-zeichnete erst kürzlich die Zeitschrift ›bild der wissenschaft‹[20] als ›Amoklauf der Natur‹, obwohl doch die moderne Gesell-schaft den Fortschritt mit einem Amoklauf durch die Natur erkauft hat. Wie weise dagegen die Ansicht eines Allgäuer Bio-bauern, für den ›die Natur gut ist, wenn man gut mit ihr umgeht‹[21].

Frau N.: »Sie lassen ja nicht viel Gutes an der Zivilisation. Trotzdem werden die Menschen älter dabei.«

Dr. D.: »Wie sollte ich auch. Als Arzt kämpfe ich jeden Tag wie Don Quijote gegen die Windmühlen, während die Leiden der Kinder, mit denen Mütter wie Sie zu mir kommen, immer häufiger, schwerer und hartnäckiger werden. Ich kann doch nicht einfach die Augen davor verschließen, wie das die Gesellschaft seit fünfzig Jahren vor den Verkehrstoten und -verstümmelten tut. Denken Sie nur an Ihre Tochter!

Älter werden die Menschen zwar noch, aber bestimmt nicht wegen der Anreicherung unseres Lebens mit Fremdeiweißen. Im Gegenteil, daran sterben inzwischen viele alte Menschen unbemerkt. Für die Verlängerung des Lebens gibt es andere - Gründe. Doch die betreffen bisher nur Generationen, die in einer völlig anderen Zeit geboren sind. Sie gehören schon nicht mehr dazu.

Besonders schwer tun sich die Experten für die Allergien, die Allergologen, mit den zahllosen Signalen der Immunsysteme, da sie monolinear nach den Übeltätern suchen, obwohl die allergene Gesamtbelastung entscheidend ist und nicht das Einzelallergen, das für sich genommen völlig harmlos ist. Das ist so schwer zu begreifen, daß ich mich ständig wiederholen muß. Von einigen Ausnahmen wie den sogenannten erzwungenen Allergien abgesehen, sind zur Auslösung einer Krankheit wie der Neurodermitis viele Allergene und Sensibilisierungen erforderlich. Die Voraussetzungen für die entsprechende Umzingelung hat die Zivilisation erst seit ungefähr einer Generation geschaffen, wie wir gerade diskutiert haben. Dieser Situation der globalen immunologischen Strangulation durch einen extremen Verlust von Rhythmus aber werden der Begriff der *Allergie*, das damit verbundene Konzept der *Allergologie* und ihr Instrumentarium der *Allergietests* nicht gerecht. Die Allergologie mit ihrem traditionellen Wissenschaftsverständnis hat bisher keinen Zugang zu den Unregelmäßigkeiten in der Natur gefunden. Sie ist daher schlecht für die zu lösenden immensen gesundheitlichen Probleme gerüstet, die inzwischen unerbittlich wie Seuchenzüge ihren Marsch durch die zivilisierten Länder fortsetzen.

Denn von dieser Entwicklung sind *alle* Menschen betroffen, nicht nur die Allergiker, wie die Allergologen meinen, weil deren Immunsysteme nach außen sichtbar mit Krankheitszeichen reagieren. Ihre seuchenartige Zunahme in der modernen Gesellschaft signalisiert uns jedoch seit langem eine bedrohlich wachsende Gefährdung der Gesundheit der Menschen, besonders auch kommender Generationen.

Die Reflexionen über das Immunsystem führen uns zu einer brisanten Erkenntnis: Auch wenn wir es noch nicht wahrhaben wollen und lieber die Seele oder die Gifte der Chemie an den Pranger stellen: Die Haut, die immer ›als Spiegel der Seele‹ betrachtet wird, ist viel umfassender ›der Spiegel unseres normalen Lebens‹.«

Frau N.: »Aber das hat doch ungeahnte Konsequenzen. Nicht auszudenken, wenn das so weitergeht.«

Dr. D.: »Wir können dieses Kapitel mit der Feststellung schließen, daß der unscheinbare Begriff der *Monotonie* den Schlüssel zu einem bisher ungelösten Rätsel liefert, der Frage nämlich, warum allgemein die Allergien in den letzten Jahrzehnten ständig und immer rasanter zunehmen.«

Seele in Not?

Das schwierige Kapitel der Psyche

Dr. D.: »Man kommt an der Neurodermitis nicht vorbei, ohne über die Seele und das Unbewußte zu reden. Dieses Kapitel hat ebenfalls seine Tücken, aber die liegen weniger in der Natur der Sache, als vielmehr in dem, was die Menschen daraus geschlungen und zurechtgestrickt haben.«

Frau N.: »Also mache ich mich wieder auf eine Stacheldrahtrolle gefaßt.«

Dr. D.: »So kann man es auch nennen. Es gibt jede Menge Stacheldraht zum Verwickeln. Vielleicht muß ich mich korrigieren; die Schwierigkeit liegt wohl an beiden, also am Problem selbst und an unserer Neigung, bio-logische Fäden bis zur Unkenntlichkeit zu verknäulen, was nicht selten von versteckten Interessen geleitet wird.«

Frau N.: »Ich hatte nach unseren letzten Gesprächen den Eindruck gewonnen, Sie würden der Seele keine Bedeutung beimessen, was die Neurodermitis angeht. Habe ich das falsch verstanden?«

Dr. D.: »Das scheint nur so. Ich sehe die Beziehung aus einer etwas anderen Warte. Bei dem Thema fallen mir meine ersten Berufsjahre ein. Als Gesellschaft haben wir ja ein extrem kurzes Gedächtnis. So will heute kaum noch jemand wissen, daß damals viele Patienten ihrem Arzt am liebsten die Augen ausgekratzt hätten, wenn er es wagte, auf mögliche Zusammenhänge zwischen körperlichen Beschwerden und psychischen Einflüssen hinzuweisen. ›Ich bin doch kein Simulant‹, hieß es dann empört. Die Patienten wollten eine Pille gegen ihre Beschwerden und empfanden die Aufforderung zum Nachdenken als

Zumutung. Inzwischen hat sich das Blatt gewendet, aus einer schwarzen wurde eine weiße Seite.«

Frau N.: »Wie ist das zu verstehen?«

Dr. D.: »Nun, wenn ich heute bezweifle, daß die eigene Theorie der Patienten über die seelischen Ursachen ihrer Krankheit stimmt, gucken sie mich fast genauso böse an wie umgekehrt vor 25 Jahren. Ich sehe schon an ihren Augen, wie sie mir innerlich den Rücken kehren, weil sie glauben, es besser zu wissen.«

Frau N.: »Wollen Sie damit sagen, daß es auch in der Medizin Moden gibt und die Menschen der jeweiligen Zeitströmung folgen?«

Dr. D.: »Sicher. Diese gehen meist auf eine neue oder wiederentdeckte Theorie oder auf Erkenntnisse eines Experten zurück oder folgen einer Strömung, von der bestimmte Leute profitieren. Die Masse der Menschen springt lediglich auf den Zug auf.«

Frau N.: »Wie verhält es sich Ihrer Meinung nach denn wirklich?«

Dr. D.: »Es gibt ein paar sehr simple Zusammenhänge, die wir festhalten könnten. So hat jedes Organ, ja, jede Zelle eine Verbindung zum Nervensystem, da kein Organ ohne übergeordnete und koordinierende Steuerung funktionieren kann. Das gilt selbstverständlich auch für die Haut und für das Immunsystem, wobei hier die nervöse Steuerung naturgemäß versteckter und komplexer sein muß, da es sich um ein Organ ohne Sitz und Stimme, aber mit enormem Einfluß handelt. Je nach Art, Sitz und Funktion der Organe hat die Natur im Laufe von Jahrmillionen jeweils die perfekteste Verbindung zum Nervensystem entwickelt, die in ihrem Sinn optimale Resultate erbringt. Entsprechend gibt es wohl kaum einen Vorgang in unserem Körper, der nicht mit unserem Nervensystem und so mit unserer Seele rückkoppelt. Daraus haben schon die alten Römer den Schluß abgeleitet, daß es einen gesunden Geist nur in einem gesunden Körper geben kann.

Körper, Geist und Seele sind eine Einheit. Eigentlich ist diese Erkenntnis banal. Wie sollte es auch anders sein? Wie sollte wohl ein Körper ohne Geist und Seele funktionieren, außer vielleicht an den Schläuchen der modernen Intensivmedizin? Und wie sollte eine Seele ohne Körper existieren, jedenfalls im irdischen Leben? Alles andere ist Glaubenssache.

Die Aussage ist aber so global, daß sie nichts aussagt. Sie ist in dieser Form platt. Man muß sich dieses Verhältnis ein bißchen genauer ansehen, am besten an Hand von zweifelsfreien Beispielen.

Nehmen wir einen nicht seltenen Verkehrsunfall an: Ein junger Mensch verliert im Straßenverkehr ein Bein oder mehr, ein anderer die Nase oder das ganze Gesicht. Mehr als tausend Verkehrsopfer pro Jahr werden querschnittsgelähmt. Diese Ereignisse bedeuten mit Sicherheit eine Katastrophe für das Leben der Opfer und sie entstehen völlig unabhängig von der Seele. Dennoch überstehen die meisten von ihnen diese Krise, und zwar dank ihrer Seele. Welche Chance hätten sie wohl zu überleben, wenn die Seele sie in dieser ›Streßsituation‹ auch noch krank machen würde? Und könnte man von ihr etwas anderes erwarten, wenn man ›subjektiven Streßfaktoren‹ bereits unterstellt, sie könnten eine Neurodermitis auslösen? Aber siehe da, die Seele gibt ihnen die Kraft, die sie benötigen, um eine körperliche Katastrophe dieses Ausmaßes zu meistern, wie sie das im übrigen immer schon getan hat, wenn Menschen von existentiellen Katastrophen heimgesucht wurden.

Letztere hielt das Leben bis zur Mitte dieses Jahrhunderts (in vielen Ländern auch noch heute, selbst in Europa) für viele Menschen in reichlicher Zahl parat: Wirtschaftskrisen, Hungersnöte, Kriege, Ausbombung, Vertreibung, Flucht, Verlust ganzer Familien und noch einiges mehr. Daran denkt heute kaum noch jemand, wenn er von ›Streß‹ spricht und seinen unangenehmen Chef oder den Schulbeginn eines Kindes meint. Manche Menschen haben diesen existentiellen Streß nicht überstanden und sind an ihrem seelischen Kummer zugrundegegangen. Die meisten aber haben die Katastrophen überlebt, und zwar dank ihrer Seele, die wohl der sicherste Garant dafür ist, daß die Menschen auch in schwierigsten Situationen eine Überlebenschance haben. Diese Einsicht war den Menschen bis vor dreißig, vierzig Jahren sehr bewußt, wie etwa der Spruch ›Der Glaube versetzt Berge‹ zeigt.

Am Beispiel der Straßenverkehrsopfer können wir sehen: Die Seele macht die Menschen offensichtlich stark. Sie hat ihnen immer geholfen, Krisen, Katastrophen und existentielle Bedrohungen zu überstehen. Sie besaßen in früheren Zeiten oft genug nichts als die Seele zu ihrem Schutz und konnten es sich nicht leisten, diese auch noch für ihre Gebrechen verantwortlich zu machen. Und das war ihnen sehr bewußt.«

Frau N.: »Das hat sich aber dramatisch geändert. Heute ist es genau anders herum. Alle Ärzte, nicht nur der Neurologe, haben immer nach psychischen Problemen bei uns gesucht, mal abgesehen von meinem alten Hausarzt. Der traut noch seinem eigenen Verstand und fällt auf Zeitgeistmoden nicht herein. Sonst denken alle immer nur das gleiche, die Leute in der Selbsthilfegruppe, die Nachbarn, die Verwandten. Stets wurde ich gefragt, ob ich Streß hätte und was für welchen. Sie haben es einfach als Tatsache unterstellt. Man hat gar keine Chance, sich dagegen zu wehren. Man muß ohnmächtig zusehen, wie sie einen, mit und ohne Worte – letzteres ist oft noch schlimmer –, zum Schuldigen stempeln. Mit dem Streß meinen sie entweder die Beziehung der Mutter zum Vater, zum Kind oder zwischen allen. Es bleibt also immer an uns Müttern hängen.

Auch in wohlmeinenden Büchern, Ratgebern, Artikeln, Zeitschriften, ob von Ärzten, Psychologen, Heilpraktikern oder Laien verfaßt, überall werden die Mütter als Übeltäter ausgemacht. Ich erinnere mich an einen Satz, den ich in einer Broschüre über Ekzeme in einem Wartezimmer gelesen habe: ›Oft ist eine immense Spannung zwischen Mutter und Kind schon beim ersten Kontakt zu spüren.‹ Dieser Satz, der aus der Feder eines Arztes stammt, eines Mannes natürlich, hat mich besonders geärgert. Damit sagen die Männer doch nichts anderes, als daß es an den Müttern liegt, wenn jedes Jahr mehr Kinder an Neurodermitis erkranken. ›In den letzten 40 Jahren haben die Neurodermitis-Erkrankungen dramatisch zugenommen‹, stand kürzlich in einer Zeitschrift für Neurodermitiker zu lesen. Sind wir die Ursache für das Drama? Ich frage mich, wo diese Männer ihren Verstand haben. Nach der männlichen Logik werden die Mütter immer mehr zur Gefahr für ihre Kinder. Irgendwann müßte man sie wohl noch ganz abschaffen!«

Neurodermitis und psychosomatische Medizin

Dr. D.: »Wie gut, daß Sie keine medizinischen Fachzeitschriften lesen. Da würde Ihnen aber richtig der Hut hochgehen. Wollen Sie mal eine Kostprobe hören? ›Das Neurodermitis-Kind ist zu bedauern. Die Mutter macht in der Regel zuviel mit dem Kind, sie überfordert es permanent.‹ So zu lesen in *Ärztliche Praxis 99/1993* unter der Überschrift ›Die Mutter mitbehandeln – Streß-Übertragung stoppen‹. Auch diese Worte stammen von einem Mann.«

Frau N.: »Aha. Die Kinder sind also nicht wegen der Krankheit zu bedauern, sondern wegen der Mütter. Das ist wirklich stark. Natürlich würden die Mütter weniger mit ihren Kindern machen, wenn ihnen einer von all den gescheiten Experten sagen könnte, *was* sie tun sollen. Mir hat keiner geholfen. Sie waren alle ebenso hilflos wie ahnungslos. Was bleibt uns denn anderes übrig, als permanent etwas Neues zu probieren? Wir müssen doch mit dem weinenden Kind leben, rund um die Uhr, und können nicht einfach die Tür zumachen wie die Fachleute in ihren weichen Ledersesseln. Das ist regelrecht perfide. Wir mühen uns Tag und Nacht ab, bekommen nicht nur nirgends konkrete

Hilfe, sondern werden zu allem Überfluß auch noch für ›Streß-Übertragung‹ verantwortlich gemacht! Dabei kriegen wir unseren Streß doch erst, wenn die Kinder bereits krank sind!

Glücklicherweise denken nicht alle Männer so, auch mein Mann ist anderer Meinung. Er sagt, die Männer haben die Welt auf den Kopf gestellt, in weniger als hundert Jahren, Stück für Stück und immer um kurzfristiger Vorteile willen.«

Dr. D.: »Das haben wir alles ausführlich besprochen, und wir wissen beide, daß es die handfesten, dinglichen Veränderungen im Leben sind, die die Immunsysteme der Kinder umzingeln und strangulieren und nicht die geistig atmosphärischen. Auch die Zahlen sprechen für sich: ›Bereits im ersten Lebensjahr ist bei 25 Prozent der Kinder eine atopische Erkrankung sicher zu diagnostizieren, davon bei zwölf Prozent ein atopisches Ekzem. Die meisten Neuerkrankungen an Neurodermitis wurden in den ersten drei Lebensmonaten registriert.‹[22]

Man kann also sagen, bevor eine wesentliche, negative psychische Belastung die Säuglinge prägen könnte, haben sie bereits ihre Neurodermitis. Übrigens wurden Kinder noch vor wenigen Jahren oft genug mit dem ›schwarzen Mann im Keller‹ erzogen, also mit Ängstigungen, Drohungen, Schlägen und ähnlichen ›Erziehungsmaßnahmen‹, die noch früher in vielen Familien und auch in den Schulen an der Tagesordnung waren. Neurodermitis bekamen sie trotzdem nicht. Auch, daß das Ekzem immer früher ausbricht, scheinen die Psychosomatiker gar nicht zur Kenntnis zu nehmen. Was sollte man sonst von Sprüchen wie den folgenden aus einer Zeitschrift für Neurodermitiker halten: ›Die Haut symbolisiert Einschränkung und Verlust. Die Hauterkrankung ist Ausdruck für verleugnete Gefühle und Bedürfnisse.‹ Oder noch mechanistischer: ›Solange ein Neurodermitiker sich nicht seiner Haut wehrt, wehrt sich seine Haut stellvertretend für ihn.‹ Wie und womit sollte sich wohl ein drei Tage, Wochen oder Monate alter Säugling wehren?

Dagegen spricht weiter, daß es sich meist um ›eine Krankheit aus besserem Hause‹ handelt[23], weil ›das Milieu in den Wohnungen der besser Verdienenden für Allergisierung günstiger ist‹[24]. Daß also ›die psychische Verfassung des Hautkranken zu seiner Erkrankung führen kann‹, wie selbst eine Universitäts-Hautklinik vermutet[25], ist das am wenigsten Wahrscheinliche.«

Frau N.: »Aber alle glauben daran. Warum bloß?«

Dr. D.: »Dazu sollten wir uns noch einmal ins Gedächtnis zurückrufen, daß es sich hierbei um unsichtbare Vorgänge handelt, die auch mit technischen Mitteln nicht darzustellen sind. Das Problem liegt in der ›vierten Dimension‹, zu der die gewohnten einfachen Zugänge verwehrt sind. So versagen die üblichen perfekten technischen, aber unbiologischen Schlüssel der Medizin. Deshalb sucht jeder nach möglichen Erklärungen. Der eine, weil er als ›Experte‹ seinen Patienten Rede und Antwort stehen muß, die anderen, weil sie ein profitables Beschäftigungsfeld wittern, und die Betroffenen, weil sie die Verwurzelung in dem uralten Erfahrungswissen ihrer Vorfahren verloren haben.

Hierbei gebührt den Psychosomatikern zweifelsohne das hohe Verdienst, die Diskrepanz zwischen dem linear-kausalen Ansatz der naturwissenschaftlich ›objektiven‹ Medizin und der Komplexität der Lebensvorgänge einschließlich krankhafter Störungen, die aus der Auseinandersetzung des Körpers mit seiner Umwelt entstehen, gespürt zu haben. Sie haben die Grenzen des mechanischen Denkens in der Medizin früher als alle anderen erkannt und sich daher auf die Suche nach neuen Modellen zur Erklärung von Krankheitszuständen gemacht, die augenscheinlich organisch nicht erklärbar waren. Die ersten Psychosomatiker müssen hochsensible Menschen gewesen sein. Da die Zahl der unklaren Beschwerden in den letzten fünfzig Jahren unaufhörlich stieg, fielen die neuen psychodynamischen und psychosomatischen Erklärungsansätze nach anfänglichen Widerständen auf einen hochgradig fruchtbaren Boden.

Es war wie ein Geschenk, als die Idee vom krankmachenden ›Streß‹ geboren wurde. Sie verbreitete sich gierig wie ein Lauffeuer und wurde zur willkommenen scheinlogischen ›Hilfe‹ für viele. Plötzlich hat jeder eine einfache, scheinbar plausible Erklärung für das Unerklärliche. Sehr komplexe, verborgene biologische Zusammenhänge lassen sich auf einen erstaunlich einfachen, für jeden verständlichen, scheinbar logischen Nenner bringen, der auch noch den Zugang zur ›vierten Dimension‹ ermöglicht.

Dabei geht allerdings die Präzision der Argumentation schnell verloren. Ohne Rücksicht auf Logik und Bio-Logik werden bloße Hypothesen als gesicherte Erkenntnisse verbreitet, und die Menschen glauben daran. Eine neue Religion ist geboren, der es nicht schwerfällt, weitere emotionale Faktoren zu finden, auf die das Konzept vom Streß übertragbar ist. Die psychosomatische Medizin wittert mittlerweile in jeglicher Gemütsbewegung eine Gefahr für die Gesundheit. Angst, Trauer, Schreck, Anspannung und andere lösen zwar für jeden nachvollziehbar vorübergehende körperliche Veränderungen aus. ›Der Schreck sitzt mir noch in den Gliedern‹, drückt auf einfache Weise diesen offensichtlichen Einfluß der Seele auf den Körper aus. Doch machen sie den Körper wirklich krank? Oder ist das psychodynamische Modell in Wirklichkeit eine Falle, in die blind hineinfällt, wer sich nicht an der Bio-Logik orientiert?«

Frau N.: »Wie meinen Sie das denn?«

Dr. D.: »Wie Sie selbst schon festgestellt haben, werden den Patienten und den Müttern bei vielen ungeklärten Gesundheitsproblemen fast reflexartig angebliche Störungen im seelischen Bereich unterstellt. Sie können sich dagegen gar nicht mehr wehren. ›Bei der Neurodermitis spielen psychische Faktoren eine große Rolle‹ können Sie vom Hamburger Abendblatt[26] über das Lehrbuch der Psychosomatischen Medizin[27] bis hin zur katholischen Symbolfigur Eugen Drewermann[28] uni-

180

sono überall lesen und hören. Der ›psychodynamische‹ Ansatz wird extrem mechanistisch gehandhabt und deshalb für viele Mütter und erwachsene Patienten zu einer schweren zusätzlichen Belastung. Mir fallen dazu die Worte einer Patientin ein: ›Die ständige Suche nach den eigenen seelischen Schwächen oder Defekten macht so hilflos. Man hat gar kein Zutrauen mehr zu sich selbst. Das hat mich geprägt, ich hatte noch lange daran zu knacken.‹

Allerdings wird die Scheinlogik durch die Krankheit selbst gefördert. Denn sie scheint ja wirklich ganz einfach zu sein, die Beziehung zwischen Körper und Seele. Wir brauchen uns nur einmal die Erlebnisse der Patienten anzusehen und ihre Erfahrungen anzuhören. Viele selbst Betroffene, aber auch die Mütter von neurodermitiskranken Kindern erleben und beobachten, daß Juckreiz und Ekzem zunehmen, wenn die Betroffenen seelischen Belastungen ausgesetzt sind. Daraus leitet die ›Psychodermatologie‹ ab, daß ›psychische Probleme die akute Symptomatik einer Neurodermitis triggern können‹[29]«

Die Streß-Theorie – ein biologie-fremdes Modell

Frau N.: »Das kann ich auch bestätigen. Selbst auf harmlose Verbote, also gar nicht auf echten Streß, reagierte Corinna oft schon mit prompten Kratzmanövern. Andererseits wurde in meiner Kindheit mit allen möglichen Verboten nicht lange gefackelt, aber gekratzt hat sich deswegen damals kein Kind. Wir gehen heute viel behutsamer und nachsichtiger mit unseren Kindern um. Ich frage mich oft, wo da der vielbeschworene ›Streß‹ sein soll. Können Sie mir sagen, was man unter Streß wirklich versteht? Alle reden ständig davon, aber ich glaube, die meisten wissen gar nicht, was das Wort bedeutet.«

Dr. D.: »Unter ›Streß‹ verstehen wir in aller Regel eine starke Belastung, die nervöse, vegetative und hormonelle Strukturen und Mechanismen in unserem Körper aktiviert, vor allem das sympathische Nervensystem, das Zentralnervensystem, die Nebenniere, aber auch alle anderen Zellen des Körpers, um auf die jeweilige Belastung adäquat reagieren zu können. Es handelt sich um eine uralte Form komplexer Anpassungsmechanismen bei der Begegnung zwischen Mensch und Umwelt. Dazu gehörte in grauer Vorzeit ohne Zweifel auch die Fähigkeit, schnell auf Flucht umschalten oder sich auf Gefahren vorbereiten zu können. Daran ist nichts Krankmachendes, im Gegenteil: Es handelt sich um ein hocheffektives biologisches System, das dem Menschen das Überleben in einer nicht immer freundlichen Natur sicherte. Dieses physiologische Modell wurde später an Mäusen im Käfig erforscht und als Modell des *sozialen Streß* auf den Menschen übertragen. Der biologische Sinn des Schutzes und der vitalen Anpassungsleistungen ging dabei völlig verloren. Vielmehr wurden darin die Bedingungen zur Entstehung chronischer Krankheiten gesucht und gefunden. Das sind Überlastungen und Überforderungen, die eine wiederholte Aktivierung des sympathischen Nervensystems und der Nebenniere auslösen. Aus einem komplexen biologischen System, das dem Überleben dient, wurde so unter Anwendung isolierter Laborversuche eine Einbahnstraße konstruiert: Belastungen und Anforderungen werden automatisch in Überlastungen und Überforderungen umgewandelt. Wurden ursprünglich noch Extrembelastungen, Krisen und Katastrophen, langdauernde Isolation, seelischer Schock als krankmachende Streßauslöser im Sinne psychosomatischer Theorie ausgemacht, so verwässerte der Streßbegriff in der Wohlstandsgesellschaft immer mehr. Inzwischen werden die banalsten und normalsten ›Belastungen‹ des täglichen Lebens, ob Arbeit oder Arbeitslosigkeit, Einschulung, Hausaufgaben, Prüfungen, Geburt eines Geschwisterchens, Trennung, Versagen und ähnliches als ›Streß‹ gedeutet und nicht selten auch ›behandelt‹. Das, womit der Mensch in Berührung kommt, wird dagegen überhaupt nicht beachtet.

182

Da die Wertung einer Situation als ›Streß‹ in das subjektive Belieben jedes einzelnen gestellt ist, wird die Latte der ›Stressoren‹ immer niedriger gehängt. Man nimmt irgendein beliebiges Ereignis, das vielleicht nicht ganz so alltäglich ist wie Essen und Trinken, und stilisiert es zum krankmachenden Streß hoch, wenn es zufällig zum gleichen Zeitpunkt eintritt wie eine Krankheit. Dabei werden immer zwei wahrnehmbare Ereignisse – zum Beispiel ein Examen und der Ausbruch einer Neurodermitis – kausal miteinander verknüpft, während sich die eigentliche Ursache unsichtbar in der vierten Dimension verbirgt.

So ist eine ›neue Realität‹ entstanden, mit der die Menschen meines Erachtens neurotisiert werden. Jede Arbeit, jede Leistung wird als ›Streß‹ bezeichnet, inzwischen vielleicht auch schon tatsächlich so empfunden. Dahinter verbirgt sich eine Beliebigkeit, die es praktisch jedem gestattet, seinen eigenen Streß zu jeder Zeit zu kreieren und für jede körperliche Beschwerde verantwortlich zu machen. Die Gesellschaft züchtet auf diese Weise systematisch geistig soziale Dekadenz.

Es ist demnach nicht der tägliche Wahnsinn, den wir alle betreiben, nicht ein faustischer Geist namens Fortschritt, der uns krank macht, sondern das biologische Erbe unserer Ahnen, uralte Reflexmechanismen, die die Natur zum Schutz des Menschen entwickelt hat, deren Sinn uns aber in den behaglichen Schutz- und Trutzburgen moderner Wohnkultur ziemlich verlorengegangen ist.«

Frau N.: »Man könnte fast sagen, das Normale wird zum Krankhaften stilisiert, und das Krankhafte ist normal geworden.«

Dr. D.: »Nicht immer. In einer älteren Ausgabe einer Zeitschrift für Neurodermitiker fand ich die Schilderung einer jungen Neurodermitikerin, die der üblichen Logik widerspricht: ›In den letzten Wochen hatte ich einige Prüfungen und hatte Angst, daß es durch den damit verbundenen Streß und die Versagensängste wieder losgehen würde. Das war aber nicht der

Fall!<[30] Ihre Seele tat den Psychosomatikern offenbar nicht den Gefallen, auf den vermeintlichen Streß zu reagieren, indem sie einen Neurodermitisschub auslöst.«

Frau N.: »Vermutlich hat sie während der Prüfungsvorbereitungen darauf geachtet, nicht ständig mit ihrer Haut und ihrer Nase über den Milben der Teppichfußböden zu sitzen.«

Dr. D.: »Oder sie hatte Glück mit dem Klima, und ein besonders kalter und trockener Winter bewahrte sie vor zu vielen Schimmelpilzsporen.«

Frau N.: »Vielleicht sogar beides. Dann hatte sie doppeltes Glück.«

Dr. D.: »Das ist fast anzunehmen. Unter den heutigen Lebensbedingungen braucht inzwischen fast jeder ein bißchen Glück. Nicht wenige junge Menschen werden gerade während einer Prüfungsphase von gesundheitlichen Problemen heimgesucht. Die unentwegte Schreibtischarbeit und die Konzentration auf den Prüfungsgegenstand führt oft dazu, daß man seinem Körper keine Abwechslungen mehr gönnt.«

Frau N.: »Aber warum sind die Kinder so empfindlich, daß ihre Haut auf jede winzige Belastung zu reagieren scheint? Die Frage ist für mich nach wie vor ungelöst.«

Dr. D.: »Aber eigentlich könnten Sie sie längst selbst beantworten. Stellen Sie sich eine komplizierte Kette aus vielen Gliedern vor. Ein oder zwei davon sind schwach, sagen wir verrostet, und nun geht jemand hin und setzt die Kette unter Zug. Wer reagiert zuerst?«

Frau N.: »Natürlich die schwachen Glieder!«

Dr. D.: »Ja, aber sind diese Glieder deswegen schwach, weil die Kette gerade ›gestreßt‹ wird?«

Frau N.: »Nein, sie waren schon vorher verrostet.«

Dr. D.: »Eben. Bei einem biologischen System ist das nicht anders. Wir wissen auch schon, warum die ›immunologischen Glieder‹ so empfindlich sind und zu welchem Zweck.«

Frau N.: »Nein, das weiß ich leider noch nicht.«

Dr. D.: »Aber Sie erinnern sich doch noch an die ›Achillesferse des Immunsystems‹ (s. S. 120 ff). Im stabilen Zustand unterscheidet es genau zwischen Freund und Feind; es reagiert extrem spezifisch nur auf ganz bestimmte Gegner wie zum Beispiel Masernviren oder Tetanusbazillen. Chaos im Immunsystem entsteht dagegen durch den Verlust der ursprünglichen Antigenspezifität. Nun reagiert es auf ›Hinz und Kunz‹, also auch auf völlig unspezifische Einflüsse wie Gerüche, Zigarettenrauch und die vielgescholtene Seele mit ihren Gefühlsregungen wie Freude, Ärger, Anspannung, die man nicht einmal als ›Belastung‹ bezeichnen, geschweige denn mit vitalem Streß vergleichen könnte.

Diesen Absturz ins Chaos dank einer hochgradigen, unkontrollierbaren Empfindlichkeit hat man nach einem Vergleich seines Entdeckers, eines amerikanischen Meteorologen namens Edward Lorenz, als *Schmetterlingseffekt* bezeichnet. Er hat als erster die Bedingungen entdeckt, die komplexe nichtlineare dynamische Systeme – sein konkretes Thema war das Wetter – ins Chaos (s. S. 93 ff) stürzen lassen. Auf ihn geht der berühmt gewordene Satz zurück, daß das Flattern eines Schmetterlings in Hong Kong einen Hurricane in New York auslösen kann. Ob Klima, Wirtschafts- und Gesellschaftssysteme oder biologische Systeme wie unser Immunsystem – für alle gilt, daß sie so hochgradig empfindlich werden können, daß schon unscheinbare, harmlose Veränderungen bei genügend häufiger Wiederholung zu katastrophaler Instabilität führen.

So reicht auch für jedes Immunsystem irgendwann der ›Flügelschlag eines Schmetterlings‹, um es dank der iterativen Natur moderner Lebensbedingungen für immer aus seinem soliden, aber sensitiven Fundament zu hebeln. Es ist in Wirklichkeit gar nicht der unentwegt beschworene Streß, der angeblich wie ein unentrinnbares Schicksal ›an unserer seelischen Gesundheit nagt‹, sondern es sind …«

Frau N.: »… Schmetterlinge, denn Schmetterlinge gibt es überall!«

Dr. D.: »In der Tat. Die ›extremen (seelischen) Belastungen‹, denen der Mensch der Gegenwart angeblich ausgesetzt ist, etwa die Häufung tragischer Ereignisse, stellen für die normale Wohlstandsgesellschaft in Wirklichkeit eher Ausnahmen dar. Im Alltag handelt es sich um kleinere Störfaktoren wie Schlafmangel oder ein schlecht geregelter Tagesablauf. Das bedeutet nicht, daß es allen gutgeht. Sicherlich müssen viele Menschen unter schwer erträglichen Lebensbedingungen existieren. Doch die mechanische Übertragung archaischer Flucht- und Schutzmechanismen auf die Pathologie unseres Alltags in der Zivilisationsgesellschaft ist, bio-logisch gesehen, Unsinn der Sonderklasse. Das gleiche gilt übrigens auch umgekehrt für die Behandlung moderner Gesundheitsstörungen mit den Mitteln und Methoden uralter Gesellschaftsordnungen wie zum Beispiel der traditionellen chinesischen Medizin.«

Frau N.: »Sie setzen sich aber auch in alle Nesseln! Einer gegen den Rest der Welt.«

Dr. D.: »Jeder Experte glaubt eben nur seiner eigenen Theorie. Da bin ich keine Ausnahme. Meiner Ansicht nach hat es eher etwas mit dem Reich der Phantasie zu tun, wenn alles beliebig miteinander vermengt und vermischt wird. Die Biologie dagegen läßt sich nicht beirren.

Hinter der geheimnisvollen Beziehung zwischen Seele und Immunsystem verbergen sich der Schmetterlingseffekt und das Chaos des Immunsystems tief im Keller der vierten Dimension. Das ist der Grund, warum fast überall die Seele an den Pranger gestellt und für die vielen kleinen Wehwehchen, aber auch die großen gesundheitlichen Katastrophen des Menschen in der Zivilisation verantwortlich gemacht wird, angefangen beim Schnupfen, Husten, Schwindel über Magenschmerzen, Blähungen, Rückenschmerzen, Herzinfarkt und Neurodermitis bis hin zum Krebs. Es kommt einem vor, als hätten sämtliche Armeen dieser Erde ihre Gewehre auf die Seele gerichtet, so eine enorme Angst müssen sie vor ihr haben. Dabei hilft allein die Seele dem Menschen, das Jammertal des Lebens ohne Bruchlandung zu überfliegen. Was man von den Fortschritten der Zivilisation jedenfalls nicht behaupten kann.«

Frau N.: »Das ist wirklich paradox und geht sicher auf Sigmund Freud zurück, der mit seinen Theorien über das Unbewußte die Vorstellungen von der Tücke der Seele populär und so die Furcht vor dem Unbekannten in uns gesellschaftsfähig machte, zumal die Märchen vom bösen Drachen in der aufgeklärten Gesellschaft inzwischen nur noch milde belächelt wurden. Nach seiner Auffassung ist der Mensch seinem Unbewußten weitgehend ausgeliefert, und sein seelisches Leben wird vom Unbewußten beherrscht, das dort gewaltigen Schaden anrichten kann. Er hat sogar im Unbewußten einen ›Todestrieb‹ mit zerstörenden und verwüstenden Zielen ausgemacht bis hin zur Vernichtung des Lebens.«

Dr. D.: »So hat der Glaube an die Drachen und an einen bösen Geist alle Aufklärung überlebt. Obwohl Freud selbst sich vorwiegend auf ›psychologische Denkweisen‹ beschränkt hat, wären sicher viele psychosomatische Interpretationen ohne die Freudsche Lehre nicht denkbar. Freud beschrieb beispielsweise die Vorstellung, daß Konflikte, die nicht durch den Verstand gelöst würden, ins Unbewußte abgedrängt werden. In der modernen Psychosomatik dient die ›Energie‹ aus solchermaßen ›verdrängten Komplexen‹ oder ›psychodynamischen, unbewußten Konfliktsituationen‹ meist zur Erklärung für die Umwandlung in körperliche Beschwerden. Auf diese Weise lassen sich viele sonst im Labor nicht ergründbare Beschwerden scheinbar elegant erklären.«

Zwei Fragen, die nicht gestellt werden

Dr. D.: »Es ist kein Problem, zu erklären, wie eine erhöhte seelische Anspannung das Herz schneller schlagen läßt, die

Atmung beschleunigt oder Magen- und Darmtätigkeit anregt und ähnliche körperliche Reaktionen auslöst. Es handelt sich dabei im Prinzip um jeweils die gleiche Energie und gleichartige Mechanismen. Bislang hat jedoch niemand erklären können, auf welche Weise eigentlich seelisch-nervöse Energie ein Hautekzem oder eine asthmatische Entzündung der Atemwege auslösen soll. Diese Frage wird stillschweigend übergangen und ausgeklammert. Es wird einfach unterstellt, die Seele könne so mir nichts dir nichts den Menschen auch körperlich krank machen. ›Verdrängte Komplexe, unbewußte Konfliktsituationen, unterdrückte Aggressionen oder Triebe, gestaute Libido‹ heißen einige der Zauberworte in Anlehnung an die Psychoanalyse. Damit werden Heerscharen von Patienten im Handumdrehen psychosomatisiert. Das klingt dann beispielsweise so: ›Tag für Tag sehen Sie in Ihrer Praxis Patienten, für deren Beschwerden sich keine organische Ursache finden läßt: Frauen mit Herzrasen, Männer mit Magendrücken, Jugendliche mit Hyperventilation, Kinder mit Oberbauchbeschwerden.‹

Soweit stimmt das. Es gibt extrem viele Störungen, Mißempfindungen, Beschwerden und Krankheiten, deren versteckte Ursachen mit den üblichen linearen, groben Methoden der apparativen Medizin nicht zu entschlüsseln sind. Das ist sogar die überwiegende Mehrzahl, da die Apparate immer nur bestimmte Ausschnitte und Einzelfaktoren sichtbar machen können. Verbindungen zur und Prozesse in der vierten Dimension aber bleiben verborgen. Davon ahnen die Verfechter der Psychosomatik nicht einmal etwas. Der zweite Teil des Zitats lautet: ›Diese Menschen leiden unter psychosomatischen Störungen – ihre Seele macht den Körper krank.‹

So oder ähnlich klingen die kühnen Behauptungen psychosomatischer Theoretiker. Sie sind fahrlässig, falsch und gefährlich. Aus dem naiven Glauben an die hochtechnisierte Medizin und deren Unfehlbarkeit wird automatisch auf ein ›Leib-Seele-Problem‹ der Patienten geschlossen, nur weil sich zufällig keine organische Störung sichtbar machen läßt. Aber auch bei teilweise sichtbar zu machenden Vorgängen bleibt den Experten der bio-logische Sinn oft verborgen. Dieser Umstand lädt zu psychologisierenden Phantasiegespinsten geradezu ein, was sich an den gängigen Interpretationen der chaotischen Labilität asthmatischer Atemwege besonders schön beobachten läßt. So werden alle Patienten mit ähnlichen Problemen ohne Unterschied psychosomatisch stigmatisiert. Es wird erst gar nicht mehr gezielt nach wirklichen seelischen Störungen gesucht.

Die Umwandlung seelischer Kräfte in organische Strukturveränderungen müßte in irgendeiner Form nachweisbar nachzuvollziehen sein; hier passiert ja etwas sozusagen Handfestes im Körper. Dafür aber existieren bis heute überhaupt keine Beweise, und die Theorie übergeht die Frage elegant: Wie soll seelische Energie die Haut in einer Weise zerstören, als wäre heißes Wasser darübergelaufen?«

Frau N.: »Aber liest man nicht immer häufiger über eine Verbindung zwischen Nerven- und Immunsystem?«

Dr. D.: »Das stimmt, die ›Psychoneuroimmunologie‹ boomt. Die Verbindungen zwischen Nerven- und Immunsystem sind Ziel weltweiter intensivster Forschungen. Die übergeordnete nervöse Steuerung eines Systems, egal, ob es sich um ein Organ oder ein System wie den Kreislauf oder das Immunsystem handelt, ist eine Selbstverständlichkeit, worauf ich zu Beginn dieses Kapitels hingewiesen habe. Daraus läßt sich aber nicht einfach ableiten, daß die Psyche den Körper über das Nervensystem krank machen kann. Bei der Entdeckung der nervösen Versorgung des Herzens ist niemand auf die Idee gekommen, diese Verbindung diene dazu, das Herz krank zu machen. Das Bestreben eines Organismus ist immer auf Selbsterhaltung gerichtet, nicht auf Selbstzerstörung.

Die Verfechter dieser Theorien weisen außerdem darauf hin, daß sich bei chronischen Belastungen wie dem Verlust des Lebenspartners, Prüfungsstreß, der Pflege eines kranken Fami-

lienmitgliedes und anderem bestimmte Immunfunktionen häufig verschlechtern. Dies wird sicherlich stimmen. Erstaunlicherweise wird dabei jedoch ausgeklammert, was die gestreßten Personen in dieser Zeit tun, wie sie leben und womit ihre Körper materiell in Berührung kommen. Es wird von vornherein unterstellt, daß das ›Atmosphärische‹ die krankmachende Belastung darstellt, wenn sich etwa jemand über mehrere Monate auf eine Prüfung vorbereitet. Aber was passiert wirklich? In dieser Zeit hockt der Prüfungskandidat nur in seinem Arbeitszimmer oder in einer Bibliothek, in einem Labor, in einer Werkstatt, in einem Büro, und all diese Räume sind hermetisch gegen die Außenwelt abgedichtet, um Energie zu sparen. Das heißt, diese Zeit ist durch besonders monotone Lebensweisen gekennzeichnet, denn der Körper kommt immer und immer wieder mit den gleichen Stoffen in Berührung. Der Pegel im Kanal seines Immunsystems steigt unaufhörlich, das immunologische Chaos droht. Ich brauche nicht noch einmal zu wiederholen, was das bedeutet. Es wundert jedenfalls nicht, wenn unter diesen Lebensbedingungen Asthma ausbricht oder die Neurodermitis explodiert. Und doch stürzen sich alle Zuschauer, Experten wie Laien, auf die Seele und verkünden in der üblichen verkürzenden Logik: Die Seele kränkt den Körper.
Früher lebten die Menschen unter den gleichen, eventuell sogar stärkeren seelischen Belastungen, bekamen aber dennoch weder Asthma noch Neurodermitis, weil die damalige Umgebung die Freiheitsgrade des Immunsystems weniger eintönig beschnitten hat.«
Frau N.: »Wollen Sie damit sagen, daß die Psychosomatiker gar nicht wissen, was sie messen, und daher auch nicht messen, was sie meinen, wenn sie behaupten, Prüfungsstreß mache nachweisbar krank?«
Dr. D.: »Durchaus. Es ist, als ob ein Blinder Pflaumen wiegt, aber für Erdbeeren hält, und nun verkündet, daß die Erdbeere eine kleine, aber schwere Frucht sei.«

Frau N.: »Wenn ich ehrlich bin, so kann ich das fast nicht glauben.«

Dr. D.: »Das ging mir am Anfang auch so, nachdem mir das Problem bewußt geworden war. Aber wenn man genau hinschaut, entdeckt man immer das gleiche: Die Wissenschaftler differenzieren nicht. Sie nehmen den Status einer Person als Merkmal, also Arbeitslosigkeit, Trennung, Tod usw., aber nicht ihre veränderte Lebensweise durch den Schicksalsschlag. Den jeweiligen Status setzen sie verkürzend direkt linear mit ›Streß‹ gleich. Sie haben gar kein Bewußtsein für solche Probleme, weil sie das Phänomen des immunologischen Chaos nicht kennen.«

Frau N.: »Und das Ergebnis, das dann durch alle Medien verkündet wird, glauben natürlich die Leute auf der Straße!«

Dr. D.: »Es bleibt ihnen ja auch kaum etwas anderes übrig. Jeder sucht eben nach einfachen Erklärungen für das Unerklärliche. Und ›Streß‹ paßt fast immer, auch wenn oder gerade weil jeder etwas anderes darunter versteht. Doch es gibt noch eine zweite Frage, die ich bisher nicht einmal andeutungsweise gehört oder gelesen habe. Die halte ich für sehr wichtig, ja entscheidend. Ich benutze sie als Leitschiene, wenn ich mich gedanklich in der vierten Ebene bewege. Ich habe die unerschütterliche Vorstellung, daß nichts in der Natur zufällig oder gar willkürlich geschieht. Alles folgt einer Logik und inneren Gesetzen, auch wenn wir sie nicht erkennen und deshalb oft von ›Launen‹ der Natur sprechen. Launen sind es nur in unserem beschränkten Verständnis. Ich frage ich mich statt dessen, ob das, was ich gerade denke oder mir vorstelle, auch im Sinne der Natur bio-logisch ist.

Früher habe ich den Experten geglaubt, bis ich angefangen habe, nach dem bio-logischen Sinn einer Experten-Meinung zu fragen. Das Ergebnis ist ernüchternd. Ich fand immer mehr Aussagen, die unter diesem Aspekt keinen Bestand hatten. Die Experten konstruieren ihre kleine Welt selbst, untersuchen sie mit ihren Instrumenten, verkünden das Ergebnis aber als angebliches Abbild der Natur. Wie wir schon bei den Allergietests gesehen haben, spiegelt das Ergebnis eher die Fähigkeit oder Unfähigkeit des Testverfahrens wider, wird aber von den Spezialisten als getreues Abbild der Zustände in unserem Körper dargestellt. Und sie glauben auch selbst daran. Der Glaube ans Labor ist unglaublich. Das gilt für die ganze Gesellschaft, nicht nur für die Ärzte.«

Frau N.: »Dazu fällt mir ein Zitat aus dem Buch über das Chaos wieder ein: ›… die Technik ist unsere eigene Erfindung. Doch auch mit Hilfe der Technik verstehen wir das Universum noch lange nicht. Jedoch bauen wir uns eigene kleine Universen, die so einfach sind, daß sie das machen, was wir wollen.[31]‹«

Dr. D.: »Das trifft erstaunlicherweise nicht nur auf die apparative Medizin zu, sondern auch auf das Theoriegebäude der psychosomatisch integrativen Medizin. Fragen wir uns nämlich, ob es einen bio-logischen Sinn ergibt, daß die Seele den Körper krank macht, dann gibt es nur eine Antwort, und die lautet im Gegensatz zu den Prämissen dieser Theorie schlicht und einfach: Nein. Es kann nicht im Sinn der Natur sein, daß die windigen Launen der Seele den Körper so mir nichts dir nichts krank machen können, und schon gar nicht, daß die Haut ihren unberechenbaren Schwankungen ausgeliefert sein soll. Der wichtigste Schutzschild des Körpers gegen seine Umwelt ist auf stabile Verhältnisse angewiesen, wenn er den Organismus zuverlässig in jeder Umgebung schützen soll, egal ob in Alaska oder in der Wüste. Daher ist die Haut auch kein Spiegel der Seele, wie ein fahrlässiger Slogan unterstellt, sondern der Umwelt. Denn das macht einen bio-logischen Sinn, wenn uns die Haut mit ihren Ekzemen darauf aufmerksam macht, daß die uns umgebenden Lebensbedingungen zu einer Bedrohung für den lebensnotwendigen Schutzschild und damit für den Organismus werden.

Jedes neurodermitiskranke Kind ist in diesem Sinne ein Signal für die Gesellschaft. Die Haut ›ruft‹ uns quasi zu: Rührt Euch!

Kümmert Euch! Doch wir sitzen in unseren Sesseln und klagen die Mütter und die Seelen an.

In psychosomatischen Theorien weist nicht nur das Verhältnis von Psyche und Körper viele Widersprüche auf. Ich möchte darüber hinaus auf einen schweren physiologischen Schönheitsfehler bei der Diskussion um Streß und Allergie hinweisen. Die Streßforscher haben herausgefunden, daß in der Phase der Alarmreaktion die Sekretion von Nebennierenrinden-Hormonen verstärkt wird. Was auch immer die Nebennierenrinde anregt, ob Streß, Tumore, Medikamente oder anderes, die Folge ist eine vermehrte Bildung und Ausschüttung von Nebennierenrinden-Hormonen, darunter auch der Glucocorticoide, zu denen auch das Cortison gehört. Cortison und seine Verwandten sind, wie wir später sehen werden, die potentesten ›Feuerlöscher‹ des Immunsystems. Sie löschen Entzündungen und dämpfen daher auch allergisch-immunologische Entzündungsreaktionen wie Ekzeme, Asthma, Schnupfen, Arthritis und vieles andere mehr. Die Schlußfolgerung daraus widerspricht allen gängigen Theorien über die Beziehung zwischen Allergie oder Neurodermitis und Streß: Über die Ausschüttung von (unter anderem) Cortison müßte Streß den Menschen nach der physiologischen Logik sogar vor einer allergischen Reaktion schützen! Eine derartige Beziehung erscheint mir, bio-logisch gesehen, äußerst sinnvoll. Denn die streßbedingte Alarmreaktion soll die Betroffenen ja zur Flucht oder anderen Anpassungsleistungen befähigen, während eine allergische Erkrankung die ›Überlebenschancen‹ dagegen gravierend verschlechtern würde. Das kann nicht im Sinn der Natur sein. Deshalb löscht ein ›Streßhormon‹ wie Cortison die allergischen Brände, statt sie anzufachen, obwohl es der oberflächlichen psychosomatischen Theorie zufolge zunächst so scheinen mag. Doch nur der bequem im Sessel sitzende Wohlstandsbürger kann sich die Vorstellung leisten, Streß würde Allergien auslösen.«

Frau N.: »Könnte man den Widerspruch eventuell so erklären, daß die heute als ›Streß‹ bezeichneten Belastungen der Menschen für die Nebennierenrinde vielleicht gar keinen echten Streß bedeuten? Deshalb reagiert sie nicht mit der zu erwartenden vermehrten Cortisonproduktion. Sie ›springt nicht an‹, da es sich um banale Vorgänge handelt.«

Dr. D.: »So ähnlich stelle ich mir das auch vor. Die Hormonkonzentrationen und ihre Veränderungen, die von Wissenschaftlern im Labor gemessen wurden, sind einfache analytische Werte, die diese, ohne nach ihrem bio-logischen Sinn zu fragen, als Spiegelbild natürlicher Vorgänge interpretieren. Das aber führt zu paradoxen Verzerrungen und katastrophalen Irrtümern.«

Frau N.: »Sie werden ja richtig bissig. Hat das für Sie eine besondere Bedeutung?«

Dr. D.: »Für mich selbst nicht direkt, aber für unsere Gesellschaft und besonders für unsere Kinder ist es von weitreichender Bedeutung. Meiner Meinung nach ist die Psychosomatik in dieser Form der medizinische Flop des Jahrhunderts; der Schaden ist unüberschaubar.«

Frau N.: »Übertreiben Sie jetzt nicht etwas?«

Dr. D.: »Keineswegs! Aus dem sensiblen anfänglichen Suchen der Väter der Psychosomatik ist ein gefährlich blind machendes Theoriegebäude entstanden. Stellen Sie sich nur mal vor, was es für zukünftige Generationen bedeutet, wenn wir der Seele die Schuld geben, statt nach den konkreten Ursachen zu suchen. Eine echte Katastrophe! Die Streßhypothese im Verein mit der psychosomatischen Therapie führt weg vom Quellsumpf der Zivilisation und hin zum Individuum. Es sind *individualisierende* Strategien, wie auch die Homöopathie. Sie setzen nicht an den gesellschaftlichen Ursachen an, sondern am individuellen Opfer. Sie lenken ab von gesellschaftlicher Monotonie, vom extrem iterativen Lebensstil der Wohlstandsgesellschaft, von der Treibjagd der Zivilisation auf das Immunsystem und fixie-

ren den Blick auf die Gefühle und Empfindungen des einzelnen, seine persönlichen Probleme, seine Eltern-Geschwister-
Beziehungen, seine Trauer, seine Nöte. Das alles sind ohne
Zweifel ernst zu nehmende individuelle Lasten. Daraus können
für den einzelnen wahre Mühlensteine werden. Doch was
haben sie mit seinem Immunsystem zu tun? Was davon stranguliert es? Was zwingt es zur Gegenwehr mit seiner Waffe, der
Entzündung? Welchen bio-logischen Sinn macht es, daß Trauer
oder Ärger ein Immunsystem zur Waffe zwingen?
Es klingt vielleicht etwas kraß, aber unter der Fragestellung
nach dem bio-logischen Sinn kann man die psychosomatisch
verkürzende Sichtweise nur als biologiefremde oder sogar
-feindliche Ideologie bezeichnen. Denn danach sind es nicht die
konkreten Lebensbedingungen der heutigen Wohlstandsgesellschaft, die die Kinder krank machen, nicht der allergene Dauerregen, die Frontalangriffe auf das Immunsystem mit ein
›bißchen‹ Kuhmilch beim arglosen Zwischen- und Beifüttern
der Säuglinge, die frühen Fläschchen und Gläschen, die späteren Nahrungsmittelgemische aus Ketchup, Dressings, Marina-
den, Cocktails, Nußcremes, Früchtejoghurts, um nur eine
wenige zu nennen, die ganze Fertigkost, die Backwaren, die
Frische-, Vitamin- und Mineralien-Hysterie, der enorme Konsum an tierischen und pflanzlichen Eiweißen, die Impfungen,
der Modeschmuck, die übertriebene Hygiene und das Übermaß an Wasch- und Körperpflegemitteln, Kosmetika, die zahllosen Haushaltsreiniger, die vielen nicht auseinanderzuhalten-
den Kleiderstoffe, die Seelennahrung durch die Haustiere in
einer kälter werdenden Gesellschaft, die baubiologischen Sünden der Häuser und Wohnungen mit fortschrittlicher Heizung,
Isolierverglasung, Teppichfußböden, fehlender Belüftung, die
rauchenden Eltern, die Stubenhockerspielzeuge für die Kinder,
die lebensfeindlichen Neubauten wie Kindergärten, Schulen,
Büros mit künstlichen Belüftungen und krankmachenden Bau-
vorschriften usw. Alle diese ›Fortschritte‹ in der Zivilisation

sind nach den Theorien von Psychosomatik und Homöopathie unerheblich. Nein: Die finstere Seele macht die Kinder krank, das Unbewußte, das Verdrängte, die Mütter und der Streß. Und das auf eine Weise, die keiner der Verfechter dieser Theorien erklären kann.«

Frau N.: »In dieser Verdichtung klingen die in der Werbung angepriesenen Fortschritte richtig bedrohlich. Man bekommt den Eindruck von unausweichlichem Chaos, dem wir uns immer schneller nähern.«

Dr. D.: »In der Tat können wir am modernen Leben das Verhältnis von Chaos und Ordnung studieren. Sie sind unauflösbar miteinander verbunden. Ordnung geht in Chaos über und umgekehrt. Manchmal lassen sich die beiden Zustände gar nicht auseinanderhalten, und zwar immer dann, wenn Ordnung eigentlich Chaos bedeutet, und Chaos die Ordnung darstellt.

Das ist der Fall in der fortschrittlichen Wohlstandsgesellschaft und ihrer starren Ordnung. Denn hier wird das moderne Leben von Politik und Wirtschaft bis zu einem extremen Grad geplant, geordnet und eintönig phantasielos durchstrukturiert wie die gesichtslosen Wabenwohnungen moderner Vor- und Trabantenstädte: ein Leben von der Stange mit fremdgesteuerten Einheitsbedürfnissen, Einheitsvergnügen und Einheitsbefriedigungen. Lebendiges, sich entfaltendes, chaotisch individuelles, phantasievolles Leben erstirbt unter diesen Bedingungen. Es herrscht eine erstarrte Ordnung, die Monotonie bedeutet und Chaos erzwingt. Nicht die scheinbare ›Reizüberflutung‹ des Wohlstands macht uns krank, sondern die tatsächliche Eintönigkeit, Phantasielosigkeit und Erstarrung, also die Reizarmut. Die ›Reizüberflutung‹ ist in Wirklichkeit nichts als die monotone Iteration des Immergleichen.

Sie erinnern sich: Die lebensnotwendigen Freiheitsgrade gehen verloren. Dagegen wehrt sich die Natur mit aller Kraft. Es entstehen das undurchschaubare Chaos moderner Zivilisationskrankheiten, die Turbulenzen, die der bedrohte Organismus erzwingt. ›Kümmere dich! Reg dich!‹ will er uns damit signalisieren. Die Neurodermitis ist das Paradebeispiel für viele merkwürdige Phänomene des modernen Lebens, unser Immunsystem der Seismograph für die Erschütterungen unserer biologischen Wurzeln. Haben wir dem Immunsystem erst einmal das Rückgrat gebrochen, dann wird aus dem Chaos der Haut auch zwangsläufig ein Chaos der Seele, wie Sie am Schicksal ihrer eigenen Tochter leidvoll erleben mußten.«

Frau N.: »Sie meinen damit die Auswirkungen der körperlichen Beschwerden auf die Seele der Kinder? Die können an keinem Kind spurlos vorübergehen.«

Die psychologischen Folgen der Neurodermitis bei Kindern

Dr. D.: »Die psychologischen Folgen einer chronischen Krankheit wie der Neurodermitis sind, obwohl versteckt, dennoch gut vorstellbar. Trotzdem wird dieser Aspekt von der Psychologie erstaunlich stiefmütterlich behandelt. Die Psychologen mischen lieber bei der Therapie mit.

Die Neurodermitiker tragen, wie wir bereits gesehen haben, das Stigma ihrer Krankheit für alle sichtbar und fühlbar zur Schau. Der Anblick der neurodermitischen Haut ist ein negativer Reiz, er bewirkt ein verändertes Verhalten im Umfeld des Kindes. Die Reaktionen können sehr unterschiedlich sein, von mitleidig bis kraß ablehnend. Doch niemals wird der neurodermitische Säugling oder das Kleinkind mit der schrankenlosen Zuneigung und Sympathie, die Kindern in diesem Alter auch von fremden Menschen entgegenschlagen, betrachtet, betastet, geherzt und bejubelt. Bestenfalls wird es mit verhaltener, distanzierter Freundlichkeit empfangen, aber nie mit dem überschwenglichen Aufjauchzen beim Anblick eines niedlichen, sonnigen, wonnigen Kindchens mit rosa samten schimmernder

Babyhaut im Kinderwagen. Die Reaktion der Umwelt geht an keinem Kind spurlos vorüber. Es spürt bald, daß es auf dieser Welt mit Reserve und Distanz behandelt und oft abgelehnt wird.

Dazu kommen die häufigen Arztbesuche, die inquisitorischen Blicke der Ärzte und sonstiger Heiler, die vielen verschiedenen Manipulationen an der Haut, die für die Umwelt immer ein Objekt der Aufmerksamkeit und der Bearbeitung zu sein scheint, aber nicht des Streichelns und Liebkosens wie bei gesunden Kindern. Auch das hinterläßt Spuren.

Es gibt weitere Besonderheiten, die Kinder bereits sehr früh registrieren. So nimmt ein krankes Kind in einer Geschwister-reihe immer eine Sonderstellung ein. Die Psychologie ist seit Sigmund Freud sehr geneigt, den Kranken einen ›sekundären Krankheitsgewinn‹ zu unterstellen, weil sie dank ihrer Krank-heit oft bevorzugt behandelt werden. Selbst kleinsten Kindern wird von den Psychologen und Ärzten unterstellt, ihre Umge-bung hinters Licht zu führen. Ich zitiere aus einer ärztlichen Fachzeitschrift: ›Was man wissen muß: Nicht immer ist Krat-zen eine Reaktion auf den Juckreiz. Oft benutzen es die Kinder, um Aufmerksamkeit und Zuwendung zu erlangen.‹[32]

Wer seinem Kind kein Unrecht tun möchte, sollte immer davon ausgehen, daß es für Kinder Gründe geben kann, sich zu krat-zen, ohne daß die Haut nach außen auffällig sein muß. Die Hinterhältigkeiten, die Experten in ein Verhalten hineininter-pretieren, spiegeln wie unsere Allergietests nicht unbedingt eine bio-logische Tatsache wider, sondern sind immer Produkt menschlicher Vorstellungen und der von Menschen gemachten Technik.

Ich gehe davon aus, daß kranke Kinder zunächst einmal unter ihren Beschwerden und unter ihrer Ausnahmesituation leiden. Sie sind nicht wie die anderen. Sie fangen an, die Umwelt anders zu erleben und zu betrachten als gesunde Kinder. Die Welt, die sie mit so viel Mißtrauen empfängt, kann ihnen nicht geheuer sein, sie entwickeln ihrerseits Angst und Mißtrauen. Der einzige sichere Zufluchtsort ist die Mutter. Daher klammern sie sich oft viel stärker als gesunde Kinder an ihre Mütter. Viele lassen sie keinen Schritt mehr aus dem Auge. Die symbiotische Verbindung mit der Mutter scheint für sie der einzig sichere Halt, während die Beziehung zur Umwelt eher gespalten bleibt, in manchen Fällen ein Leben lang. Dies sollte psychologisch sehr einfach nachzuvollziehen sein: Der Schutzschild Haut, der ein gesundes Kind geschlossen umgibt, ist schwach und krank; die Mutter ist der einzige Schutz dieser Kinder vor der bedrohlichen Welt. Doch auch hier haben die Experten in den Müttern längst die Schuldigen ausgemacht, denn: ›Die Mutter eines ekzematischen Kindes ist zwar liebesfähig, das Kind oft aufgeweckt und intelligent, doch ist die Beziehung von einer ambivalenten, unbewußten Haltung geprägt: Dem narzistischen Bedürfnis der Mutter, dieses Kind ganz für sich zu haben, steht der Wunsch gegenüber, das unerwünschte Kind von sich fortzuweisen.‹

Frau N.: »Das klingt ja ungeheuerlich!«

Dr. D.: »Das finde ich auch. Übrigens kommen diese Worte aus dem Mund einer Frau. Sie mögen auf Einzelfälle zutreffen, doch sie wurden von der Referentin während der 37. Psychotherapie-Wochen in Lindau am Bodensee wie eine allgemeingültige Erkenntnis vorgetragen. Auch in diesem Fall wurden die Zuhörer nicht über einen bio-logischen Vorgang informiert, sondern mit dem verqueren Denken einer Expertin konfrontiert.

Dagegen brauchen wir nicht die Phantasie zu bemühen, um uns vorzustellen, daß neurodermitiskranke Kinder, deren Verhältnis zu fremden Menschen bereits von der Wiege an gestört ist, gar kein Urvertrauen entwickeln können.

Diese unbemerkt und unbewußt ablaufenden psychologischen Mechanismen können wir als Prägung bezeichnen. Sie machen verständlich, warum es manchem Neurodermitiker schwerfällt, sich in die Welt der anderen zu integrieren. Ohne ein einzelnes Beispiel überbewerten oder verallgemeinern zu wollen, möchte ich in diesem Zusammenhang eine an schwerer Neurodermitis leidende Studentin zitieren: ›Ich erlebe das Verhältnis zu Kollegen und Mitstudenten als extrem kompliziert. Wir konkurrieren so stark miteinander, daß jede Schwäche, besonders ein sichtbarer Makel, dazu benutzt wird, die Person zu degradieren, auszuschließen und ihr keine Chance zu geben. Umgekehrt wächst bei einem selbst die Abneigung gegen die anderen. Man sucht nach Schwächen bei jedem, freut sich, etwas zu entdecken, und wünscht ihnen auch, irgendein Leiden zu bekommen.‹

Sicher produzieren auch ›normal gesunde‹ Menschen solche Gedanken, doch die Frau sah die Problematik selbst als Ausfluß ihrer generellen Schwierigkeiten im Umgang mit Menschen an und führte dies vor allem auch auf die Probleme mit ihrer chronisch kranken Haut zurück, unter der sie seit ihrer Kindheit litt.

Solche psychischen Schwierigkeiten wären sicher ein sinnvolleres Betätigungsfeld für Psychologen als die Therapie der Neurodermitis in Form von autogenem Training oder Psychoanalyse. Es gäbe zum Problem der Psyche noch viel zu sagen, aber das soll uns erst einmal genügen. Im nächsten Abschnitt geht es darum zu zeigen, wieviel klüger die Natur das Verhältnis zwischen Körper und Seele geregelt hat.«

Der Pawlowsche Hund und die Neurodermitis

Dr. D.: »Sehen wir uns einen weiteren psychologischen Mechanismus an, mit dessen Hilfe ein Einblick in die immer wieder beschworene enge Beziehung zwischen Immunsystem und Psyche möglich wird. Die Rede ist von der sogenannten *Konditionierung*.

Manche Beobachtungen scheinen zu beweisen, daß Psyche und Immunsystem direkt miteinander gekoppelt sind. So berichten zum Beispiel Patienten, daß ›das Foto einer Katze, einer rauchenden Lokomotive im Film, selbst die Assoziation mit einer bestimmten Farbe‹, also der bloße Anblick, ausreichen, um bei Asthmatikern Anfälle von Atemnot und bei Neurodermitikern Juckreiz auszulösen. Die Erfahrungen der Patienten selbst legen eine direkte Abhängigkeit des Immunsystems von der Seele nahe, und Psychologen schließen daraus, daß ›die allergische Reaktion vom Stoff der Allergien absolut unabhängig ist.‹[33]

Doch auch hier orientiert sich die Logik wie immer am Sichtbaren, am Schein, an der Spitze des Eisberges, während sich die viel komplexere Beziehung zwischen Immunsystem und Psyche in der unsichtbaren vierten Dimension abspielt. Dem russischen Physiologen Pawlow verdanken wir den Zugang zu dieser Dimension schon zu Beginn des Jahrhunderts. Er entdeckte, daß der Magen eines Hundes beim bloßen Anblick des Freßnapfes prompt mit der Produktion von Verdauungssäften reagierte und daß es sich hierbei um angeborene Reflexe handelt. Das sind entwicklungsgeschichtlich sehr alte Mechanismen, die von unserem Willen unabhängig sind und unser Überleben sichern sollen. Sie werden als *unbedingte Reflexe* bezeichnet, der Auslöser eines solchen Reflexes als *unbedingter Reiz*, also im Fall des Pawlowschen Hundes die angebotene Nahrung. Wird ein angeborener unbedingter Reiz mit einem völlig neutralen Reiz, zum Beispiel dem Läuten einer Türglocke, oft genug gleichzeitig angeboten, dann verliert dieser seine Neutralität. Er ist nach einer Zeit der *Verstärkung* durch die gleichzeitige Verabreichung des echten Reizes (dem Futter) in der Lage, nun selbst den Reflex der Magensaftproduktion auszulösen, auch dann, wenn gar keine Nahrung sichtbar ist. Den neutralen Reiz nennt man einen *bedingten Reiz*, den Vorgang der Entstehung eine *Bahnung* oder *Konditionierung*.

Über ähnliche Mechanismen laufen auch viele Lernvorgänge ab, indem die materiellen Reize durch Worte und Sprache ersetzt werden. Man spricht von bedingten Reflexen 2., 3. usw. Ordnung. Jeder kennt die hier beschriebenen Vorgänge selbst. Wir brauchen uns nur unsere Lieblingsgerichte in Gedanken vorzustellen, und schon ›läuft uns das Wasser im Mund zusammen‹. Von der Vorstellung allein, ohne stoffliches Substrat, werden wir aber nicht satt. Wir benötigen immer wieder die Verstärkung durch ein echtes Essen.

Der nervale Reflexmechanismus funktioniert unbewußt aber auch dann, wenn er unerwünscht ist oder sinnlos erscheint. So hat sich dem Asthmatiker, der in Gegenwart von Katzen des öfteren heftige, angsterzeugende Anfälle von Atemnot bekommen hat, die Assoziation ›Katze macht Atemnot‹ eingeprägt. Sie ist in seinem Nervensystem gebahnt bzw. ›konditioniert‹, wie das Läuten der Türglocke mit der gleichzeitigen Fütterung in der Hirnrinde des Pawlowschen Hundes konditioniert wurde. Dieser Vorgang ist nicht sichtbar und bestimmt dennoch von jetzt an die Reaktionsweise der Atemwege in bestimmten Situationen. Denn nun kann der bloße Anblick einer Katze beim Asthmatiker über einen Reflexmechanismus genauso einen Asthmaanfall ohne stoffliche Präsenz des Allergens auslösen, wie die Türglocke die Verdauungsdrüsen des Hundemagens ganz ohne Knochen arbeiten läßt. Das ist das Geheimnis ›einer vom Stoff der Allergene absolut unabhängigen allergischen Reaktion‹, die es in Wirklichkeit gar nicht geben kann. Die oberflächliche psychosomatische Betrachtungsweise geht an der inneren Realität vorbei.

Fragen wir uns, um die Theorie der Konditionierung abzusichern, nach dem bio-logischen Sinn dieser psycho-somatischen Kollaboration, so liegt die Antwort auf der Hand: Die Begegnung mit einer Katze kann für den Asthmatiker lebensgefährlich werden, in jedem Fall stellt sie eine Gefahr für ihn dar. Hat er einmal den Raum betreten, in dem sich eine Katze aufhält, ist es bereits zu spät. Er hat die ihn bedrohenden Allergene schon mit dem ersten Atemzug eingeatmet. Dank der unbewußten Konditionierung warnen deshalb Immun- und Nervensystem in Gemeinschaftsarbeit bereits im psychischen Vorfeld, wie gefährlich und unheilbringend die Begegnung zwischen den Allergenen und dem Immunsystem werden kann. Die im Unterbewußtsein gespeicherte Konditionierung führt zu der einzigen wirkungsvollen Prophylaxe, die gleichzeitig auch die einzige echte Therapie der Allergie darstellt, auch wenn es schwerfällt, einen großen Bogen um heißgeliebte Katzen und möglichst alle anderen Allergene zu schlagen.

Die Natur hat den Menschen nicht nur mit einem ›antizipatorischen Immunsystem‹ ausgestattet, sondern sie hat auch beim Zusammenwirken der verschiedenen Systeme auf die ›Antizipation‹, also die Vorbeugung, setzen müssen. Denn vor 200.000 Jahren gab es keine Intensivstationen und Krankenhäuser.

Wir erleben hier eine ganz andere Beziehung zwischen Nerven- und Immunsystem, als es immer und überall dargestellt wird. Sie vermittelt uns ein neues Verständnis vom bio-logischen Zusammenwirken der Systeme. Diese ergänzen sich in fast wunderbarer Art und Weise außerordentlich sinnvoll. Das eine System macht das andere nicht einfach krank, wie die lineare Logik der äußeren Realität uns vormacht, sondern ganz im Gegenteil.

Was bedeutet das für die Haut? Auch sie ist über zahllose nervale Bahnen wie übrigens jedes Organ mit dem Nervensystem verbunden. Ihre Reaktionen können wir aber nicht immer mit bloßem Auge wahrnehmen wie die Tätigkeit der Speicheldrüsen oder die Atemnot der Asthmatiker. Wir müssen hier eher auf Feinsymptome achten wie zum Beispiel den Juckreiz. Mit seiner Hilfe versucht die Haut, sich zu befreien und zu reinigen, wenn sie etwas loswerden möchte, was ihr nicht bekommt. Wir können uns daher vorstellen, daß der Juckreiz als immunologisches Signal der Haut funktioniert und in bestimmten Situationen ebenfalls über einen nervalen Mechanismus ausgelöst wird, um den Menschen frühzeitig vor heraufziehender Gefahr für seine Haut zu warnen. Dies geschieht um so häufiger, je bedrohlicher die Umwelt für die Haut wird.

Wir wissen aber noch mehr. Die Haut gilt allgemein als allergisches Signalorgan. Ekzeme und Überempfindlichkeiten der Haut haben daher immer einen allergisch immunologischen Signalcharakter. So ist von neurodermitischen Kindern seit langem bekannt, daß ein großer Teil von ihnen später auch allergische Atemwegserkrankungen entwickelt. Die Warnfunktion allergischer Symptome der Haut könnte daher eine frühe Vorsorge vor späteren asthmatischen Komplikationen ermöglichen, wenn wir sie registrieren würden. Die Haut schützt und warnt also nicht nur vor akuten Gefahren, sondern sogar frühzeitig vor langfristigen Komplikationen, die unter Umständen noch viel gefährlicher sein können als die Erkrankung der Haut. Ja, über die Haut signalisiert uns das Immunsystem schon sehr frühzeitig: ›Regt Euch! Kümmert Euch!‹ Und siehe da: Nervensystem und Seele helfen ihm dabei. Sie unterstützen den Körper und seine Systeme.

Folglich handelt es sich auch beim Juckreiz der Haut nicht um Willkürakte der Seele, etwa um ›verdrängte Aggressionen‹, die sich im ›stofflosen‹ Raum abspielen, sondern um Mechanismen, die in ihrer Entstehung an die stoffliche Existenz allergischer Reize auf das Immunsystem gebunden sind. Sie können dann zwar für eine gewisse Zeit unabhängig vom ursprünglich stofflichen allergischen Reiz auf nervöser Ebene den Reflexmechanismus auslösen, aber zu ihrem längerfristigen ›Überleben‹ benötigen sie wie alle bedingten Reflexe auf Dauer die ständig wiederkehrende Verstärkung durch eine echte allergische Begegnung. Sonst verschwindet der stoffungebundene bedingte Reflex wieder, was schon Pawlow feststellte und als *Löschung* bezeichnete.

Das bedeutet, daß alle gängigen symbol-psychologischen Interpretationen des Juckreizes ohne Verständnis für das Zusammenwirken von Immun- und Nervensystem nichts als Schaumblasengeblubber produzieren.

In Wirklichkeit arbeiten Nerven- und Immunsystem effektiv zusammen, um gemeinsam vor der immunologischen Gefahr zu warnen. Die Vorposten des Immunsystems auf der Haut werden vom Nervensystem frühzeitig in Alarmbereitschaft versetzt, wenn Gefahr im Verzug zu sein scheint. Wir haben sie deshalb schon früher als immunologische Spähtrupps bezeichnet, die in feinem Zusammenspiel zwischen Sinnesorganen, Nerven- und Immunsystem ferngesteuert werden und ihrerseits wieder auf die Systeme zurückwirken.

Das und nur das ergibt einen tieferen bio-logischen Sinn und keinen psychologischen Unsinn. Denn würden wir diese Warnungen frühzeitig registrieren, richtig entschlüsseln und dann auch noch folgerichtig handeln, gäbe es heute nicht mehr Allergiker als vor fünfzig Jahren. Doch bisher ziehen Gesellschaft und Wissenschaft es vor, auf ›Juckgespenster‹ zu setzen, die kommen und gehen, wie es ihnen beliebt.[34]

Neben der Löschung hatte Pawlow bereits ein weiteres Gesetz entdeckt und beschrieben: die *Wiederverstärkung*. Er fand heraus, daß der stoffungebundene bedingte Reiz (Klingelton) um so mehr verstärkt wird, je häufiger der stoffgebundene unbedingte Reiz (Geruch oder Anblick des Futters) mit ihm zusammen verabreicht wird. Auch das ergibt in unserem Beispiel einen bio-logischen Sinn. Denn je häufiger der Kontakt mit einem Katzenallergen einen Asthmaanfall ausgelöst hat, desto schlimmer wird die Asthmakrankheit, desto mehr gerät der Patient in Lebensgefahr und desto umsichtiger muß er sich vor einem erneuten Kontakt schützen. Entsprechend nimmt die Angst immer mehr zu. Sie kann sich so weit steigern, daß die alleinige Vorstellung, auch ohne das Foto der Katze, Atemnot auslöst. Der bedingte Reiz ist in diesem Fall maximal verstärkt worden. Nun genügt sozusagen der ›Flügelschlag eines Schmetterlings‹, um den ursprünglich unbedingten Reflexmechanismus auszulösen, der von der Psyche und nervösen Mechanismen absolut unabhängig ist.

Das alles zeigt, daß die äußere Realität der Neurodermitis zwar verführerisch einfache Zusammenhänge und Beziehungen zwischen Körper und Seele anbietet, daß sich aber hinter den Symptomen ein handfester bio-logischer Sinn verbirgt. Der ›Wert‹ seelischer Vorgänge ist mehr in ihrer schützenden und weniger in ihrer krankmachenden Funktion zu sehen. Der biologische Sinn ist demnach die Leitschiene, die eine Orientierung in der vierten Dimension der Neurodermitis ermöglicht.«

Schutz braucht die Natur, keine Stärkung

Therapie und Vorbeugung

Der Feuerlöscher des Immunsystems

Dr. D.: »Soweit, so gut. Wenn wir jetzt zum letzten Kapitel dieses Buches kommen, dann sind wir damit aber nur scheinbar am Ziel. In der Natur gibt es keinen Anfang und kein Ende. So kann auch die Therapie nicht das Ziel oder das Ende sein, wenngleich alle Patienten gespannt darauf warten. Sie werden jedoch scheitern, wenn sie nicht immer wieder auf die anderen Kapitel und vor allem auch zum Anfang zurückblicken. Wer das Vorangegangene verstanden hat, muß jetzt akzeptieren, daß es *die* eine Therapie, die geradlinig zum Erfolg führt, nicht geben kann. Es gibt keine Pille gegen unser normales Leben, die uns von seinen Folgen erlösen könnte, auch wenn alle zunächst davon träumen und von Arzt zu Arzt zu Heiler laufen, immer in der Hoffnung, der nächste möge endlich ein Wundermittel aus seinem Schatzkästchen ziehen.«

Frau N.: »Aber irgend etwas an Therapie wird es doch geben?«

Dr. D.: »Ja, sicher gibt es eine sinnvolle Behandlungsstrategie, aber das, was die meisten unter einer Therapie verstehen, das gibt es eben nicht: daß der Arzt etwas ›macht‹, und das Problem für den Patienten damit gelöst ist, egal ob mit Globuli, Nadeln, Pillen, Säften, Tröpfchen, Wellen oder Worten. Wer das glaubt, betrügt sich selbst. Und wer das den Patienten vorgaukelt, betrügt sie, wenn vielleicht auch unwissentlich. Jede Behandlung einer Neurodermitis ist – abgesehen von den passageren Miniformen – ein Prozeß, den die Betroffenen in erster Linie selbst bewältigen müssen, aber kein Handgriff, den ein Heiler oder Apotheker für sie erledigt.«

Frau N.: »Das klingt ganz schön desillusionierend.«

Dr. D.: »Weniger deprimierend jedenfalls als die zermürbenden Patientenkarrieren mit ständig neuen Anläufen, Hoffnungen, Enttäuschungen und Verzweiflungen, ganz zu schweigen von den teils enormen Kosten.«

Frau N.: »Im Grunde muß ich Ihnen recht geben, auch wenn ich das nicht gerne wahrhaben will. Ich habe es ja genauso mit Corinna erlebt. Fast immer wurden Hoffnungen geschürt und Versprechungen gemacht, die dann nicht einzulösen waren. Aus meiner heutigen Sicht sind es in der Tat Illusionen, die da gezielt geweckt werden. Dafür sind die Preise manchmal atemberaubend.«

Dr. D.: »Andererseits kommen viele Patienten und Mütter mit Erwartungen in die Praxis, die niemand erfüllen kann. Oft ist ihre erste Frage: ›Was kann ich *dagegen* tun?‹ Meistens müssen wir jedoch etwas *für* den Körper tun, nicht gegen ihn. *Dagegen* bedeutet immer, ein Symptom zu vertreiben, zu bekämpfen, zu unterdrücken, aber nicht zu fragen: Was steckt hinter den Beschwerden? Warum produziert der Körper Fieber, Husten, Kopfschmerzen, Juckreiz? Wovor muß er sich schützen? Wovon muß er sich reinigen? Was will er vertreiben? Können Sie sich erinnern? Unsere Beschwerden sind ein Versuch des Körpers, sich selbst zu schützen.«

Frau N.: »Darf ich mal eine direkte Frage stellen? Was raten Sie mir, wenn sich Corinnas Haut akut verschlechtert oder wenn die Neurodermitis ausbricht?«

Dr. D.: »Bei der Therapie der Neurodermitis müssen wir unterscheiden zwischen den akuten Phasen – auch der Beginn ist eine solche – und dem mehr oder weniger chronischen Stadium bzw. der Vermeidung eines neuen Ausbruchs.

Beginnen wir mit der akuten Phase. Die Neurodermitis bricht aus oder verschlechtert sich akut. Das bedeutet nach meinem Verständnis: Das Haus brennt. Was tun Sie denn, wenn Ihr Haus brennt?«

Frau N.: »Natürlich löschen, was denn sonst! Aber womit soll ich denn löschen?«

Dr. D.: »Es gibt nur einen zuverlässigen Feuerlöscher in der Natur und in der Medizin. Das ist der Feuerlöscher des Immunsystems. Würden Sie den einsetzen?«

Frau N.: »Ich weiß gar nicht, was Sie meinen. ›Feuerlöscher des Immunsystems‹? Was ist denn das? Das habe ich noch nie gehört.«

Dr. D.: »Doch, das haben Sie schon sehr oft gehört, ohne es zu ahnen. Das ist das vielgeschmähte Cortison.«

Frau N.: »Cortison? Muß es denn unbedingt Cortison sein? Das hat doch so viele Nebenwirkungen!«

Dr. D.: »Noch einmal: Ihr Haus brennt. Je länger Sie mit der Feuerwehr zuschauen, desto größer wird der Schaden. Das gilt auch für die Haut. Sie erinnern sich noch? Die Haut ist die äußere Schutzbarriere für unseren Organismus, so daß sich das Immunsystem in der zweiten Reihe geborgen fühlen darf, obwohl es sich wie moderne Kampfbomber in ihren unterirdischen Bunkern in permanenter Kampfbereitschaft befindet. Brennt jedoch die schützende Hülle, dann ist es ohne Dach und Decke seiner Umwelt ausgeliefert. Nun muß es den Körper gegen alles verteidigen, was ihm bedrohlich vorkommt, und duelliert sich ohne Pause selbst mit den harmlosesten Bedrohlingen. Je länger die Hautbarriere durchlässig bleibt, desto intensiver wird folglich der Kontakt mit allen potentiellen Allergenen sein. Das bleibt nicht ohne Folgen. Die Sensibilisierungen nehmen zu. Sie wissen doch: anhaltende Sensibilisierungen führen in einer Art sich selbst unterhaltender und verstärkender Teufelsspirale zum immunologischen Chaos. Mehr Sensibilisierung bedeutet mehr Entzündung, mehr Entzündung bedeutet wiederum mehr Sensibilisierung. Das geht immer weiter, bis sich irgendwann die Richtung umkehrt und die Allergie das Allergen macht. Das Resultat am Ende ist der Verlust der Antigenspezifität. Von nun an kann das Immunsystem nicht mehr unterscheiden zwischen Freund und Feind und …«

Frau N.: »… drischt wahllos auf alles ein, was sich ihm in den Weg stellt.«

Dr. D.: »Genau!«

Frau N.: »Das bedeutet dann wohl, daß man den ›Brand‹ der äußeren Schutzhülle so schnell wie möglich löschen muß. Es gilt, keine Zeit zu verlieren, damit möglichst wenig Sensibilisierungen eintreten.«

Dr. D.: »Sie haben es erfaßt. Und daraus folgt, daß alle ›sanften‹ abwartenden Therapien, die heute so hoch geschätzt werden wegen ihrer Harmlosigkeit, …«

Frau N.: »… gar nicht so harmlos sind, weil sie die Neurodermitis verschlechtern können. Das ist ja eine böse Überraschung. Da wird mein Mann aber Augen machen, wenn ich ihm erzähle, daß all die geduldigen Methoden wie Homöopathie, Akupunktur, Autogenes Training, Psychotherapie der Mütter nicht nur nichts nützen, sondern den Kindern sogar schaden können. Aber es klingt logisch. Eine sanfte Behandlung ›ohne Nebenwirkungen‹ ist also gar nicht so harmlos, sondern vergleichbar mit einem Feuerwehrmann, der abwartet und zuschaut, wie das Haus brennt.«

Dr. D.: »Das Harmlose ist also letztlich gar nicht so harmlos, und zwar genau deshalb, weil es harmlos ist. Noch ein Paradoxon. Außerdem sollte man sich hin und wieder erinnern, daß auch Krankheiten ›Nebenwirkungen‹ haben, nicht selten sogar tödliche. Dafür gibt es allerdings keine ›Waschzettel‹ wie in jeder Medikamentenpackung. Viele Menschen glauben offenbar, sie könnten es sich leisten, die ›Nebenwirkungen der Krankheiten‹ zu vergessen, weil sie sich durch die Errungenschaften von Medizin und Wissenschaft abgesichert fühlen.«

Frau N.: »Ich darf gar nicht daran denken. Dann ist das also der Grund, warum Corinnas Haut immer schlimmer wurde, statt sich zu bessern, wie alle versprochen haben.«

Dr. D.: »Es ist einer der Gründe.«

Frau N.: »Und welche Gründe gibt es noch?«

Dr. D.: »Das ist doch ganz einfach: Die Ursachen für Corinnas Erkrankung wurden nicht gesucht, nicht erkannt und daher nicht beseitigt. Das ist der andere Grund, warum sich nichts bessern konnte. Es stand etwas im Wege. Doch damit sind wir schon bei der Vorbeugung. Gedulden Sie sich noch ein wenig und lassen Sie uns beim Feuerlöschen und beim Feuerlöscher der Natur anfangen! Dazu gibt es genug Fragen und Ungereimtheiten.«

Frau N.: »Stimmt. Wenn ich nur das Wort Cortison ausgesprochen habe, ging ein Raunen durch die Anwesenden. Das konnte man sofort sehen, alle haben mich angestarrt, als wollte ich meine Tochter umbringen, besonders der Homöopath und der Heilpraktiker. Was ist eigentlich so schlimm am Cortison?«

Dr. D.: »Auch das ist gar nicht so schwierig zu durchschauen und sogar ein bißchen amüsant, die reinste Kabarettnummer. Wir haben das Leben in den letzten fünfzig Jahren auf den Kopf gestellt und dabei, ohne es zu ahnen, immer häufiger an allen Ecken des Immunsystems ›gezündelt‹. Zum Löschen wurde dann einfach und bequem überall Cortison eingesetzt, dessen phantastische Wirksamkeit Ärzte der berühmten Mayo-Klinik 1948 zum ersten Mal an einer Frau mit schwerstem Gelenkrheuma erprobt haben. Der durchschlagende Erfolg hat Ärzte wie auch die glückliche Patientin in Staunen versetzt. Nach einer Woche Cortisontherapie konnte die bettlägerige, bewegungsunfähige Frau wieder aufstehen und spazierengehen. Sie können sich gar nicht vorstellen, welcher Run in den folgenden Jahren auf das Cortison einsetzte. Da es zunächst nur in Amerika hergestellt wurde, gab es in Europa anfangs nur begrenzte Therapiemöglichkeiten. Vielleicht verfügten einige Ärzte über besonders gute Beziehungen in die Staaten, so daß sie es ihren Patienten anbieten konnten. Ich sehe noch meine eigene Mutter, wie sie nach einer einzigen Spritze uns Kindern schon von ferne freudestrahlend mit den Armen zuwinkte, mit denen sie vorher kaum die Kaffeetasse zum Mund heben konnte. Die Spritze mußte sie übrigens selbst bezahlen, wie sie uns später erzählt hat. Der Preis war so hoch, daß sie sich keine zweite leisten konnte.

Die Wirkungen der den Menschen damals unbekannten Superdroge mußten vielen Leidenden wie ein richtiges Wunder erscheinen, erst recht uns Kindern, die wir die eigene Mutter monatelang hatten quasi auf dem Zahnfleisch gehen sehen.«

Frau N.: »Was ist denn diese Wunderdroge eigentlich?«

Dr. D.: »Sie ist nichts anderes als ein besonderes Hormon aus der Nebennierenrinde unseres Körpers mit ausgeprägten entzündungshemmenden Eigenschaften. Sie ist der *Feuerlöscher des Immunsystems*, der dem Organismus überhaupt erst ermöglicht, sich als offenes System in einer sich ständig ändernden Umwelt gegen die zahllosen äußeren Gefahren zu behaupten. Jedes Scharmützel, gegen wen und mit wem auch immer, könnte in einen unkontrollierbaren Brand ausarten – wie bei verfeindeten Nachbarländern –, an dessen Ende der Untergang des Körpers droht. Ein Hochleistungssystem wie das Immunsystem des Menschen benötigt deshalb einen äußerst potenten Feuerlöscher, der ihm in jeder Situation wirksamen Schutz gewährt. Mit seiner Hilfe gelingt es dem Körper, seine Ordnung stabil zu halten, obwohl ihn ständig viele kleine ›Brände‹ an vielen Stellen gleichzeitig gefährden. Er kontrolliert und löscht auf der Stelle jede auflodernde Flamme einer Entzündungsreaktion des Immunsystems mit Hilfe seines Feuerlöschers Cortison, ohne Löschschäden zu produzieren. Die Wunderdroge dient der Natur also zur Feinabstimmung, die wir aber im Labor nicht messen oder nachweisen können. Dort sind im Experiment nur grobe Veränderungen nachzuvollziehen, etwa die Ausschüttung des Cortisons unter Streßeinwirkung. Deshalb wurde es als ›Streßhormon‹ bezeichnet, aber der Name ist irreführend, wie so manche Weisheit aus dem Labor.

Für die lebensnotwendige Feinabstimmung verfügt jede Zelle unseres Körpers über Cortison-Rezeptoren, die keinen Unterschied zwischen dem eigenen und dem künstlichen machen, wie manche Heilpraktiker ihren Klienten suggerieren. Es müßte daher kein Mensch für sechstausend Mark eine monatelange ›Entgiftung‹ bei einem Heilpraktiker über sich ergehen lassen, weil ihn vorher ein dummer Schulmediziner mit ›Chemie‹ behandelt hat. Im Gegenteil, der körpereigene Feuerlöscher, ob chemisch oder natürlich, zeichnet sich trotz extremer Wirksamkeit durch eine bewundernswerte Verträglichkeit aus, solange wir ihn nicht als Dauerlöscher mißbrauchen. Denn unser Organismus baut das fremde Cortison genauso elegant ab wie das eigene.«

Frau N.: »Cortison ist demnach ein Mittel aus der Apotheke der Natur. Warum wird es dann so verteufelt?«

Dr. D.: »Dazu muß man sich die Karriere des Cortisons vergegenwärtigen. Nachdem die Medizin die Superdroge aus der Retorte der Natur erst einmal entdeckt hatte, wurden immer mehr Entzündungen mit Cortison behandelt oder anders gesagt: Viele, viele Brände wurden damit gelöscht. Gleichzeitig aber entzündeten sich immer mehr Feuer durch die immer naturfremdere oder sogar naturfeindlichere Lebensweise; die Zivilisation ›zündelt‹ an allen Stellen unseres Körpers. Doch Ärzte wie Patienten haben sich begeistert auf den Feuerlöscher verlassen, obwohl schon die Experten der Mayo-Klinik 1948 gewarnt hatten, daß ein Feuerlöscher nur löschen, aber nicht die Ursachen für den Brand beseitigen kann. Cortison kann nicht heilen. Heilen kann nur die Natur selbst, wenn wir ihr die Hindernisse aus dem Weg räumen. Eigentlich eine simple Einsicht, aber gerade das wird paradoxerweise mit der größten Selbstverständlichkeit von einem wirksamen Medikament erwartet, ja gefordert. Es hat uns gefälligst von dem zu befreien, was wir uns selbst einbrocken, aber nicht sehen und schon gar nicht beseitigen wollen.«

Frau N.: »Wie bei den Kölner Heinzelmännchen. Aber natürlich habe ich das zuerst auch ernsthaft erwartet, wenn ich ehrlich bin.«

Dr. D.: »Leider haben die Menschen die emsigen Geister selbst vertrieben, wie jeder weiß. Doch weil das Cortison so wunderbar wirkt, war es viel bequemer, einen Brand einfach zu löschen, als mühsam nach den Ursachen zu suchen, um sie eventuell abzuschaffen. Es wurde mit anhaltender Begeisterung gelöscht und gelöscht. Das war wunderbar einfach, bequem und effektiv, so daß zwangsläufig an vielen Stellen *Löschschäden* entstehen mußten.«

Frau N.: »Das hätte man aber doch ändern können.«

Dr. D.: »Das wäre wohl möglich gewesen. Aber die einzige Konsequenz, die die Menschheit daraus gezogen hat, bestand darin, den Feuerlöscher des Immunsystems zu verteufeln. Kostprobe gefällig? Zum Beispiel ein Zitat aus einem älteren *Stern*-Artikel über Allergie: ›Die Dia-Kästen von Hautärzten sind voll mit Horrorbildern von Cortison-Patienten mit Mondgesichtern, angeschwollenen Augen, geschrumpften Beinen oder mit von Pilzen befallenen Genitalien.‹ Viele Menschen brauchen anscheinend Feindbilder, die ihnen auch bewußt eingeredet werden, weil das wiederum der Vorteil der anderen ist.«

Frau N.: »Ganz schön hinterhältig.«

Dr. D.: »Allerdings. Wir kennen die Methode bereits: erst Angst schüren, dann verkaufen. Denn wie sonst ist es zu erklären, daß ein Hormon unseres Körpers zum gefährlichsten Gift der modernen Medizin schlechthin hochstilisiert wird? Kein anderes Medikament hat jemals so viele Leben gerettet und dennoch einen derartigen Haß der Gesellschaft auf sich gezogen. So laufen heute viele ›Opfer‹ des Cortisons mit ihrem Mondgesicht glücklich und quicklebendig auf der Erde herum. Ohne die Superdroge bekam man früher zwar kein Mondgesicht, aber oft einen Sarg und konnte sich im traurigsten Sinn des Wortes begraben lassen. Heute leben nicht wenige dank ihrer Hilfe weiter, selbst mit einem fremden Herzen oder anderen Spenderorganen. Halten Sie es für eine gute Alternative, ohne Mondgesicht zu sterben? Staatsoberhäupter wie J.F. Kennedy, Pompidou oder Breschnew konnten die Bürger ihrer Länder über teils viele Jahre bewundern oder auch hassen – dank Cortison.«

Frau N.: »Danke, Sie haben mich überzeugt. Das klingt in der Tat wie gesellschaftliches Kabarett.«

Dr. D.: »Um so mehr, als die Verteufelung des Feuerlöschers der Natur ihre Spuren hinterlassen hat. Immer mehr Menschen erschrecken schon bei dem Wort ›Cortison‹ und lassen lieber ihr Haus brennen. Das ist die heutige Situation. Alle starren auf das Cortison wie das Karnickel auf die Schlange, selbst viele unschuldige Ärzte. Das ist geradezu tragikomisch. Da sind unzählige Häuser, die immer wieder brennen, und die größte Angst der Leute gilt dem Feuerlöscher! Es ist zum Verzweifeln. In dieser Situation bieten viele alternative Helfer und Heiler nicht ganz selbstlos ihre Hilfe an. Die Angststrategie läßt sich nirgendwo so effektiv umsetzen wie beim Cortison. Auf diese Weise hat die Cortison-Phobie fast die ganze Gesellschaft erfaßt. Dahinter steckt nichts als ein knallhartes Geschäft.«

Frau N.: »So habe ich das noch gar nicht gesehen. Aber es muß doch etwas an der Furcht dran sein. Ganz irrational ist sie ja wohl nicht, denn manche Patienten bekommen vom Cortison weiche Knochen und solche Hamsterbacken.«

Dr. D.: »Ich habe bereits gesagt, daß es Löschschäden gab. Das aber ist nicht die Schuld des Feuerlöschers, sondern der falschen Bedienung und unserer Fahrlässigkeit zuzuschreiben.«

Frau N.: »Wieso Fahrlässigkeit?«

Dr. D.: »Nun, es muß ja Gründe geben, warum die Häuser ständig Feuer fangen. Sie entzünden sich an den Lebensbedingungen der modernen Wohlstandsgesellschaft, das wissen wir bereits. Darum kümmern wir uns aber nicht, und das bezeichne ich als fahrlässig.«

Frau N.: »Sie meinen den ›Quellsumpf der Allergien‹?«

Dr. D.: »Natürlich! Wir leben drauflos, ohne uns Gedanken über die Folgen unseres Tuns zu machen. Das Immunsystem wird immer häufiger zum Krieg gegen seine Umwelt gezwungen. Den Schlagabtausch registrieren wir am Anfang gar nicht oder nur vorübergehend, zum Beispiel in Form von Fieber, das wieder verschwindet. Warum? Weil das Immunsystem die noch kleine Flamme selbst löscht. Und zwar mit Cortison. Bereits jetzt könnten wir uns fragen: Was steckt hinter dem Fieber? Doch das tut kein Mensch. So kommt das Immunsystem nicht zur Ruhe. Neue oder andere Bedrohlinge nähern sich wieder und wieder seinen Grenzen. Das Feuer der Entzündung flackert immer wieder auf, findet mehr Nahrung, die Flammen werden größer, bis sie eines Tages zum Dach hinausschlagen. In diesem Stadium reicht der Feuerlöscher des Immunsystems nicht mehr aus, um das Feuer zu löschen. Wir wären gut beraten, wenn wir ihm nun mit dem künstlich hergestellten Feuerlöscher aushelfen würden.«

Frau N.: »Damit die Entzündung möglichst bald aufhört und die Grenzfläche sich wieder schließen kann.«

Dr. D.: »So hatten wir es bereits anfangs formuliert. Das kann sie allerdings nur, wenn nicht ständig neues Benzin ins Feuer fließt.«

Frau N.: »Also wenn die Ursachen beseitigt werden und die Flamme erlischt. Das ist ja eigentlich banal. Schauen wir dagegen zu, ohne uns um das Benzin zu kümmern, brechen die Entzündungen immer wieder aus, und die rettende Schutzhülle kann sich nicht schließen.«

Dr. D.: »Ja, es ist eigentlich banal, da haben Sie völlig recht. Aber Sie wissen inzwischen auch, daß wir die einfachen Vorgänge zu gerne mit Stacheldraht einwickeln, bis keiner mehr durchblicken kann. So sind inzwischen dank des Versagens der traditionellen Medizin und der geschürten Cortisonphobie ganze Völkerwanderungen unterwegs zur Illusion der harmlosen Alternative. Dort finden sie die Heiler, die sagen: ›Wir maßen uns nicht an, die *Ur-sachen* zu entdecken. Denn die causa prima, die Ur-sache, entzieht sich menschlicher Erkenntnis.‹[35] Hier wird das Nichtwissen oder Nichtwissen-Wollen zur Tugend erhoben. So schaufelt sich eine Gesellschaft selbst ihr Grab.«

Frau N.: »Ich verstehe. Damit spielen Sie auf die Homöopathen an. Sind das Ihre Lieblingsgegner?«

Dr. D.: »Ganz und gar nicht! Ich kämpfe nicht *gegen* jemanden, sondern *für* die Immunsysteme der Kinder. Zur Illusion der Alternative gehören übrigens auch die Verfechter, die meinen, daß die ›langanhaltenden Gefühlskonflikte‹ zu einer Entzündung auf der Haut führen könnten, nicht aber das, womit der Körper materiell in Berührung kommt. Es gibt inzwischen unüberschaubar viele Theorien und Methoden, die alle vorgeben, Krankheiten wie die Neurodermitis heilen zu können, ohne die Ursachen kennen und beseitigen zu müssen.

Ich bin zutiefst davon überzeugt, daß geniale Menschen, wie zum Beispiel Hahnemann und auch Freud, nicht wie das Heer ihrer Schüler bei ihrer ursprünglichen Theorie stehengeblieben wären. Schon immer waren die widerspruchsfreien Erkenntnisse der Wissenschaftler von heute die Irrtümer und Fehler von morgen. Das trifft keineswegs nur auf die Allergietests der Schulmedizin zu. Diese hat kein Irrtumsprivileg, wie von den Alternativen oft unterstellt wird. Ich sehe das Problem anders. Viele geniale Köpfe haben der Welt ihr komplexes Denken geschenkt. Doch ihre Schüler machten daraus einfache, uniforme, lineare Denkklischees. Das gilt für die Homöopathie genauso wie für die Psychosomatik, die geradezu reflexhaft hinter allen unsichtbaren körperlichen Beschwerden ›unterdrückte Aggressionen‹ entdeckt.

Denken Sie nur einmal an Hahnemanns Selbstversuch. Er glaubte, mit Chinin ein ›Wechselfieber‹ in seinem Körper erzeugen zu können. 1790 konnte er es nicht besser wissen. Das darf man ihm nicht vorwerfen. Denn die Ursachen für Wechselfieber konnten erst dank der genialen Leistungen von Robert Koch und Louis Pasteur aufgeklärt werden, also mehr als hundert Jahre später. Hahnemann würde sich heute selbst über sein Experiment amüsieren, das immerhin Grundlage eines gigantischen Theorie- und Therapiegebäudes geworden ist, dem seine Schüler heute noch in einer Weise folgen, als habe die ganze Geschichte der Medizin und der Naturwissenschaften der letzten zweihundert Jahre überhaupt nicht stattgefunden.«

Die Therapie – Akrobatik am Symptom

Frau N.: »Das ist ja alles sehr interessant. Aber mit der Therapie sind wir leider nicht sehr weit gekommen. Ich hätte jetzt doch gerne konkretere Hinweise. Für das Cortison habe ich das Prinzip allerdings verstanden: Wenn das Haus brennt, werde ich nicht mehr zögern zu löschen.«
Dr. D.: »Ich weiß, daß jeder am liebsten eine ›Therapie zum Anfassen‹ hat, etwa eine Salbe zum Schmieren oder Tropfen zum Schlucken. Grundsätzlich verstehen wohl die meisten Menschen unter Therapie, etwas zu geben oder zu verordnen, das an den Körper herangebracht oder von ihm aufgenommen wird: *Therapie ist, wenn wir etwas dazutun.* Das gilt für die konventionelle Medizin genauso wie für die alternative. Alle möchten immerzu etwas dazutun. Da gibt es keinen Unterschied. Übrigens läßt sich auch nur dann etwas verkaufen.
Für die äußere Therapie der Haut stehen viele praktische Ratgeber in den Regalen der Buchhandlungen, die zumeist von Hautspezialisten verfaßt sind. Dort kann man die verschiedenen Methoden zur Behandlung der Ekzeme leicht nachlesen. Die einen setzen auf ›Schmierorgien‹ mit diversen Salben, andere auf eine Behandlung ›nach Stufenplan‹. Manche propagieren das Fetten der Hornschicht mit medizinischen Bädern,

andere die sorgfältige Hautpflege. Die meisten kombinieren mehrere Ansätze miteinander, vor allem mit Kratz-Klötzchen, autogenem Training oder anderen Entspannungsmethoden. Eine Kombination mit psychosomatischen und familientherapeutischen Ansätzen wird als ›Schaukeltherapie‹ bezeichnet. Besonders großes Gewicht wird auf die Behandlung des Juckreizes und die Vermeidung des Kratzens gelegt, oft durch spezielle Wäsche, Handschuhe und anderes mehr.

Zwar sehen die traditionellen Methoden vertrauenerweckend und hilfreich aus. Die Anreicherung mit psychotherapeutischen Elementen läßt sie zudem ›ganzheitlicher‹ erscheinen, und bei leichten Formen können sie sogar durchaus erfolgreich sein. Doch sie haben alle gemein, daß sie am *Symptom* ansetzen und deshalb die Bezeichnung ›Therapie‹ nur bedingt verdienen. Je kunstvoller oder undurchschaubarer die Methoden verpackt und je teurer sie verkauft werden, desto größer der Zulauf und desto unerschütterlicher der Glaube daran. Doch auch für die Akrobatik am Symptom gilt unerbittlich die Regel: Jede zuschauende Therapie bedeutet weitere Gefahr für das Immunsystem; es drohen Verschlimmerung und die darauf folgende ›Teufelsspirale‹.

Um Mißverständnissen vorzubeugen, möchte ich betonen, daß manche Symptombehandlungen zur Linderung der Beschwerden sehr sinnvoll, manchmal sogar lebensrettend sein können. Aber Symptomlinderung ist keine Behandlung der Krankheit. Das klingt zwar selbstverständlich, doch in der täglichen Praxis scheint keine Zeit für die Frage zu sein: Was behandeln wir da eigentlich? Ist das wirklich die Krankheit oder etwa nur die Folge? Auch tut die Natur vielen, eigentlich allen Symptombehandlungen immer wieder den Gefallen des Anscheins.«

Frau N.: »Wie bitte?«

Dr. D.: »Ich habe lediglich ein verstecktes Phänomen versteckt ausgedrückt. Also: Weiß sich die Natur während der Symptomtherapie selbst zu helfen, – was beispielsweise bei einem grippalen Infekt immer der Fall ist, ob er nun mit Grippemitteln behandelt wird oder nicht – dann hat die Therapie nur scheinbar gewirkt. In Wirklichkeit hat die Natur ihre ›Hausaufgabe‹ selbst gelöst. Wir haben die therapeutischen Fallstricke bereits im Kapitel über die ›Bio-Logik der Symptome‹ ausführlich besprochen.

Bei der Neurodermitis darf sich im Zweifelsfall jeder darauf berufen, daß eine eindeutige Ursache nicht bekannt und daher jede Behandlung berechtigt ist, wenn sie hilft, was die Psychologen gerne in Anspruch nehmen. Bei dieser Philosophie hat auch jede Scheintherapie gewisse ›Erfolgschancen‹, da sich das Krankheitsbild der Neurodermitis mit und ohne Therapie ständig ändern kann.

Dafür, daß ein Psychotherapeut manchmal helfen kann, gibt es noch einen psychologischen Grund, den jeder kennt: Hat sich etwa ein Kind den Finger eingeklemmt, dann schreit und weint es zum Gotterbarmen. Nehmen wir es schützend und tröstend in die Arme, hört es bald auf, so laut zu schreien, und wimmert höchstens noch eine Weile vor sich hin. Kehren wir ihm aber statt dessen den Rücken, dann schreit es uns stundenlang die Ohren voll. Wir sehen daran, wie wichtig psychologische Zuwendung ist, aber es ist ein naiver und fataler Irrtum zu glauben, das wäre eine Therapie der Neurodermitis.

Vom positiven Effekt der Zuwendung profitieren vorwiegend die alternativen Behandlungsmethoden. Entsprechend unerschöpflich ist die Liste der Therapieangebote. Alles scheint bei der Neurodermitis zu ›heilen‹: Schaf- und Ziegenkäse, Soja- oder Stutenmilch, Extrakte und Säfte aus Kräutern, Vitamine, Mineralien, Liposome, Nachtkerzensamenöl, Brottrunk, Peptide, die Liste ließe sich seitenweise fortsetzen. Auf dem Markt ist für alle Platz.

Außerdem entdecken auf dem Höhepunkt oder bereits der dekadenten Neige der Zivilisation immer mehr Menschen eine Vorliebe für möglichst Altes und Fernes: Akupunktur, traditio-

nelle chinesische Medizin, Qi-Gong-Gesundheitskugeln, ayur-
vedische Therapie in allen Variationen haben Hochkonjunktur.
Das ebenfalls top-aktuelle Trinken von Urin erinnert dagegen
mehr an unser eigenes Mittelalter.«

Schutz braucht die Natur, keine Stärkung

Dr. D.: »Ganz hoch im Kurs stehen auch die verschiedenen
Moden und Methoden zur Stärkung der Immunsysteme: Ob
Vitamine, Mineralien, Sonnenhut & Co., Thymus, Haifisch-
knorpel, Lactobazillencocktails, mikrobiologische Präparate,
Gegensensibilisierungen und wie sie alle heißen – sie alle
›behandeln‹ ein Phantom, das Trugbild des schwachen Immunsystems.«
Frau N.: »Das wollte mir nie richtig einleuchten, daß Corinnas
Immunsystem schwach sein sollte. Wie kann das Immunsystem
eines Säuglings von einer Minute auf die andere schwach und
dann wieder stark sein? Dafür müßte es doch konkrete Gründe
geben, oder diese Deutung macht keinen Sinn.«
Dr. D.: »Auch hier können wir wieder ein uns bereits vertrau-
tes Paradoxon beobachten: *Noch nie wurden so viele Immunsysteme gestärkt, aktiviert, moduliert, stabilisiert, trainiert, unterstützt, auf Trab gebracht, fit gemacht, und noch nie ging es so
vielen Immunsystemen so schlecht wie heute.* Wir wissen inzwischen auch, warum.«
Frau N.: »Weil die Immunsysteme gar nicht schwach sind, sondern im Gegenteil hochpotent und hochgerüstet wie Saddam
Hussein vorm Golfkrieg. Das ist ein Paradoxon der Neurodermitis, das ich mir gemerkt habe. Im ersten Moment habe ich
geglaubt, mich verhört zu haben, so oft hatte ich das Gegenteil
gehört und gelesen. Dabei hatte ich mich selbst schon früher
gefragt, warum denn plötzlich die Immunsysteme so vieler
Kinder schwach sein sollten. Bei alten Menschen hätte ich es ja

noch verstehen können, aber bei den nur Tage oder Wochen alten Säuglingen?«

Dr. D.: »Im Labor lassen sich die Immunsysteme zwar ›stärken‹, denn unter Laborbedingungen verändern sich einige Zellenarten des Blutes im erwünschten Sinn, aber natürlich nicht das System. Das ist ja gar nicht meßbar, auch wenn das geschäftstüchtige Leute dreist behaupten. Doch aus der Veränderung von ein oder zwei Parametern wird geradlinig geschlossen, daß das Präparat XY das Immunsystem ›dauerhaft stabilisiere‹. Die Natur scheint sich genauso zu verhalten, wie es der Industrie und dem Markt – Chemie hin, Alternativen her – gerade in den Kram paßt. Doch wenn wir ein komplexes dynamisches System wie das Immunsystem stärken könnten, dann könnten Meteorologen auch das vom Menschen geschundene Klima, die Ozeanologen die toten Meere oder die Ökologen die ausgelaugte Erde ein bißchen stabilisieren, aktivieren, modulieren, kräftigen oder sogar fit machen.«

Frau N.: »Aber das hört sich ja an wie ein gigantischer Betrug, wenn ich das richtig bedenke.«

Dr. D.: »So etwas wage ich nicht auszusprechen, aber denken darf man das schon. Mit Geschäft alleine ist das Phänomen aber nicht zu erklären. Es muß noch etwas anderes dazukommen, nämlich eine ungeheure Verdrängung dessen, was wir mit der Erde und unserem Körper tatsächlich tun. Während ›die Meere untergehen und die Erde brennt‹, üben wir zur Entspannung autogenes Training, halten andächtig zwei Qi-Gong-Kugeln in der Hand, suchen im Unterbewußten nach den gestauten Energien und stabilisieren auf diese Weise dauerhaft die amoklaufende Natur.«

Frau N.: »Jetzt werden Sie aber sarkastisch. Sie reden schon fast wie mein Mann.«

Dr. D.: »Da soll man nicht sarkastisch werden? Im Namen des Fortschritts scheint alles erlaubt. So werden genmanipulierte Nahrungsmittel bald nicht nur die Haut der Neurodermitiker, sondern das Leben aller Menschen bedrohen, die mit einem Immunsystem auf die Welt gekommen sind, das schneller als die sogenannten normalen Systeme Antikörper-Fangarme entwickeln kann. Je unbekannter die fremden Eiweiße für unsere Immunzellen sind, desto bedrohlicher erscheinen sie ihnen, und desto kopfloser und massiver ist ihre Gegenwehr. Im Zweifelsfall kann sie mit einem tödlichen anaphylaktischen Schock enden. Dann werden ihnen die ›Geburtshelfer der Seele‹ nicht mehr beistehen können, höchstens im Jenseits.«

Vorbeugung ist die einzige echte Therapie

Dr. D.: »Sicher, die Wahrheit würde auch einige Arbeitsplätze in der immunstärkenden Industrie kosten, denn die einzige echte ›Therapie‹ ist die Vorbeugung. Die könnte uns allerdings mit einem Schlag viele neue Arbeitsplätze schaffen, wenn wir wollten.«
Frau N.: »Aber als Mutter oder Patient, wie können wir uns denn helfen? Was können wir denn tun? Das ist doch zum Verzweifeln!«
Dr. D.: »Ich rede deshalb so ausführlich über die verschiedenen Probleme, damit Sie eine Vorstellung bekommen, wie viele Hürden und Hindernisse es gibt. Doch unbemerkt sind wir schon mitten im Thema Vorbeugung. Im Gegensatz zu illusionären Scheintherapien ist das Motto der Vorbeugung nicht das *Dazutun*, sondern das Gegenteil: Wir müssen etwas *wegnehmen*. Denn: *Schutz braucht die Natur, keine ›Stärkung‹!* Womit auch immer therapiert wird, kein Mittel und keine Methode, und seien sie noch so ganzheitlich, können irgend etwas an der Veranlagung eines Menschen oder an den krankmachenden Umweltbedingungen ändern. Wer grundsätzlich etwas bessern möchte, muß sich auf die mühsame Suche nach den konkreten Ursachen begeben und das paradoxe Wunschdenken einer

sanften und schnellen Heilung mit Hilfe von Arzneien oder anderen Wundermittelchen begraben.«

Frau N.: »Klingt logisch. Da kann man kaum widersprechen.«

Dr. D.: »Ja, aber vorher müssen wir noch mehr über Bord werfen, vor allem das monokausale lineare Denken.«

Frau N.: »Wie meinen Sie das?«

Dr. D.: »Es gibt zwei Arten von Hindernissen, die uns bei der Therapie der Neurodermitis im Wege stehen. Das erste Hindernis ist das eigene Denken. Das spielt sich in unserem Kopf ab. Ich meine vor allem den Glauben an eine lineare Welt oder Natur. Am besten läßt sich das an einem Beispiel demonstrieren. In dem bereits zitierten Artikel der Zeitschrift *Stern* können wir an anderer Stelle lesen: ›Steht die Ursache fest, rät der Arzt dem Kranken, den Stoff, gegen den er allergisch ist, nicht mehr zu berühren, zu essen, einzuatmen oder zu trinken.‹ Es wird Ihnen sofort auffallen: Der Autor (oder der zitierte Arzt) geht von einer monokausalen Ursache aus, es wird nach *dem* Auslöser gesucht. Ich nenne das ›Übeltäterdenken‹. Die Allergene werden behandelt wie Gifte, die abgeschafft werden sollen. Das ist auch die Philosophie der Allergologen. Damit aber läßt sich das Chaos im Immunsystem nicht erklären. Wir hatten festgestellt, daß es erst ins Chaos stürzt, wenn es dank monotoner Iteration des modernen Lebensstils von vielen Seiten umzingelt wird, so daß die Antigenspezifität verlorengeht, und hatten daraus abgeleitet, daß das Konzept der Allergologie den heutigen sozialen und medizinischen Problemen nicht gerecht wird. Das lineare Denken ist ein Hindernis in unserem Kopf und führt in eine Sackgasse.«

Frau N.: »Und wie sollen wir Mütter mit dem Chaos der Immunsysteme unserer Kinder umgehen?«

Dr. D.: »Damit sprechen Sie die andere Sorte von Hindernissen an, die den Immunsystemen die lebensnotwendigen Freiheitsgrade rauben und ihnen das Rückgrat brechen. Es leuchtet wohl ein, daß deren Beseitigung eine umfassende Strategie erfordert statt eines Wunderrezepts aus der Trickkiste. Diese Strategie ist zwar im Prinzip für alle Patienten gleich, im Detail aber für jeden anders. Man kann sie nicht auf dem Reißbrett entwerfen. Eine Strategie muß wachsen und mit Leben gefüllt werden. Was Sie zunächst brauchen, sind einige Grundprinzipien, und damit machen Sie sich erst einmal auf den Weg.

Die größte Schwierigkeit bereitet uns auch hier die komplexe und unberechenbare Dynamik. Sie müssen sich wieder vor Augen führen, daß das immunologische Chaos aus vielen, vielen kleinen Einzelheiten entstanden ist. Um eine praktikable Strategie zu entwerfen, müssen wir das Ganze also zunächst wieder in einzelne Schritte zerlegen, die aber, jeder für sich genommen, keine Bedeutung haben, denn – Sie erinnern sich? – jedes Allergen ist an und für sich völlig harmlos. Das klingt im ersten Moment wie ein Widerspruch. Doch erst die komplexe, undurchschaubare Gesamtheit läßt aus dem einzelnen Element etwas Krankmachendes entstehen.«

Chaosmelodie und Panikorchester

Frau N.: »Ich muß zugeben, an dieser Stelle habe ich noch meine Schwierigkeiten. Es kommt mir vor wie die Grammatik einer fremden Sprache, die ich noch nicht ganz verstanden habe.«

Dr. D.: »Vielleicht wird es verständlicher, wenn Sie sich vorstellen, daß die Chaosmelodie der Krankheit von einem großen Panikorchester mit häufig wechselnder Besetzung gespielt wird. Die im einzelnen nicht herauszuhörenden Instrumente sind die Allergene bzw. die Sensibilisierungen. Selbst wenn Sie die erste Geige abschaffen könnten, weil sie sich unterscheidbar von den anderen abhebt, käme das Orchester nur vorübergehend aus dem Trott und würde schon nach kurzer Zeit die gleiche Chaosmelodie in leicht abgeänderter Form weiterspielen.

Je mehr Instrumente Sie heraushören können, um ihnen einen anderen Einsatz zu geben, desto mehr Einfluß gewinnen Sie auf das ganze Orchester und damit auf die Melodie, ohne die Instrumente alle abschaffen zu müssen. Denn früher haben sie auch in einem Orchester gespielt, allerdings eine harmonischere Melodie nach einem anderen Takt.«

Frau N.: »So ein Orchester kann ich mir vorstellen. Und weiter?«

Dr. D.: »Wie die Komponisten die Instrumente nach bestimmten Regeln spielen lassen, so benötigen Sie ebenfalls die Kenntnis bestimmter Prinzipien im Umgang mit den Sensibilisierungen Ihrer Tochter. Diese haben wir im theoretischen Teil bereits kennengelernt und brauchen unser Gedächtnis nur etwas aufzufrischen:

1. Bei den Allergenen von krankmachender Bedeutung aus dem täglichen Leben handelt es sich praktisch immer um fremde Eiweiße, die von Natur aus harmlos sind. Nicht die Dinge an sich sind schlecht oder gefährlich; erst die Monotonie macht daraus unverträgliche Bestandteile unseres Lebens. Doch nur die Gesamtbelastung wirkt sich pathogen aus.

2. Kennzeichnend für das Leben in der Wohlstandsgesellschaft sind der Verlust an Rhythmus und der Gewinn an Monotonie, was für Immunsysteme gleichbedeutend ist mit einem Verlust an Freiheitsgraden und damit an elementarer Anpassungsfähigkeit.

Daraus ergeben sich für die therapeutische Strategie zwei grundsätzliche Regeln:

a) Da die einzelnen Allergene harmlos oder sogar gesund sind, müssen sie nicht völlig abgeschafft werden. Das gilt besonders für die Nahrungsmittel. Die Devise lautet daher: *nicht abschaffen, sondern Abstände schaffen!* Der wichtigste Begriff des therapeutischen Konzeptes ist der ›Rhythmus‹, der Gegenspieler zur Monotonie.

b) Das Ziel muß dabei sein, die Gesamtbelastung an Fremdeiweißen so weit zu reduzieren, daß der Pegel im Kanalnetz unseres Immunsystems möglichst weit unter die kritische Grenze sinkt.

Das wichtigste strategische Mittel ist einfach, aber effektiv: *Entlasten, entlasten, entlasten!«*

Frau N.: »Und wie machen wir das am besten? Ich meine, gibt es auch dafür Grundsätze oder müssen wir uns die selbst zusammenbasteln?«

Allergietests – eine wacklige Plattform

Dr. D.: »Nein, natürlich nicht. Es gibt vier große Allergengruppen von grundsätzlicher Bedeutung für die chronisch allergischen Krankheiten unserer Tage, die die Immunsysteme von vier Seiten her umzingeln. Das sind *Nahrungsmitteleiweiße, häusliche Fremdeiweiße, Pollen und Schimmelpilze.*

Auf Nahrungsmittel und Wohnung haben Sie selbst direkten Einfluß und können dort Ihr Immunsystem als erstes entlasten. Wer gezielt etwas ändern möchte, muß zuerst vor der eigenen Türe kehren, also mit der Ernährung und dem häuslichen Milieu beginnen.

Es wäre strategisch für Ihre Startposition am günstigsten, wenn Sie durch ein Testverfahren alle aktuellen Sensibilisierungen in den vier Gruppen in Erfahrung bringen könnten. Dieser Wunsch ist allerdings eine liebenswerte Illusion, die von den Allergie-Experten eher geschürt wird. Sie werden sich erinnern: Keine Testmethode liefert ein Abbild der natürlichen Verhältnisse in unserem Immunsystem bzw. Körper, sondern immer nur eine ausschnitthafte Momentaufnahme, während die Immunreaktionen ständig im Fluß bleiben. Auch aus diesem Grund ist es falsch, sich an den einzelnen Allergenen zu ›verbeißen‹.

Ohne Zweifel sind Sie an diesem Punkt als Patient oder als

227

Elternteil am meisten auf die Hilfe eines erfahrenen Arztes angewiesen. Hierbei kommt es nicht so sehr auf die angewandten Testverfahren an als vielmehr auf die Denkweise und Erfahrung des Testenden. Die Bedeutung des Testens und der Testergebnisse wird leider viel zu starr gehandhabt. Die Natur fordert auch hier ein nicht-uniformes Denken. Es ist zwar so, daß Sie sich um so leichter tun, je mehr Informationen Ihnen ein Test liefert, doch Sie können sich niemals mit letzter Sicherheit auf die Testergebnisse verlassen. Sie können oder müssen sich sogar an ihnen orientieren, aber Sie sollten immer gewärtig sein, daß der Körper anders reagieren kann als erwartet. Das lineare Denken ist zwar bequem, aber ..«

Frau N.: »... eine Falle, ich weiß.«

Dr. D.: »Um nicht in diese Falle zu tappen, sollten Sie sich vor jedem linearen Interpreten hüten, gleichgültig welcher Couleur. Daß die Experten im allgemeinen monokausal nach *dem* Auslöser suchen, liegt auch daran, daß die Tests im Labor oft nur einzelne Instrumente des Panikorchesters identifizieren können. Manchmal finden sie gar kein Instrument, obwohl die Chaosmelodie nicht zu überhören ist. Dann sagen sie dem Patienten: Das ist keine Chaosmelodie, das ist eine Pseudo-Chaosmelodie. Im Glauben an die lineare Welt des Labors gefangen, entdecken Allergologen in den letzten Jahren immer häufiger ›Pseudo-Allergien‹, besonders wenn es um Nahrungsmittel geht.

Von den alternativen Experten wird dagegen gerade die Allergisierung durch Nahrungsmittel linear gewichtet, und man fragt sich manchmal, warum jede Richtung ihre Scheuklappe so liebt oder gar braucht. Beide holen aus ihren Tests vorwiegend das heraus, was sie sich von ihnen erhoffen. So ›objektiv‹ ist nun mal das Testen. Wir übersehen bei der Fixierung auf gleichgültig welche Technik, daß die Natur mit einem fast unerschöpflichen Repertoire an Variationsmöglichkeiten jongliert, die sich unser allzu enger Verstand gar nicht vorzustellen vermag.«

Frau N.: »Das ist die Vielfalt, die offene Systeme benötigen, um sich anpassen zu können. Da möchte ich mal wissen, warum Sie überhaupt testen.«

Dr. D.: »Weil es immer noch besser ist, eine wackelige Plattform unter den Füßen zu haben, als gar keine. Doch Sie werden es schon aus meinen Worten entnommen haben, daß für mich die Denkweise mehr zählt als das unsichere und schwankende Ergebnis aus einem Allergietest.«

Frau N.: »Da sind Sie meiner Erfahrung nach der einzige, der nicht an das glaubt, was er sucht und findet, und das auch noch den Patienten mitteilt. So viel Distanz den eigenen Methoden gegenüber habe ich bisher nicht erlebt.«

Dr. D.: »Ich bin überzeugt, daß es für den Umgang mit Gesundheit und Krankheit viel wichtiger ist, eine möglichst große Sensibilität für die Verzahnung unseres Körpers mit seiner jeweiligen Umgebung zu entwickeln, als nach immer raffinierteren Analysen zu suchen. Ungeheuer viele Leute leiden an ihrer Umwelt, Kinder in Kindergärten und Schulen, Erwachsene in Büros, alte Menschen in ihren Wohnungen, aber niemand glaubt ihnen, weil die Giftspezialisten und andere Experten in ihren Labors nichts finden.

Diese Sensibilität ist uns in der Zivilisation völlig abhanden gekommen, und an ihre Stelle sind die Experten getreten. Wenn es Ihrer Tochter Corinna in der Vergangenheit schlechtging, sind Sie mit ihr zu verschiedenen Ärzten, den Spezialisten, gegangen und haben die gefragt: Was hat mein Kind? Wenn Sie dagegen erst einmal die Bedeutung des Umfeldes in seinen vielen Nuancen für das Befinden Ihrer Tochter begriffen haben, werden Sie sich in Zukunft eher fragen: Womit hatte ihr Immunsystem Kontakt? Wo sind wir gewesen? Welche Luft hat sie geatmet? Was hat sie gegessen? Welches Wetter hatten wir? Am Anfang wäre ein erfahrener Steuermann an Ihrer Seite allerdings von Vorteil, um die ganz normalen Fehlinterpretationen und Frustrationen möglichst gering zu halten.«

Paradoxe Isolierverglasung

Dr. D.: »Parallel dazu müssen Sie das Umfeld entsprechend der Testergebnisse und Ihrer eigenen Beobachtungen verändern. Mit dem Umfeld meine ich übrigens alle Dinge, mit denen ein Organismus in Berührung kommt, nicht etwa nur die Schadstoffe, die häufig mit ›Umwelt‹ gleichgesetzt werden, als bestünde sie plötzlich nur noch aus Gift. Aus der Reaktion der Haut auf die Veränderungen, die Sie in Gang gesetzt haben, können Sie ablesen, ob Sie richtig liegen oder nicht. Dabei haben Sie es mit einem biologischen Puzzle zu tun, das immer im Fluß bleibt und wachsen muß. Das Leben wird es Stück für Stück selbst zusammensetzen, wenn Sie ihm die richtigen Teile anbieten. Bei unvermeidlichen Fehlern wird die Strategie ins Stocken geraten, und Sie müssen sich wieder auf die Suche nach einem anderen Detail machen, das besser paßt.«

Frau N.: »Und womit sollen wir anfangen? Ich nehme an, mein Mann wird da auch mitspielen müssen.«

Dr. D.: »Unbedingt, vor allem, wenn Sie daran denken, daß wir mit der Strategie neue Arbeitsplätze schaffen könnten.«

Frau N.: »Das ist zwar nicht mein primäres Ziel, die Gesundheit meiner Tochter liegt mir verständlicherweise mehr am Herzen. Aber wie meinen Sie das nun wieder?«

Dr. D.: »Sie könnten zuerst einmal alle Isolierverglasungen herausreißen.«

Frau N.: »Das ist ja wohl nicht Ihr Ernst!?«

Dr. D.: »Ja und nein! Sie wissen, was die Isolierverglasung bedeutet. Bei den alten, einfach verglasten Fenstern zirkulierte die Luft, selbst wenn sie geschlossen waren. Sobald sie heute ein Fenster zumachen, zirkuliert nichts mehr. Der Raum ist dicht wie eine Tupperdose. Ein Luftaustausch ist heute nur möglich, solange die Fenster tatsächlich geöffnet sind. Für eine gesunde Raumluft müßten Sie sie daher ständig offenlassen.«

Frau N.: »Das kostet ja mehr Energie als früher die zugigen

Fenster. Sicher auch so ein Paradox der Zivilisation. Außerdem wurde damals nur eine Stube vorübergehend geheizt, heute dagegen alle Räume rund um die Uhr.«

Dr. D.: »Was tragische Folgen für die Immunsysteme hat. Denn die fehlende Zirkulation schafft einerseits ideale Nährböden für die Vermehrung von Milben, Schaben, Pilzen, Bakterien und anderen Kleinstlebewesen, vor allem in den Teppichfußböden, und bedeutet andererseits eine endlose Wiederholung der gleichen Kontakte für unser Immunsystem, eine Art Dauerbombardement mit immer den gleichen Eiweißen. Auch die Begegnungen mit Wolle und Federn, mit denen sich die Menschen seit Jahrtausenden gegen die Kälte in ihren Behausungen ohne Isolierverglasung und Zentralheizung geschützt und die sie immer bestens vertragen haben, tragen dank der Iteration mehr und mehr zur Strangulation der Immunsysteme bei, aus der wir sie wieder befreien müssen. Einen anderen Weg gibt es nicht.«

Frau N.: »Aber zum Mittelalter müssen wir nicht zurückkehren?«

Dr. D.: »Soweit brauchen wir nicht zu gehen. Es genügt, öfter mal einen Blick zurückzuwerfen zur Generation unserer Großväter und Großmütter, und wieder von ihnen zu lernen statt von den modernen Experten. Das, was sie uns vorgemacht haben, könnten wir, eventuell mit modernen Mitteln, wenigstens zum großen Teil imitieren. Damit würden wir wieder ein verträgliches Raumklima schaffen, mal abgesehen von den Arbeitsplätzen. Doch wir werden statt dessen wie bisher den Experten folgen, die für die Tupperdose schon eine zweite Haut geplant haben, um noch mehr Energie zu sparen. Damit die Menschen dann überhaupt noch Luft bekommen, sind schon Planungen zum Einbau künstlicher Belüftungssysteme in allen Häusern im Gang. Das schafft auch Arbeitsplätze, vor allem im medizinischen Sektor, aber die Folgekosten werden nicht mehr bezahlbar sein.«

Diät – gefährliche Monotonie

Frau N.: »Heute haben Sie wirklich Ihren sarkastischen Tag. Doch was ist mit der Ernährung? Welche Diät schlagen Sie für Corinna vor?«

Dr. D.: »Vor Diäten möchte ich Sie dringend warnen, sie sind überflüssig oder sogar falsch. Die Kinder müssen nicht auch noch unter sinnlosen Diäten leiden. Die Rohkost-Monotonie ist für das kindliche Immunsystem ein Folterwerkzeug. Wir sollten die Monotonie abschaffen, nicht die Nahrungsmittel.«

Frau N.: »Das Folterwerkzeug hat Corinna auch zu spüren bekommen. Daran mag ich gar nicht denken. Und ich glaubte, ihr etwas Gutes damit zu tun.«

Dr. D.: »Statt auf eine naive Heilserwartung hereinzufallen, sollten wir auch hier gelegentlich unseren Großmüttern über die Schulter schauen. Sie waren die Meisterinnen des Rhythmus. Sie haben die ganze Vielfalt der Natur genutzt. Aber sie aßen den Apfel nie zur Pollenzeit und kochten alles nicht frisch Verzehrbare, damit es nicht verdarb. Bevor etwas schlecht wurde, hat es meine Mutter gekocht, in der Regel ab dem zweiten(!) Tag. Denn es gab weder Kühlschrank noch Gefriertruhe. Durch Einkochen, Säuern und Fermentieren wurde der Anteil sensibilisierender Fremdeiweiße wesentlich reduziert. Heute wird den Neurodermitikern sogar in ihren eigenen Zeitschriften das *Einfrieren* als ›beste und einfachste Art der Konservierung‹ empfohlen, so daß wesentlich mehr Fremdeiweiße in ihrer allergenen Struktur erhalten bleiben. ›Die Beeren werden vorwiegend roh gefroren‹, heißt es in einem ›Frucht-Tip‹ einer Zeitschrift des Deutschen Neurodermitiker Bundes von 1990. So wird seit Jahren in allen Lebensbereichen Monotonie propagiert und praktiziert, fast immer unter dem Glorienschein des Fortschritts und des Vorteils für die Menschheit.«

Frau N.: »Und wie groß sollten jeweils die Abstände für die verschiedenen Nahrungsmittel sein?«

Dr. D.: »Das ist eine sehr beliebte Frage. Die Unberechenbarkeit des Immunsystems ist ein Problem, das allen große Schwierigkeiten bereitet. Stellen Sie sich vor, Sie würden gezwungen, Ihre Lieblingsspeise jeden Tag zu essen. Sie werden nach einiger Zeit immer weniger davon herunterbekommen, bis es Ihnen im Gegenteil hochkommt. Hat niemand Erbarmen mit Ihnen, müssen Sie sich schließlich schon beim bloßen Anblick übergeben und am Ende bereits beim Gedanken daran. Obschon harmlos, so entwickelt sich auch hier Chaos dank Monotonie. Bedenken Sie übrigens auch Psyche und Immunsystem in diesem Beispiel: Sie müssen sich beim bloßen Gedanken daran übergeben, weil die Seele den Körper warnen möchte: Mach einen Bogen drum! Sie erinnern sich vielleicht an den Pawlow'schen Hund. Selbst in diesem einfachen Beispiel demonstriert uns die Natur die gleiche Bio-Logik. Auch würden Sie sich mit allen Ihren Kräften gegen den Zwang wehren, immer und immer wieder das Gleiche zu essen, genau wie es das Immunsystem mit seiner Waffe tut, der …«

Frau N.: »… Entzündung.«

Dr. D.: »Meine Frage an Sie: Wie lange dürfen Sie Ihre Lieblingsspeise nicht mehr anrühren, bis Sie sie wieder vertragen?«

Frau N.: »Das weiß ich auch nicht.«

Dr. D.: »Sehen Sie? Und wie um alles in der Welt sollte ich das wissen? Es hängt von der individuellen Veranlagung, dem Zustand des Immunsystems und der Summe aller aktuellen Umwelteinflüsse ab, und alles das ist undurchschaubar.

Wie groß die Abstände für die einzelnen Nahrungsbestandteile sein und wie Sie den Rhythmus gestalten sollten, wenn bereits Chaos im Immunsystem herrscht, läßt sich nicht voraussagen. Generell gilt: am Anfang desto länger und um so größer, je größer das Chaos. Das System ist nie kalkulierbar, erst recht nicht im Chaos. Eine Pause kann, wie wir es von der Milch kennen, ein bis zwei Jahre dauern. Bei den Nüssen und Südfrüchten war der Abstand bis auf Ausnahmen von Natur aus ein Jahr. Fleisch gab es in vielen Familien nur als Sonntagsbraten, ebenso den Weizen als Weißbrot am Sonntag, wochentags dagegen Roggen als Sauerteig mit denaturiertem Eiweiß.

Das ganze Leben folgte einem gewachsenen Rhythmus. Nur in Notzeiten, während oder nach einem Krieg, herrschte Monotonie. Aber die Monotonie der Armut, des Verzichts und der Askese ist wie ein Geschenk für das Immunsystem. Daher bessert Fasten oft eine Immunkrankheit wie das Gelenkrheuma, auch wenn das kein Schulmediziner glaubt. Von dieser Erkenntnis können Sie auch bei der Neurodermitis profitieren, indem Sie bei einer Verschlechterung der Haut die Zufuhr der Nahrungsmitteleiweiße durch spartanisch kleine Mahlzeiten vermindern oder durch Vermehrung der gekochten oder eingelegten Nahrungsmittel. Die Devise lautet dabei: *Weniger Süßes, mehr Saures.* Noch einmal: Nahrungsmittel sind keine Gifte, die abgeschafft werden müssen. Immer häufiger kommen Mütter mit bedauernswerten Kindern in die Praxis, deren Speiseplan nur noch wenige erlaubte Lebensmittel enthält. Dieses weitverbreitete Therapiekonzept führt zwangsläufig in eine Sackgasse.«

Frau N.: »Weil wir unbegrenzt ständig alles essen können, dürfen die Kinder immer weniger essen. Auch das ist paradox.«

Der Leser sei an dieser Stelle erinnert, daß im Kapitel ›Der Quellsumpf der Neurodermitis‹ die häufigsten Ursachen in unserem Alltag für die Entstehung des immunologischen Chaos beschrieben werden. Daraus ergeben sich die entsprechenden Vermeidungsstrategien weitgehend von selbst.

Das Pollen-Pilz-Tagebuch

Frau N.: »Und wie schütze ich Corinna gegen Pollen und Schimmelpilze?«

Dr. D.: »Je konsequenter Sie vor der eigenen Türe kehren,

desto weniger Probleme wird Ihre Tochter mit den Pollen und Pilzen haben, die außerhalb des Hauses ihr Unwesen treiben.«

Frau N.: »Weil dadurch die allergene Gesamtbelastung sinkt?«

Dr. D.: »Das ist der entscheidende Punkt. Dazu ist es sehr vorteilhaft, wenn Sie sich ein Pollen-Pilz-Tagebuch anlegen. Notieren Sie sich über mehrere Jahre, unter welchen Beschwerden Corinna bei welchem Wetter in welchem Monat leidet. Sie wissen, daß die Pollen vor allem bei schönem Wetter fliegen, Schimmelpilze hingegen bei feuchtem Wetter, besonders beim Umschlag von Trockenheit nach Feuchtigkeit. Mit der zusätzlichen Hilfe des Pollendienstes der Wettervorhersage können Sie so herausfinden, ob sie eventuell auf Pollen reagiert und auf welche, und außerdem, ob sie gleichzeitig gegen Schimmelpilze sensibilisiert ist. Verfolgen Sie das über mehrere Jahre, sind Sie selbst in der Lage, eine verläßliche Aussage über mögliche Pollenallergien zu machen, so daß mit acht oder neun Jahren, falls nötig, eine gezielte Hyposensibilisierung eingeleitet werden könnte.«

Die Klimakur

Frau N.: »Auf diese Weise wäre es also möglich, das Immunsystem im Bereich von drei Allergengruppen zu entlasten, wenn ich richtig gezählt habe. Bleiben noch die Schimmelpilze übrig. Haben Sie da auch etwas anzubieten?«

Dr. D.: »Ja, natürlich! Am erfolgreichsten ist die Flucht.«

Frau N.: »Die Flucht? Wie soll ich das verstehen?«

Dr. D.: »Ich meine damit einen Ortswechsel in ein anderes Klima. Damit sind wir bei einer der effektivsten, angenehmsten und daher beliebtesten Methoden des Entlastens angekommen. Es wäre ein Unding, über die Therapie der Neurodermitis zu reden, ohne die Bedeutung der Klimakur hervorzuheben. Wenn nichts mehr hilft beim immunologischen Chaos und die

Patienten an den nicht enden wollenden Leiden verzweifeln, dann kommt oft irgendwann jemand auf die Idee, man könnte es doch mal mit einer Klimakur versuchen. Durch einen längeren Aufenthalt an der Nordsee oder auch in den Bergen haben die Menschen schon seit Jahrhunderten ihren strangulierten Immunsystemen instinktiv wieder Luft verschafft. Nur so konnten sie den jeweiligen klimatischen Belastungen am Heimatort ausweichen, unbewußt gleichzeitig aber auch den Allergenen in ihren Häusern und Wohnungen, heute nicht selten dem allergenen Dauerregen durch ihre kleinen Lieblinge Hund und Katze, wenn sie sie nicht mit auf die Reise nehmen. Die Klimakur ist dadurch oft doppelt effektiv. Da wundert sich so mancher Patient, wie schnell und drastisch die Besserung einsetzt. Wie wir es von den Therapie-Fallstricken her kennen, entwickelt er dann eine respektvolle Hochachtung vor dem Nordsee-Klima – wie umgekehrt bei Verschlechterung ein tiefes Mißtrauen gegen die ›Mordsee Nordsee‹ – ohne zu ahnen, daß er das eine Mal der Abwesenheit seiner häuslichen Allergene die prompte Besserung verdankt, während ihm umgekehrt der Teppichfußboden oder eine schimmlig feuchte Ecke im Hotelzimmer während der Kur nicht bekommen. Das ist eben die vierte Dimension. Das sehen wir nicht, also ist es uns auch nicht bewußt.«

Frau N.: »Was ist denn so Besonderes an einer Klimakur?«

Dr. D.: »Das Nordseeklima mit seinen Eigenarten ist mir geläufiger als das Hochgebirgsklima, so daß ich Ihnen darüber besser Auskunft geben kann. Das Klima an der Nordsee zeichnet sich durch eine Besonderheit aus. Hier profitiert nicht nur das Immunsystem von der allergenen Entlastung, sondern zusätzlich auch die Schutzbarriere Haut direkt durch die besonderen Windverhältnisse. Ohne auf Einzelheiten einzugehen, kann man sagen: Der wechselnde Wind an der Nordsee ist ein besonderer Trainingsreiz für die Grenzflächen und führt bei gleichzeitiger(!) Entlastung zu deren Stabilisierung. Sie können so stabil werden, daß das Ergebnis wie eine Heilung imponiert. Wie ist das zu erklären?

Dazu möchte ich an die theoretischen Grundlagen im Kapitel über das Immunsystem erinnern. Auch ein Immunsystem hat ein Gedächtnis, das ›vergessen‹ kann, wie Sie noch nicht ganz vergessen haben werden. Das Immungedächtnis vergißt, das heißt, es rüstet sein Sensibilisierungsarsenal einschließlich der Antikörper und Gedächtniszellen ab, wenn es nicht mehr an seine potentiellen Feinde erinnert wird, zum Beispiel während einer Klimakur. In dieser Zeit kann sich die Haut erholen. Denn da sich weniger Allergene in der Umwelt befinden, hat das Immunsystem seltener Allergenkontakt, werden weniger Entzündungen auf den Grenzflächen ausgelöst, können diese sich nach und nach schließen, wodurch noch weniger Allergene bis zu den Immunzellen in der zweiten Verteidigungslinie vordringen. Je dichter die Schutzbarrieren werden und je weniger Kontakt das Immunsystem mit irgendwelchen Bedrohlingen hat, desto mehr vergißt es sie und baut peu à peu die Antikörper ab, so daß es selbst bei einem erneuten Kontakt nicht sofort überschießend mit einer Entzündung der Grenzfläche antwortet, wie das im Zustand des Chaos üblich ist. Das Gedächtnis wird nicht mehr aufgefrischt, die Erinnerungen verblassen immer mehr, und die Fingerabdrücke der Allergene auf den Immunzellen verstauben langsam in den Regalen. Hält die Phase der Schonung lange genug an, können sich die Grenzflächen völlig erholen und bilden wieder einen dichten Schutzschild, an dem alles abprallt wie an einem neuen Ölmantel. Dieser Tatsache haben die Badeärzte und die Patienten früher instinktiv Rechnung getragen. Sie konnten ja auch der Natur noch nicht wie heute mit vielen Medikamenten nachhelfen. Daher wurde bei Bedarf eine wesentlich längere Kurdauer als die heute üblichen drei bis vier Wochen verordnet, bis der ›Ölmantel‹ Haut sich vollständig regeneriert hatte. Unter diesem Schutz kann das Immunsystem so stabil werden, daß die

Krankheit schließlich als ›geheilt‹, die Allergien als ›gelöscht‹ erscheinen.

Der Prozeß des Vergessens setzt also intakte Grenzflächen voraus. Der Trainingseffekt des intensiven Reizwechsels durch den Nordseewind läßt sie besonders dicht und robust werden, so daß das Immunsystem nach einer längeren Klimakur auch zu Hause ungestört weiter abrüsten kann. Entlastung und Stabilisierung ergänzen sich daher im speziellen Reizklima der Nordsee in idealer Weise.«

Frau N.: »Ich habe gelesen, daß die Luft an der Nordsee besonders schadstoffarm sein soll. Haben die Schadstoffe denn in diesem Zusammenhang eine Bedeutung? Sie sagen doch, daß die Immunreaktionen durch die Umweltgifte nicht beeinflußt werden.«

Dr. D.: »Das nehme ich stark an. Die Schadstoffe unserer Umwelt ebenso wie den Zigarettenrauch muß man wohl als eine Art Schmirgelpapier für die Grenzflächen ansehen. Sie bedeuten deshalb auch eine besondere Gefahr für die Kinder, da sich deren Schutzhüllen erst schließen müssen und dabei auf günstige Umweltbedingungen angewiesen sind. Aber auch die alternden Schutzbarrieren leiden in besonderem Maß unter den Schadstoffen, da diese den ›Zahn der Zeit‹ wesentlich beschleunigen. Im Gegensatz zu der gerade beschriebenen idealen Ergänzung könnte man die Kombination aus Schmirgelpapier und allergener Iteration als ›unheilige Allianz der Zivilisation‹ für unser Immunsystem bezeichnen. Die Angaben über die Zunahme der Allergien in unserer Gesellschaft sprechen eine beredte Sprache.«

Frau N.: »Ist es denn nicht möglich, Haut und Immunsystem auch zu Hause zu trainieren?«

Dr. D.: »Das Immunsystem können Sie nicht trainieren, nur entlasten. Aber die Haut läßt sich sehr wohl trainieren, und zwar durch Kältereize. Eine kalte Dusche pro Tag müßte zur Regel werden. Zusätzlich ist weiteres Eintauchen einzelner

Körperteile in kaltes Wasser ratsam. Art, Dauer und Häufigkeit richten sich natürlich nach dem Alter und der Verfassung des Kindes. Bringen Sie soviel Kälte wie eben möglich an Ihr Kind! Fangen Sie sanft an und steigern Sie die Reize behutsam, wie es Kneipp vorgemacht hat. Lassen Sie das Fenster nachts geöffnet, auch im Winter. Decken Sie das Kind lieber mit mehreren Decken zu und legen Sie ihm eine Wärmflasche an die Füße. Aber schließen Sie nie das Fenster, auch nicht bei Pollenflug! Dieser häufig gegebene Rat ist leider falsch. Nur ausnahmsweise kann das ab etwa vier Uhr morgens einmal sinnvoll sein. Glauben Sie, daß Sie diese Informationen jetzt in Ihre eigene Strategie umsetzen können?«

Frau N.: »Ich denke schon – aber was ist denn nun mit Corinna?«

Pilze – die Geier der Natur sind der Joker der Neurodermitis

Dr. D.: »Oh, Corinna und die Auflösung des Rätsels ihrer Neurodermitis hätte ich wahrhaftig fast vergessen! Aber nun will ich Sie nicht länger auf die Folter spannen. Sie haben lange zusehen müssen, wie Corinnas Leiden kein Ende nehmen wollten. Ihre Haut konnte nicht abheilen. Irgend etwas hat sie daran gehindert. Wir müssen uns daher fragen: Was steht der Abheilung im Weg? Die Seele? Mangelzustände? Schadstoffe und Toxine? Amalgam kann es in dem Alter ja wohl nicht sein. Ein gestörter Darm? Das sind die geläufigsten Erklärungen oder besser Erklärungsversuche im alternativen Lager. Die traditionelle Medizin beruft sich ebenfalls auf die Seele und einen multifaktoriellen Ansatz. Das alles hilft Ihnen jedoch nicht weiter. Erinnern wir uns an die enorme Bedeutung ungestörter Grenzflächen für die Stabilität der Immunsysteme. Das Thema zieht sich wie ein roter Faden durch unsere Gespräche. Wir haben gerade noch das Nordsee-Klima als ideale Voraussetzung für ihre Stabilisierung gepriesen und umgekehrt die ›unheilige Allianz‹ gebrandmarkt, die auf Dauer jede Schutzbarriere porös macht beziehungsweise bei den Kindern die natürliche Reifung der Haut verhindert. Daraus entsteht ein Circulus vitiosus aus Entzündung und Störung der Barrierefunktion, der, wird er nicht gebremst, in einer Teufelsspirale zum Chaos des Immunsystems führt. Das auf- und abflackernde allergisch-immunologische Entzündungsfeuer läßt nicht nur die allergenen Bedrohlinge aus dem Umfeld passieren, sondern auch diverse Mikroben, die ebenfalls ungesicherte Eintrittspforten vorfinden und sich daher auf der ›Schutzbarriere ohne Schutz‹ in aller Ruhe niederlassen können.

Für die Haut haben die Pilze eine besondere Bedeutung, über die aber weitgehende Unklarheit herrscht und daher zwischen den Lagern heftig gestritten wird. Besonders um die im Darm siedelnden Candida-Pilze ist inzwischen eine Art Glaubenskrieg zwischen Vertretern der traditionellen Medizin und alternativer Heilverfahren entbrannt. Die einen halten sie für ›friedliche Mitesser‹, die anderen messen ihnen eine ursächliche Rolle bei der Entstehung moderner Krankheitsbilder wie der Neurodermitis und anderer Allergien bei.«

Frau N.: »Und wer hat recht?«

Dr. D.: »Ich fürchte, keiner. Beiden Auffassungen fehlt der biologische Sinn. Um der komplizierten Wechselbeziehung zwischen Pilzen und dem Organismus auf die Spur zu kommen, empfehle ich dringend eine bio-logische statt der *phänomenologischen* Betrachtungsweise.«

Frau N.: »Und das heißt konkret?«

Dr. D.: »Beide Glaubensrichtungen halten die Phänomene, nach denen sie entsprechend ihrer Ideologie fahnden und die sie dann auch finden, für ausschlaggebend. So suchen die Gastroenterologen nach einem sichtbaren ›Krankheitswert‹, wie sie es bei Infektionen gewohnt sind, der aber meist nicht nachweisbar ist. Daher bespötteln sie die diversen Beschwerden der Patienten als ›heiße Hefe-Luft‹, ›psychosomatische Blähbäuche‹, ›Nihilitis crepitans‹ und führen ›wissenschaftlich belegte Argumente‹ gegen die ›schwappende Pilzwelle‹ an. Da sind die naturheilkundlich ausgerichteten Vertreter den Pilzen und den Beschwerden der Patienten gegenüber schon deutlich sensibler. Sie spüren, daß es sich dabei nicht nur um ›heiße Luft‹ handeln kann, und haben die Pilze seit langem im Visier, suchen sie überall und werden in der Tat auch bei mindestens fünfzig bis sechzig Prozent der Patienten fündig. Aus dem sichtbaren Nachweis der Pilzexistenz schließen sie auf ursächliche Beziehungen zu ›neuen Krankheitsbildern‹, was in der Vorstellung gipfelt, die Allergien seien eine Folge innerer Pilzinfektionen.«

Frau N.: »Also halten auch sie das, was sie finden, für das, was sie suchen. Danach verhalten sich beide Lager im Prinzip gleich.«

Dr. D.: »Ja, sie betrachten die gefundenen Pilze als Ursache und leiten daraus sogar eine ›richtige Definition des Begriffes Neurodermitis‹ ab: ›Neurodermitis ist die klinische Manifestation einer Systemmykose‹[36]. Diese wird wiederum als ›Folge eines geschädigten Immunsystems, vor allem durch den Mißbrauch allopathischer Medikamente‹ angesehen, die ›völlig neue Krankheiten zeugten‹. Hier begegnet uns auch eine seit langem bekannte Ideologie wieder. ›Allzuoft‹, schreibt der gleiche Autor, ›wird die Neurodermitis von Ärzten erzeugt …‹ Mit anderen Worten: Erst die Medizin macht die Leute richtig krank. Ohne die modernen wirksamen Medikamente wäre die Menschheit folglich viel gesünder.«

Frau N.: »Genau wie der Homöopath und der Heilpraktiker, bei denen ich mit Corinna gewesen bin. Sie behaupteten, Corinnas Immunsystem sei erst krank geworden, nachdem oder weil der Kinderarzt sie behandelt hatte. Aber das stimmt ja nicht. Ich bin doch mit ihr erst zum Kinderarzt gegangen, als sie schon krank war.«

Dr. D.: »Lösen wir uns dagegen von den sichtbaren äußeren

Phänomenen und ihrer willkürlichen, phantasievollen Interpretation und fragen wir uns nach der bio-logischen Funktion der Pilze, so kommen wir zu einer völlig anderen Sichtweise. Aufgabe der Pilze ist es, an jeder Stelle der Erde minderwertiges Leben und organisches Material in den Kreislauf der Natur zurückzuführen. Damit sind sie für eine biologisch existentiell wichtige Aufgabe zuständig. Ohne sie wäre der ewige Kreislauf der Natur aus Werden und Vergehen nicht möglich. Die Bedeutung, die ihnen die Natur beimißt, macht ihre ungeheure Vielfalt erklärlich, ebenso wie die Tatsache, daß ihre Sporen Tausende von Jahren überleben können. Man könnte sie als Geier der Natur bezeichnen, die überall darauf lauern, organisches Material zu zerlegen und zu zersetzen.«

Frau N.: »Was verstehen Sie denn unter ›minderwertigem Leben‹?«

Dr. D.: »Vor rund fünfzig Jahren noch hatten die meisten Menschen robuste, stabile Grenzflächen, die unter den modernen Lebensbedingungen immer störanfälliger, instabiler, eben ›minderwertig‹ werden, ein gefundenes Fressen für Pilze, die das sofort ›wittern‹. Die eigentliche Tücke einer Pilzbesiedlung besteht nicht in den Gefahren einer Infektion, sondern in ihrer unsichtbaren Bedeutung für das Immunsystem. Pilze, ob mit oder ohne Sporen, bestehen aus Fremdeiweißen, denen gegenüber es auf Dauer keine immunologische Neutralität geben kann. Jedes Immunsystem wird über kurz oder lang zu Abwehrmaßnahmen gezwungen. Je atopischer ein Immunsystem ist, also je mehr ›Fangarme‹ es dank Veranlagung besitzt, desto früher und heftiger rüstet es mit Antikörpern, Immunzellen, Mediatoren etc. auf. Diese Prozesse sind für das Auge der in den Darm schauenden Gastroenterologen unsichtbar. Sie suchen nach den gewohnten Zeichen einer *Infektion*, sehen aber nichts. ›Also kann da auch nichts sein‹, lautet ihre lineare Schlußfolgerung. Sie geißeln diejenigen mit ihrem Spott, die versuchen, hinter den Tellerrand zu schauen.

Leider bedeutet auch der naturheilkundlich beliebte Begriff der *Pilzallergie* eine Einengung dieser Zusammenhänge und wird den fließenden Prozessen nicht gerecht, zumal ›Allergie‹ auch noch mit den Pilzgiften in einen Topf geworfen wird. Wie können wir be-greifen lernen, daß die Mehrzahl biologischer Prozesse unsichtbar verläuft, aber doch real existiert, auch wenn wir sie nicht *greifen* können?

Jetzt fehlt uns nur noch ein Baustein, um das magische Pilz-Puzzle der Neurodermitis zu verstehen. Dazu müssen wir unser Augenmerk wieder auf das kranke Organ der Neurodermitis richten. Denn die gleichen Mechanismen wie im Darm spielen sich natürlich auch auf der gestörten Grenzfläche der Haut ab. Auch ihr Immunsystem in der zweiten Verteidigungslinie wird ungeschützt mit fliegenden oder siedelnden Pilzen konfrontiert. Also wehrt es sich und bildet Antikörper. Doch das Naheliegende wie die Besiedlung der Haut mit Pilzen wird zum Schaden der Patienten übersehen. Darunter hat auch Corinna schwer gelitten.«

Frau N.: »Ich bin skeptisch. Ist das Ihre Theorie oder haben Sie Beweise dafür?«

Dr. D.: »Nach meinem Dafürhalten liegt zwar der eigentliche Beweis in der kaum zu erschütternden inneren Bio-Logik des Ganzen, letztlich auch im Therapieerfolg. Es ist deshalb nicht ausschlaggebend, ob alle Einzelheiten in der geschilderten Form stimmen. Wer sich von nicht erwünschten Wahrheiten auf den Schlips getreten fühlt, wird sich natürlich auf periphere Details stürzen und sich darin verbeißen. Entscheidend ist, daß die Logik in sich stimmig ist.

Bei den Hautpilzen gibt es allerdings für diese Logik handfeste Beweise. So fanden holländische Dermatologen schon 1991 im Blut von fast fünfzig Prozent ihrer Patienten mit Neurodermitis spezifische Antikörper gegen lipophile Hefepilze mit dem Namen Pityrosporum ovale. Bei den restlichen Patienten können wir uns leicht andere Sensibilisierungsphänomene vorstellen, die mit dem üblichen Instrumentarium der Allergiediagnostik aber nicht aufzudecken sind. Interessant daran ist vor allem, daß sich die gleichen Pilze zwar auch auf der Haut von neunzig Prozent der gesunden Erwachsenen nachweisen lassen, dagegen keine Antikörper im Blut, bis auf eine Ausnahme nicht einmal bei Kontrollpatienten mit allergischen Atemwegserkrankungen.[37] Das ist eindeutig, und die Bio-Logik ist leicht nachvollziehbar: Auf einer intakten Grenzfläche spielen sich keine Duelle zwischen Immunsystem und Pilzen ab.

Es gibt natürlich noch andere Hautpilze, die gleiche oder ähnliche Auswirkungen haben. Auch können, um das Pilz-Puzzle komplett zu machen, gleichzeitig Pilze im Darm vorkommen und das Immunsystem dort zusätzlich bedrängen, was ebenfalls bei der Therapie berücksichtigt werden müßte. Zufrieden?«

Frau N.: »Überzeugt. Die Logik spricht dafür, daß die Pilze bei länger bestehender Neurodermitis eine vielleicht entscheidende Bedeutung gewinnen.«

Dr. D.: »Weil die Zusammenhänge doch sehr komplex sind, möchte ich die wesentlichen Aspekte noch einmal zusammenfassen. Wir können uns das Wechselspiel zwischen Immunsystem und Haut auf der einen und den Bedrohlingen einschließlich der Pilze auf der anderen Seite als Drama in vier Akten vorstellen:

1. Es beginnt zunächst dank Monotonie und Iteration mit einer allergisch immunologischen Verletzung der Haut- und Schleimhautbarrieren.

2. Darauf folgt die Besiedlung mit Pilzen, die zum einen durch einen möglichen infektiösen Mechanismus die Hautschranke weiter schwächen können und/oder

3. zum andern zu einem allergischen Stellungskrieg zwischen Immunsystem und dem Fremdeiweiß der Pilze führt, dessen Verletzungsfolgen sich mit den ursprünglichen allergischen und gegebenenfalls infektiösen Entzündungsmechanismen mischen können.

4. Werden die Pilze nicht erkannt und behandelt, folgt jetzt die vierte Phase, in der die Pilze den Fuß in die Tür der Haut stellen. Nun kann sie sich nicht mehr schließen.

So können die Pilze unbemerkt zum *Joker der Neurodermitis* werden. Denn es können nun unaufhörlich weitere Allergene das Immunsystem belagern, so daß seine Sensitivität weiter zunimmt und die Neurodermitis nicht mehr abheilen kann, selbst wenn die ursprünglich ekzemauslösenden Faktoren inzwischen abgeschafft wurden. Durch das ›offene Tor‹ gelangen immer neue Bedrohlinge in die Sperrzone des Immunsystems. Ein großes Panikorchester mit ständig wechselnder Besetzung spielt eine unberechenbare, nicht enden wollende Chaosmelodie. Dabei sieht es so aus, als machten die Pilze die Allergien. Richtig ist das Gegenteil, und unbehandelt können sie den Prozeß am Ende ins immunologische Chaos stürzen.

Sie werden sich erinnern, daß uns hier eine schon lange bekannte Tatsache wieder begegnet. Die Neurodermitis ist durch die besondere Neigung gekennzeichnet, ihr krankmachendes Terrain selbst zu unterhalten. Wir müssen nur die früher geschilderten Bedingungen zur Entstehung des Chaos im Immunsystem durch den Faktor Pilze ergänzen.«

Therapie der Pilze ist Therapie der Neurodermitis

Frau N.: »Jetzt verstehe ich, warum Corinnas Haut ständig wie ein Fackellicht auf- und abflackerte und sich nicht bessern wollte, höchstens vorübergehend. Kann man die Pilze denn behandeln, so daß sie wieder den Fuß aus der Tür nehmen?«

Dr. D.: »Ja, auch bei Corinna haben sich die Pilze als Joker betätigt. Man kann sie nicht nur, man *muß* sie sogar behandeln, aber man benötigt auch dazu eine Strategie. Die ist nicht ganz einfach und geradlinig, die Problemlage im einzelnen wieder mal von Mensch zu Mensch verschieden. Doch es gibt auch hier einige grundsätzliche Prinzipien zu beachten. Vielleicht die wichtigste Mahnung vorweg: Die Pilze sind immer nur Folge, also Symptom, aber nicht die Ursache, wie uns seit Jahren von alternativer Seite weisgemacht wird. Das ist für die Therapie von entscheidender Bedeutung. Denn die Behandlung eines Symptoms, das hatten wir festgestellt, ist keine Therapie der Krankheit. Letztere kann sich dadurch zwar vorübergehend bessern, in Ausnahmefällen auch anhaltend, wenn aus anderen Gründen die ursprünglichen Auslöser verschwunden oder inzwischen verträglich geworden sein sollten, was etwa für die Milch zutreffen kann. Aber Vorsicht: Auch die Gründe für eine Besserung sind oft komplex, werden jedoch von praktisch allen Heilern immer direkt linear als Erfolg ihrer eigenen Methoden interpretiert und dargestellt. Das ist der Grund, warum tausend völlig verschiedene, scheinbar beliebige naturheilkundliche und schulmedizinische ›Behandlungen‹ eine Neurodermitis ›geheilt‹ haben können, was bio-logisch völlig unmöglich ist.

Ein zweiter wichtiger Aspekt für die Therapiestrategie, der sich aus der Tatsache ergibt, daß die Pilze nur Symptom, aber nicht Ursache sein können, wird bei der ›Anti-Pilzdiät‹ gegen Darmpilze sträflich vernachlässigt. Alle Symptome müssen im Rahmen einer konsequenten Strategie gegen die immunologische Dysbalance *insgesamt* gesehen werden. Keines davon ist ein eigenständiger krankmachender Mechanismus. Die Anti-Pilzdiät muß also zuvörderst die Ursachen des immunologischen Chaos berücksichtigen und nicht die Pilze. Das aber sind nicht die bei der Pilzdiät so verteufelten Kohlehydrate, sondern die monotone Wiederholung der Eiweiße. Kohlehydrate spielen nur dann eine Rolle, wenn sie, wie heute üblich, im süßen Überschuß genossen werden.«

Frau N.: »Dann sind die ganzen langatmig quälenden Zucker-Entzugsdiäten eigentlich überflüssig?«

Dr. D.: »Ganz ohne Zweifel! Die Darmpilze holen sich in jedem Fall, was sie brauchen, auch aus der übrigen Nahrung.

Wir können die Kohlehydrate aus Gemüse, Salaten, Obst und anderen Nahrungsmitteln doch gar nicht abschaffen. Und wenn wir das könnten, dann wären wir die letzte Mahlzeit der Pilze.«

Frau N.: »Jetzt werden Sie bitte nicht auch noch makaber!«

Dr. D.: »Aber es ist makaber. Denn unter kohlenhydratreduzierter Kost kann sich die Neurodermitis durchaus verschlechtern, vor allem wenn an Stelle der Kohlehydrate der Eiweißanteil erhöht wird. Das geschieht fast immer, irgendwas muß der Mensch ja schließlich essen. Benutzen wir dagegen den Zucker wie ein Gewürz, so wie das früher üblich war, gibt es keine Probleme. Die Gefahr der Verschlimmerung besteht bei jeder monotonen Kost, auch bei Rohkost oder der beliebten Vollwertkost. Es kommt allerdings auch vor, daß damit ein paradoxer Volltreffer gelandet wird, wenn ein Immunsystem zufällig vorwiegend gegen tierische Eiweiße sensitiv ist.«

Frau N.: »Wie soll man das durchschauen? Und was ist mit den Pilzen auf der Haut?«

Dr. D.: »Das ist ohne Zweifel die wichtigere Frage, die aber praktisch nie gestellt wird. Am beliebtesten sind nun mal die Diäten, und seien sie noch so unsinnig. Bei den Hautpilzen fallen uns wieder Prinzipien ein, die wir schon gelernt haben. Wenn das Haus brennt ...«

Frau N.: »... soll ich sofort mit einer Cortisonsalbe löschen, hatten wir beschlossen. Aber löscht das Cortison denn auch die Pilze?«

Dr. D.: »Nein. Dafür brauchen Sie zusätzlich eine antimykotische Salbe oder eine Kombination aus beidem. Während Sie das Ekzem ›löschen‹, müssen gleichzeitig die Pilze gezähmt werden.«

Frau N.: »Komme ich denn mit den Salben überall hin?«

Dr. D.: »Das ist nicht anzunehmen, läßt sich aber nur von Fall zu Fall entscheiden. Der therapeutische Weg ist sowieso keine Rennstrecke, sondern eine Treppe, die Sie stufenweise gehen müssen.«

Frau N.: »Danke für den Tip. Immerhin gibt es jetzt eine Richtung. Von all diesen Dingen war bei Corinna nie die Rede. Überhaupt, allergisch immunologische Entzündungsmechanismen und die ›Joker‹ hat bei ihr niemand entdeckt, geschweige denn behandelt. An wen kann man sich da eigentlich wenden – wenn man nicht gerade in einem Buch steht?«

Dr. D.: »Das ist ein großes Problem, fürchte ich. Es ist fast, als ob Sie eine neue Sprache lernen müßten. Da tut man sich ganz ohne Lehrer schon sehr schwer. Aber viele Lehrer wird es für diese Sprache zur Zeit nicht geben. Ich selbst habe zehn Jahre gebraucht, diese Sprache zu erwerben, und es ist die einzige Sprache, die ich ohne Lehrer lernen mußte. Ich würde Ihnen vorschlagen, erst einmal mit der Entlastung durch einen Luftwechsel zu beginnen, also zum Beispiel durch eine Nordsee-Klimakur, die Sie mit Ihrem Mann ja schon geplant haben. Das ist am einfachsten, und Sie können dabei die neue Sprache schon mal etwas üben.«

Frau N.: »Darauf freue ich mich schon. Und danach wird bei uns sicher vieles anders werden. Vielen Dank für die umfassende Beratung.«

Dr. D.: »Auf Wiedersehen und alles Gute für Sie und Ihr Kind.«

Liebe Leserin,
lieber Leser,
Neurodermitiker scheinen im Käfig ihrer Haut gefangen zu
sein. Lösen wir uns jedoch vom äußeren Schein, entdecken wir
als ihr eigentliches ›Gefängnis‹ die Teufelsspirale des immunologischen Chaos, in dem die Paradoxien der Zivilisation ihre
Opfer unerbittlich einspinnen. Über allem aber thront eine Art
Kernparadoxie: Auf der Suche nach Schutz vor den Kräften der
Natur entfernt sich der Mensch in einem Maße von seinen bio-
logischen Grundlagen, als wäre er nicht Bestandteil der Natur
und ihren Gesetzen nicht unabdingbar unterworfen. Doch im
gleichen Maß, in dem er sich von ihr entfernt, holt ihn die
Natur wieder ein. Denn die gleichen Systeme, die den Menschen in einer natürlichen Umgebung schützen und verteidigen, kehren sich in paradoxer Weise in der künstlichen, natur-
feindlichen Umwelt gegen ihn und machen ihn immer kränker.
Die Gesellschaft muß immer größere Anstrengungen unter-
nehmen und immer größere Summen investieren, um die gröb-
sten Schäden zu reparieren.
In diesem Buch habe ich – so kurz und so verständlich es mir
möglich war – meine Arbeit und meine Erkenntnisse der letzten zehn Jahre bezüglich der Neurodermitis zusammengefaßt.
Ohne die Berichte und ausführlichen Erzählungen mehrerer
tausend Patienten wäre dies nicht möglich gewesen. Und auch
wenn das Prinzip inzwischen klar ist, so gibt es dennoch zahlreiche einzelne Fragen, die nach wie vor offen sind und der Klärung bedürfen.

Anmerkungen

[1] Schröpel, Friedrich/Malcolmess, Rita: Neurodermitis bei Kindern. Frankfurt a. Main/Berlin 1995, S. 58

[2] Vogt, Hermann-J., zitiert nach: Ärzte Zeitung 126/1991, S.9

[3] Klein, Jan: Immunologie. Weinheim/New York/Basel/Cambridge 1991, S. 3ff

[4] Baenkler, Hans-Wolf: Faszination Immunologie. Stuttgart 1992, S. 67

[5] Borelli, Siegfried/Rakoski, Jürgen: Neurodermitis: Ursachen, Behandlung, Selbsthilfe. Niedernhausen/Ts. 1992, S. 14

[6] Lempke, Klaus/Kröhler, Michael D. R./Stadler, Rainert, in: Stern 13/1993, S. 133-143

[7] Paulsen, Susanne, in: GEO 7/1994, S. 10-28

[8] Westphal, Otto: Vorwort in: Exempla immunologica, Behringwerke 1980, S. 1.

[9] Schröpel, Friedrich/Malcolmess, Rita: Neurodermitis bei Kindern. Frankfurt a. Main/Berlin 1995, S. 36f

[10] Köhler, Gerhard: Lehrbuch der Homöopathie, Band I. Stuttgart 1984, S. 90f

[11] Steward, Ian: Spielt Gott Roulette? Basel/Boston/Berlin 1990, S. 59

[12] Natur 4/1996, S.25

[13] Wahn, U., in: Ärzte Zeitung 10/1989

[14] Stiftung Warentest: Ratgeber Gesundheit – Allergien. Berlin 1991, S. 180

[15] Stiftung Warentest: Ratgeber Gesundheit – Allergien. Berlin 1991, S. 177.

[16] Stiftung Warentest: Ratgeber Gesundheit – Allergien. Berlin 1991, S. 69

[17] ebenda

[18] Norbert Bolz: Das kontrollierte Chaos. Düsseldorf/Wien/New York/Moskau 1994, S. 36

[19] Dwyer, John: Krieg im Körper. Stuttgart 1954, S. 252

[20] bild der wissenschaft 6/1995

[21] Natur 7/1995, S. 19

[22] Ärztliche Praxis 99/1993, S. 10-12

[23] Medical Tribune 33/1995

[24] Fortschritte der Medizin 30/1994

[25] Erfahrungsheilkunde 4/1995

[26] Ausgabe vom 17.1.1996

[27] Uexküll, Thure von: Psychosomatische Medizin. Freiburg 1979

[28] In der Fernsehreportage *37°* des ZDF vom 19.3.1996, 22.15h

[29] Ärzte Zeitung 126/1991, S. 9

[30] Hautfreund 3/1992, S.42

[31] Steward, Ian: Spielt Gott Roulette? Basel/Boston/Berlin 1990, S. 48

[32] Ärztliche Praxis 99/1993, S. 10-12

[33] Dethlefsen, Thorwald/Dahlke, Rüdiger: Krankheit als Weg. München 1989, S.154

[34] Schröpel, Friedrich/Malcolmess, Rita: Neurodermitis bei Kindern. Frankfurt a. Main/Berlin 1995, S. 58

[35] Köhler, Gerhard: Lehrbuch der Homöopathie, Band I. Stuttgart 1984, S. 90f

[36] Erfahrungsheilkunde 4/1995, S. 253

[37] Wessel M.W. et al: British Journal of Dermatology 125/1991, S. 227-232

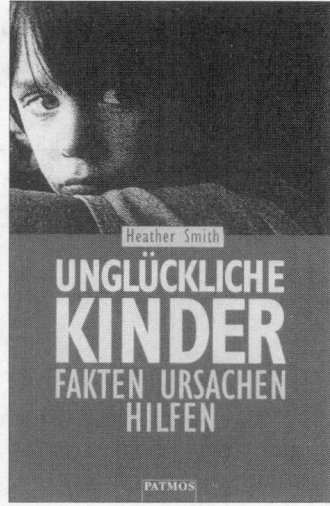
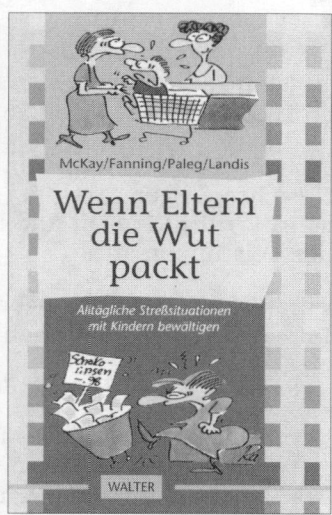

Kinder haben eine Lobby

die # Deutsche Liga
für das Kind

Partner von *rororo Mit Kindern leben*

Die Deutsche Liga für das Kind ist ein Zusammenschluß der wichtigsten Verbände, die sich für die Belange der Kinder in den ersten Lebensjahren einsetzen.

Die Liga verfaßt Stellungnahmen zu Gesetzentwürfen, organisiert Fachtagungen, initiiert Projekte, ist Herausgeber der Zeitschrift *frühe Kindheit* und bietet Eltern und Fachleuten ihre Service-Leistungen an.

Für einen guten Start ins Leben
Die Info-Pakete der Deutschen Liga für das Kind

☐ **Paket 1** (12,- DM incl. Versandkosten)

- Informationen über Mutterschutz und staatliche Leistungen für Eltern
- Entwicklungskalender erstes Lebensjahr
- Faltblatt mit Informationen zum Stillen
- Adressenliste von Einrichtungen „Rund um die Geburt und das 1. Lebensjahr"
- Informationen über die Deutsche Liga für das Kind
- Gesamtverzeichnis der Reihe *Mit Kindern leben*

☐ **Paket 2** (18,- DM incl. Versandkosten)
Inhalt wie Paket 1, zusätzlich:
- 12 Elternbriefe zum 1. Lebensjahr, hrsg. vom Arbeitskreis Neue Erziehung
- Probeexemplar der Zeitschrift *frühe Kindheit*

Sie können Ihre Bestellung telefonisch oder per Fax aufgeben oder diese Seite an folgende Adresse schicken:

DEUTSCHE LIGA FÜR DAS KIND in Familie und Gesellschaft e.V.
Chausseestr. 17, 10115 Berlin
Tel.: 030 - 28 59 99 70   e-mail: Liga-Kind@liga-kind.de
Fax: 030 - 28 59 99 71   Internet: www.liga-kind.de
Commerzbank Berlin, Konto 266 2385, BLZ 100 400 00

Kinder brauchen eine Lobby

In der Deutschen Liga für das Kind arbeiten Fachleute aus den Bereichen Gesundheit, Erziehung, Sozialwissenschaften und Recht zusammen und ermöglichen einen intensiven Kontakt zu Wissenschaft, Praxis und Politik. Dabei stehen folgende Aufgabenbereiche im Mittelpunkt:

Kinder brauchen starke Eltern
Die Elternverantwortung zu stärken, bedeutet nicht nur, öffentlich auf die unverzichtbare Rolle der Eltern hinzuweisen, sondern auch, Eltern selbst Aufklärung und Unterstützung anzubieten.

Kinder brauchen Schutz
Kinder haben ein Recht auf die Förderung ihrer natürlichen Begabungen. Das gilt nicht nur für den rechtlichen Schutz, sondern auch für familienergänzende, wenn nötig familienersetzende Angebote für Kinder.

Kinder brauchen Beteiligung
Schon von Geburt an muß die eigenständige Persönlichkeit des Kindes sowohl im rechtlichen, als auch im psychologischen Sinne Anerkennung finden. Hierzu gehört auch, die Interessen von Kindern und Familien im politischen Raum zu stärken.

Kinder brauchen materielle Gerechtigkeit
Die Entscheidung für ein Kind gehört heute zu den größten Armutsrisiken. Der Beitrag, den die Erziehung von Kindern in der gesellschaftlichen Gesamtrechnung leistet, wird in unserem Steuer- und Rentensystem in einer nicht länger hinzunehmenden Weise unterbewertet. Eine Korrektur dieses Mißstandes ist überfällig.

Kinder brauchen bessere Lebensbedingungen
Beim Wohnungsbau, der Stadt- und Regionalplanung und in allen anderen Feldern, die zur Lebensqualität von Familien beitragen, müsen Bedingungen geschaffen werden, die ein Leben mit Kindern erstrebenswert machen. Dies gilt auch für die Arbeitsplatz- und Arbeitszeitgestaltung der Eltern.

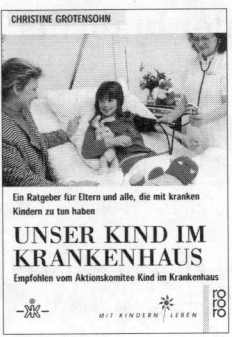